Expert Consensus on Emergency Hygiene Rescue and Disposal in Disaster and Accident

灾害事故卫生应急救援与处置专家共识

岳茂兴　王立祥　主编

中华医学电子音像出版社
CHINESE MEDICAL MULTIMEDIA PRESS
北　京

图书在版编目（CIP）数据

灾害事故卫生应急救援与处置专家共识 / 岳茂兴，王立祥主编．—
北京：中华医学电子音像出版社，2018.10
ISBN 978-7-83005-174-7

Ⅰ．①灾…　Ⅱ．①岳…　②王…　Ⅲ．①灾害 - 急救医疗
Ⅳ．① R459.7

中国版本图书馆 CIP 数据核字（2018）第 238454 号

灾害事故卫生应急救援与处置专家共识
ZAIHAI SHIGU WEISHENG YINGJI JIUYUAN YU CHUZHI ZHUANJIA GONGSHI

主　　编：岳茂兴　王立祥
策划编辑：裴　燕
责任编辑：裴　燕
校　　对：龚丽霞
责任印刷：李振坤
出版发行：中华医学电子音像出版社
通信地址：北京市东城区东四西大街 42 号中华医学会 121 室
邮　　编：100710
E - mail：cma-cmc@cma.org.cn
购书热线：010-85158550
经　　销：新华书店
印　　刷：廊坊市团结印刷有限公司
开　　本：889 mm×1194 mm　1/32
印　　张：9.5
字　　数：243 千字
版　　次：2018 年 10 月第 1 版　　2018 年 10 月第 1 次印刷
定　　价：58.00 元

内容简介

Introduction

本书收入“灾害事故卫生应急救援与处置专家共识”11个，内容丰富、资料较新、技术可靠，紧密结合灾害卫生应急救援与处置和临床实践需要，有助于及时、高效地应急医学救援，使伤员在尽可能短的时间内获得最高效的救援，将灾害对人类生命的危害降到最低，以减少人员伤亡和伤残，防范衍生的突发公共卫生事件，有效保障公众健康和生命安全。本书是一本实用价值较大的灾害卫生应急救援与处置参考书，也是进行灾害卫生应急救援与处置防护知识普及、培训、教育的好读本。可供各级应急管理办公室领导、卫生应急人员、医务人员、救护人员、连队卫生员、各有关卫勤指挥人员及保障人员、其他有关人员等培训、工作、学习参考之用。

《灾害事故卫生应急救援与处置专家共识》

编委会

前言 Preface

近些年来，面对各种灾害、公共卫生事件、社会暴恐事件、特种意外伤害、局部战争等层出不穷、愈演愈烈的严峻现实和发展趋势，催生了一门综合性新兴学科——卫生应急医学（Emergency Medical Service，EMS）。这是一门跨学科、多领域的新型边缘交叉学科，研究范畴包括原有的急诊医学、重症医学、战创伤医学、特种医学和紧急重大公共卫生服务的内容，还包括社会学、心理学、康复医学、统筹与管理医学，并且后者更为重要。卫生应急医学不仅是医疗业务的组合，更有其他医学救援相关能力（预防和应急机制、指挥和管理体系、后勤保障和资源配置、快速反应和多部门协作等）的组合，是一个复杂且独特的学科体系。我国的卫生应急医学虽起步晚于西方，但发展迅速，并日趋完善和成熟。在历次减灾、救灾活动和维护社会稳定中所起的作用十分显著。

鉴于突发事件的危害性、复杂性、特殊性和不可预测性，有可能造成重大的人员伤亡、财产损失、生态环境破坏和严重社会危害，往往处理难度大，一般没有成熟的应急处置经验。为此，中国研究型医院学会卫生应急学专业委员会、中国中西医结合学会灾害医学专业委员会、中国研究型医院学会心肺复苏学专业委员会、江苏省中西医结合学会灾害医学专业委员会、重庆市中西医结合学会灾害医学专业委员会组织有关专家，撰写了《灾害事故卫生应急救援与处置专家共识》。专家们结合自身在医疗保障、卫生应急救援与处置中的体会，以及在数十载的临床医疗工作经验、实验研究所取得的成果，并参考国内外相关资料，对突发事件提出有效的救援应对措施和防治预案。以期对一线工作的各类医务人员、卫生应急管理人员、现场救援与指挥人员、医院内救治人员等对有关突发事件的防护、处置与救治有一个了解和认识，在事故发生时能够紧急处置，为抢救赢得时间。

本书应用价值大，可操作性强，全面详细阐述了突发事件卫生应急医疗救援相关的多学科知识，为突发事件的卫勤保障、组织指挥、现场处置、后送转运和院内救护人员培训提供了一部系统的实用教材。有关内容还参阅了大量公开发表的书籍资料，无论参考文献是否被列出，都为本书的完成、突发事件卫生应急救援与处置知识的普及做出了贡献，在此一并表示衷心感谢！

书中的专家共识是基于目前对“灾害事故卫生应急救援与处置”的理解并参考现有的循证医学证据及国内外有关文献完成的。而各种灾害事故卫生应急救援与处置是不断发展的，其临床救治也比较复杂，不断丰富的临床经验和循证医学证据将推动各类专家共识的不断更新与完善，以帮助现场急救与卫生应急医务人员提高诊疗水平，更好地服务于患者。需要注意的是，这些专家共识不能完全覆盖患者所有的临床情况，在具体临床实践中，还应根据突发事件和伤患的实际情况，以及医生的经验进行诊断和治疗。

本书为了便于相关从业人员对指南和共识的理解，就危险化学品爆炸伤现场卫生应急处置专家共识（2016）、狭窄空间事故现场急救与卫生应急处置专家共识（2016）、混合气体中毒卫生应急处置与临床救治专家共识（2016）、灾害事故现场急救与卫生应急处置专家共识（2017）、批量伤员感染预防策略专家共识（2017）等共识拍摄制作了相应的专家解读讲座，读者可通过扫描二维码的形式在“中华医学教育在线”平台观看。

本书在编著过程中得到了全国卫生应急医学领域内许多专家、

学者们的大力支持与帮助，在此，向这些为本书编著做出贡献的参编、审阅人员表示由衷感谢！

然而，由于时间仓促，错误与疏漏在所难免，恳请广大专家及读者批评斧正。

岳茂兴　王立祥

2018年9月

目录 Contents

卫生应急医学的定义与主要发展方向

岳茂兴　何忠杰

近些年来，面对各种灾害、公共卫生事件和社会暴恐事件层出不穷、愈演愈烈的严峻现实和发展趋势，催生了一门综合性新兴学科——卫生应急医学（emergency medical service，EMS）[1]。这是一门跨学科、多领域的新型边缘学科，研究范畴包括原有的急诊医学、重症医学、战创伤医学、特种医学和紧急重大公共卫生服务的内容，还包括预防医学、社会学、心理学、康复医学、统筹与管理医学，并且后者更为重要。卫生应急医学不仅是医疗业务的组合，更有其他医学救援相关能力（预防和应急机制、指挥和管理体系、后勤保障和资源配置、快速反应和多部门协作等能力）的组合，是一个复杂且独特的学科体系[2]。我国应急医学的发端与形成除应时亟须外，还得益于相关部门的重视和推动，一系列的法规与举措加速了它的形成与发展。虽晚于西方，但发展迅速，并日趋完善和成熟。在历次减灾、救灾活动，维护社会稳定中所起的作用显著。

一、卫生应急医学定义

定义：卫生应急医学是指为了预防突发公共卫生事件的发生，

文献来源：中华卫生应急电子杂志，2018，4（1）：14-20.

控制、减轻和消除突发公共卫生事件和其他突发事件引起的危害，所采取的一切医学活动的总称[1]。

二、卫生应急医学的性质

事实上，卫生应急医学的孕育很大程度是现实所迫。无论是各级政府还是政府卫生行政部门，都相继成立了应急办来专司应急事务；而医疗卫生机构也在逐步建立健全相应的内设卫生应急科室，包括综合性医院的卫生应急医疗管理办公室和疾病预防控制中心的卫生应急办公室等。不仅如此，责任意识和责任追究使得政府和官员对突发事件或群体性意外伤害高度重视，有时甚至反应过度。这一切足以说明卫生应急工作的地位和重要性与日俱增，卫生应急医学的产生已具备了相应的基本条件和社会基础。

卫生应急医学工作性质要求其分工组织多样化，由政府一体化管制模式向多元化社会协同治理模式转变，形成应急工作网络化协作体系。目前，我国卫生应急的主体力量是卫生行政机构，如卫生和计划生育委员会（现卫生健康委员会）、政府行政机关、公立综合医院，以及卫生监督、疾病防控和检验检疫机构，而社会服务组织、新闻媒体机构、高校科研机构是从属力量，还有志愿者力量和模式。除此之外，还开展了国际交流合作、全员联防联控，广泛发动社会力量，形成卫生应急处置的合力。责权机构要树立公信形象，安抚民心、制止谣传，确保信息发布真实、公开和透明，在民众防病避险与自救互救方面扩大引导教育，对应急处置参与组织、团体进行约束或激励；加强预案、机制、法制和体制建设，促进卫生应急预防、处置和救援体系的整体性。随着卫生应急任务及时代使命逐渐清晰明确，法制、体制、机制、队伍、保障和预案建设也将在危机事件应对中渐趋成熟，外延体系将在实践或演练基础上不断完善。由于各类疫情处置及时、科学和高效，须总结有益对策并加以法制规范，为应急处置机构及多方利益主体能有序遵守，将经验教训经评估总结后纳入案例讨论或素材学习。卫生应急预案和机制分支体系内容应扩大实用性、有效性，关注应急管理或业务高素质人才培养，以统筹技术、装备、物资、政策等基础资源为保障，给予信息、决策、操作、执行和监督等多工种或类型人才引进及在岗训练，指引卫生应急工作进入常态化的新时期[2-12]。

三、我国卫生应急医学现状

1. 近些年我国卫生应急整体实力和能力上了一个大台阶。2003 年在战胜“非典”疫情过程中，我国突发公共卫生事件应急防控水平显著提高。事后初步构建起囊括各类突发事件应对和紧急医学救援的法规和预案体系，建立起 20 多个部门参加的联防联控工作机制，建成全球最大、最先进的传染病疫情和突发公共卫生事件网络直报系统，平均报告时间由 5 d 缩短为 4 h，具备 72 h 内检测 300 余种病原体的能力。2008 年，在汶川特大地震抗震救灾过程中，我国紧急医学救援体系发挥了重要作用[13-14]。之后，建立了 37 支国家卫生应急队伍、2 万支地方卫生应急队伍，上海承建的国家紧急医学救援队成为首批通过世卫组织认证的国际应急医疗队之一。同时，建设卫生应急综合示范县（市、区）和核辐射损伤、化学中毒救治基地，完善应急物资储备机制，卫生应急基础条件、保障水平和科技含量明显提升。2014 年，西非部分国家暴发埃博拉出血热疫情[15-16]。党中央、国务院做出加强国内疫情防控和援非抗疫的决策，我国卫生应急从被动防御迈向主动出击的新阶段。2015 年，尼泊尔大地震发生后不到 48 h，中国 4 支医疗防疫队赶赴地震灾区，在医疗救治和卫生防疫中发挥了支撑作用[17]。

2. 我国通过立法构建了应对突发事件卫生应急管理体系。2006 年 1 月，国务院常务会议通过《国家突发公共事件总体应急预案》[18]。2007 年 8 月，第十届全国人大常委会通过了《中华人民共和国突发事件应对法》[19]。通过法律定义了突发公共事件：自然灾害、事故灾难、公共卫生事件、社会安全事件。

3. 卫生应急体制基本建立。5年多来的努力，全国分类管理、分级负责、条块结合、属地为主的卫生应急管理体制已基本形成。截至目前，全国已有28个省级卫生行政部门、69个地（市）成立了独立建制的卫生应急办公室，部分省、地（市）的疾病预防控制机构也成立了应急办公室。2006年，卫生部成立了国家突发公共卫生事件专询委员会，组建了专家库，成立了32支国家卫生应急专业队伍。各地结合实际也组建了相应的专家咨询委员会、专家库和各类卫生应急队伍。卫生应急工作初步实现了“五个转变”：组织管理体系从无到有；管理职能从分散到集中；管理方式从经验管理到依法科学管理；工作重点从重处置到预防与处置相结合；应急机制从单一部门应对到跨部门协调联动。

4. 面对新情况新要求，卫生应急工作仍面临一些问题。突发急性传染病威胁持续存在、远距离传播风险不断增加，突发事件关联性、衍生性、复合性和非常规性不断增强。国际上，疾病跨国传播风险提高，国际社会期待我国在全球公共卫生事件应急中发挥更大作用。面对新情况新要求，卫生应急工作仍面临一些问题。比如，观念上重事后处置、轻事前预防；实践中保障措施不完善，信息、资源共享不充分，基层应急能力薄弱，公众有序参与应急管理的程度低等。

5. 卫生应急医学创新发展是必须要解决的问题。因为发展卫生应急医学不是从零起步，既有对传统医学的继承保留，也有对现代医学的发扬光大，更有超越自我的不断创新。没有特点、没有独创，也就不可能有新生。卫生应急医学要在继承和发扬的基础上形成自有的突变基因，通过集成和创新成为医学领域里特色鲜明、不可缺少的重要组成部分。

6. 鉴于突发事件具有突发性、群体性、快速性和高度致命性的特点，需要认真汲取近年来在卫生应急救援中所获取的经验教训。联合卫生应急救援和综合救援是突发事件救援的主要形式，卫生应急与救援工作也就具有了不同于一般医疗工作的特殊性。区别于一般医疗过程，在处理卫生应急突发事件时，往往需要正确认识突发事件本身的特征并面对和克服更多问题，如：突发事件往往危害极大、作用时间长，可能带来的心理恐怖大，工作环境艰苦，医疗物资、药品保障困难，疫情防治任务艰巨及指挥保障协同困难等。因此，迫切需要我们认真地在学术上加以研究并在实践中正确应对。增强风险意识、风险防范和卫生应急的应对建设，正成为我国现代化建设面临的重要课题。

四、卫生应急医学的主要发展方向

1．高效的指挥机构　任何条件下的卫生应急救援，高效的指挥系统是前提。在应对任何重大灾害与突发事件情况下的卫生应急医学救援均应遵循几个“O＋4C”的基本原则：即组织（organization）、指挥（command）、掌控（control）、沟通（communication）和协调（coordination between different agencies）。这些原则均意指卫生应急医学救援的指挥。现代卫生应急医学救援工作是一个完整的系统工程。需要一整套合理、高效、科学的管理方法和精干熟练的指挥管理人才。在组织指挥上，构建高层次的急救指挥机构格外重要。其重点是“三个结合”即军民结合，注重开发军用民间的医疗机构和设施；防救结合，注重充分利用即设战场的大量城防工事，进行防护和隐蔽；点片结合，将军事医疗救治机构进行点状布势，尤其注重启用地方性医疗保障网。必须加强卫生应急救援卫勤的组织指挥，建立强有力的指挥机关，负责应急救援及抢救的总指挥，这是保证抢救成功的关键措施。

2．加强卫生应急体系和核心能力建设　加强卫生应急体系和核心能力建设。推进卫生应急决策指挥平台建设，建成以各级卫生计生行政部门应急指挥中心为枢纽，纵向覆盖各级疾控机构、医疗机构、院前急救机构和应急队伍等节点，横向与灾害灾难管理、口岸卫生检疫、气象等多部门协作联通的卫生应急决策指挥平台体系。加强部门间、跨区域的协调与配合，强化信息沟通与措施联动，健全突发公共卫生事件联防联控工作机制。加强卫生应急演练，提高人民群众在突发事件中自救互救的技能和素养[20-21]。

3．建立健全突发急性传染病防治体系　按照全要素、全覆盖理念，将应急准备、监测预警、疫情控制和病例救治有机结合，实现突发急性传染病防控的全程管理。①加强预防预警措施。严格管理传染源，切断传播途径，保护易感人群；开发并强化综合性监测预警系统，提高早期发现和科学预警能力。②提高快速反应能力。建设各级突发急性传染病防控队伍，完善国家级快速检测平台和高等级生物安全实验室网络功能，实现快速反应。③确保事件有效处置。提高现场处置、患者安全转运和定点医院救治能力，全力防范疫情传播扩散。

4．建设突发事件卫生应急医学救援网络体系[22-23]　①全面提高院前急救、专科救治、康复治疗的全链条能力，加快构建陆海空立体化转运机制。集创伤专家、烧伤专家、生化专家、毒理专家、外科专家、内科专家、病毒专家、ICU 加强医疗专家、麻醉专家、预防专家、研究专家于救治网，有效地实施信息化、网络化救治，建立起现代卫生应急医学应急救援的数据库，以适应时代和未来的发展需要，在重视常规救治的基础上，努力把我国高技术条件下现代特种战伤的紧急救治提高到一个新水平。远程医学系统日趋完善，要充分发挥有关专家的业务咨询和技术指导作用。远程会诊，远程手术全面开展，已可用于伤病员的救护（救治医疗专家系统），因此要善于应用这些先进手段，提高救治的成功率。②充实紧急医学救援力量。升级完善国家紧急医学救援指挥中心，建设 7 个国家级紧急医学救援综合基地和 25 个区域紧急医学救援中心，引导推进省、地（市）、县级紧急医学救援网点建设。建设专项医学救援力量，加强突发中毒事件和核辐射突发事件紧急医学救援力量建设，推进应急心理救援力量建设。③拓展国际卫生应急交流与合作。按照卫生应急为国内国际两个大局服务的总要求，妥善协调与世界卫生组织等国际组织的关系，积极开展国际合作，共同打造全球公共卫生安全屏障。

5. 卫生应急医学救援　在属地政府领导下，建立科学完善的紧急医学救援指挥系统和紧急救援网络[24-25]，动员区域一切可以借助的卫生资源，实施紧急医疗救治、疾病预防、卫生保障。包括突发事件的预备预防、应急处置、善后三个阶段平急结合的紧急医疗卫生救援工作。现在又可分为三个阶段。第一阶段准备与预防，建设紧急医学救援队伍、基地、中心、体系，做好准备、预测、预警、宣传教育等工作。第二阶段应急与处置，以救人救命为首要任务，降低死亡率和伤残率，深入开展疾病预防，卫生保障、心理危机干预。第三阶段恢复与重建，严密监控和预防传染病、常见病、多发病的发生，进而帮助灾区医疗卫生机构重建和卫生工作的开展。紧急医学救援体系的良好管理模式是依托现有医疗资源，以政府财政投入为主。接受同级卫生行政部门领导。以紧急医学救援基地为龙头，形成国家、省、市、县四级紧急医学救援网，实行科学化、标准化、规范化建设，采用平急结合的运作管理模式。从而提高紧急医学救援能力和水平，最大限度地减少突发事件造成的伤亡，提高抢救成功率，降低死亡率和伤残率。

6. 创建一条安全有效的绿色抢救通道　创建安全有效的绿色抢救通道十分重要，或地下，或地面，或海上，或空中，广泛利用先进交通工具，建立有效抢救通道，迅速救援，包括医疗救护网络、通讯网络和交通网络，保证这个通道高效运行。自动化卫勤指挥和先进的通信保障是维护卫勤保障能力的生命线。建立快速灾害伤病致伤分类系统，建立一支高素质的抢救队伍，训练一批自救互救骨干加强火线的抢救工作，加强一线救治研究，改进搬运和后送伤员的方法，建立快速灾害伤病致伤分类系统，加快伤员后送，尽可能缩短伤后至手术的时间，强调提高基本治疗技术是提高现代高技术伤病救治的最重要的问题[26-27]。

7. 高技术医疗设备和器材及药材装备高效高机动性　未来灾难卫生应急救援的机动性和快速性等特点，将影响医疗救治机构的类型和设置。因此，医疗设备和器材要求轻便灵活、高度机动、功能多样。伤后 10 min 就能得到初期救治，并在 1 h 内到达确定性的医疗机构。现场便携与创伤救治便携器能自动发射和接收存储各种有关信息，提供救治方案。应急方舱、移动外科医院和“创伤救生与运送系统”等，能提供快速有效的治疗。针对灾难伤病的致伤机制，研究出急救特效药。要充分利用高技术成果，研制小体积、多功能，有高效机动性，便于不同环境、不同救援条件下使用的医疗救护装备。

8. 重视伤后白金 10 min 与黄金 1 h 抢救时间　现代灾难伤的伤员初期的现场急救十分重要，因此必须加强现场急救工作，广泛普及 CPR 现场抢救技术，提高全体人员自救、互救的知识和能力。而通讯、运输、医疗是院前的三大要素，必须充分发挥各个因素的功能与作用。重视伤后白金 10 min 与黄金 1 h 的抢救时间，使伤员在尽可能短的时间内获得最确切的救治，这样可大大提高抢救成功率[28-46]。

9. 坚持科学的救治原则　对于灾难伤的特重症伤员，需对冲击波、烧伤和中毒等因素所致的多重损伤进行兼顾和并治。迅速组织强有力的抢救组进行抢救，加强治疗和护理。野外条件下必须遵循战伤救治原则，手术原则是简单、安全、快速、有效。立即开放三条静脉通道积极扩容抗休克，从速做好术前准备，抗休克的同时行紧急探查术，手术原则是“从简、从速、简单有效”，控制来势凶猛的部位伤、彻底清创，修补破裂的脏器或切除已完全失活的组织；早期控制感染等是治疗本病的关键性措施，以挽救生命作为主要目标，严防漏诊、误诊，千万不能满足于探查出的 1～2 处损伤，要高度警惕隐匿性损伤；术后须严密观察病情变化，做必要的 B 超、CT、腹部 X 线等辅助检查，以便及早发现并发症；特别防止手术探查术中的漏诊问题；配合山莨菪碱联用地塞米松为主的冲击疗法和ICU监测，能有效地防止现代灾难伤伤员术后MODS及MOF的发生；防治可能发生的并发症；现代特种战伤所致的冲烧毒复合伤在临床上病情发展迅猛，救治极为困难，死亡率极高，所以综合治疗是至关重要的，包括心肺复苏，抗泡剂，超声雾化吸入，抗过敏或碱性中和剂的应用，消除高铁血红蛋白血症，适当的体位，高流量吸氧，保证组织细胞供氧，维护重要脏器功能，纠正电解质紊乱，酸碱失衡等；积极促进机体的修复和愈合；做好后续治疗和康复治疗。

10. 特别要加强现代灾难伤救治人员培训与储备　未来灾难伤员的批量性和伤情伤类的复杂性特别突出。建立灾难伤救治中心或培训基地，对人员进行“模型式”组合，开展医学模拟教学与培训特别重要，这是训练和储备灾难伤救治人员的途径。必须下大力加强现代灾难伤救治结合技术的研究与建设，认真总结经验，吸收国内外先进技术，努力把我国开展现代灾难伤的紧急救治研究提高到一个新水平。

11. 具备车载移动医院和移动帐篷医院两大支撑平台，所有的救援工作流程标准化、制度化　医疗队能在6 h内完成集结抵达机场，飞抵受援国。同时，要使救援装备轻型化、小型化、智能化，适合飞机运输，可长距离投放。紧急医学救援队接到指令后，由一个地区移动到另一地区的行动称机动。机动的基本形式分为行进与输送。行进的方式分为徒步或乘车。输送方式又分为铁路输送、水路输送和空中输送。陆路机动时要对车辆进行编队，并组织好物资装卸。

12. 加强卫生应急理论研究，全面推进学科建设　近几年，卫生应急以突发公共卫生事件应急处理为核心开展一系列具体工作，我国的卫生应急能力得到了明显提升，但由于缺少系统的理论指导，也制约了卫生应急的发展空间，加强卫生应急理论研究已经迫在眉睫。加强卫生应急学科建设，从长远的发展来看，除了在卫生行政部门和一些专业机构设立独立的办事机构外，还应尽快建立专门的卫生应急教育培训基地，并在一些有条件的高校增设卫生应急专业，大力培养卫生应急专业技术和卫生应急管理人才。

13. 加大科学研究的投入 以科研成果来提升卫生应急整体水平，国家应建立卫生应急科研机制，有针对性地加大在卫生应急工作重点领域和难点问题的科研投入，并将研究成果及时应用到工作中，以进一步提高卫生应急整体水平。

14. 特别需要开展农村和城市社区卫生应急技术支撑保障体系建设[47] 农村和城市社区现在是我国卫生应急工作的薄弱环节，但往往也是突发事件发生的危险因素和隐患最多的地方。需要逐步形成统一指挥、布局合理、反应灵敏、运转高效、保障有力的农村和城市社区卫生应急体系，充分发挥村医、校医、厂医、交警中队、公安机关、高速公路收费站、公共场所医务室等距离事故现场最近、分布最广、数量最庞大的一批医护力量做早期快速反应和基础救治工作，乡镇卫生院做进一步有效救治和立体救护工作。在出现大批量伤员时，同样可根据检伤分类结果，对不同严重程度的伤员选择就近医疗场所和快速救治方案。当伤员数量超过基层医疗机构负荷，或伤员病情严重程度超过基层医疗救治能力时，及时将伤员转运到上级机构，必要时可联合市级、上级医疗机构进行协同救治。建立全覆盖农村区、乡、村三级农村新型卫生应急救援网络体系，将院前急救（流动便携式 ICU 病房）- 急诊室救治 - 手术救命 -ICU 救治形成一个完整体系。做好应急预案，设置卫生应急小仓库，加强农村各级医护、医技人员的应急技能培训及演练，实施联网及互通，建立规范及制度，做好大数据收集和处理工作。利用目前已相对成熟的医院与“120”急救系统共建的远端呼救系统，扩大覆盖范围延伸至基层，通过电话、手机 APP、电脑客户端等有线及无线网络信息终端和卫星，构建现代信息化网络化辅助决策系统和现代化数字集群通信系统，可实施患者既往病史、远程图像输送及专家决策会诊等。

15. 推广与实施现场卫生应急救援新理念、新模式、新装备、新疗法 “流动便携式ICU病房”及“流动便携式ICU”急救车在现场卫生应急救援中的应用[48-50]；推广腹部提压CPR的临床应用新方法[51-52]；推广“白金十分钟”急救技术[28-46]；推广骨髓输液技术[53-56]；推广“丰诺安联用维生素B_6新疗法[57-62]；推广狭窄空间医学的概念及医学应急救援原则[63-68]；推广“现场卫生应急救援新理念、新模式、新装备、新疗法”[69-70]等。除了努力提高一线医护人员自身的医疗救护技术，还要普及卫生应急医学的科普知识，以充分发挥普通民众的自救、呼救能力，减少专业医护人员在突发卫生应急事件的工作压力，使有限的医护资源得到更充分、有效、合理的分配及利用。

16. 开展卫生应急医学的主要研究 深入探索各种灾害发生规律和损伤特点，从基础上开始对各种灾害进行科学、系统的研究，制定各种卫生应急保障方案；搞好各种灾害现场的卫生救护训练、优化卫生组织和完善各种灾害现场急救预案；研究、发展和引进有关预防各种灾害、减少伤病员的数量、减轻损伤的严重程度、加快伤病员后送速度和提高医疗能力等方面的技术；研究新的止血技术、止血剂、全血代用品和凝血剂，减少伤后器官损伤和改善预后。各种灾害现场伤员早期死亡中大约有50%是由失血造成的，所以研制和应用新式止血绷带和单手操作止血带是十分必要的。要研究装备小型和高机动性的后送抢救工具、急救设备等，这些设备应具备最先进、重量轻、可在各种后送平台上展开、模块化、标准化等特点。标准化的目的是便于快速交换、快速补给、快速维修和共同训练等；研究和改进预测各种灾害伤员的类型、数量和分布的模型，为制定卫生应急计划提供依据；重视和加强对各种灾害损伤的基础研究；在医疗救护中，能体现“立体救护、快速反应、有效救治”的救治原则，善于应用现有的先进科技手段，这样可大大提高抢救成功率。

17. 开展卫生应急成果的推广和科普　卫生应急工作如此复杂又独成一体，不是既往单个学术组织或专家的努力就能够把理论和实践成果传播向全社会。要把以应急思维和应急实践形成的新成果推广到以上的所有相关学科，让专家们自觉把原有专科成果运用到卫生应急学当中，才能形成卫生应急的创新理论成果，进而在实践上形成新的救援力量。卫生应急专家经过多年对白金 10 min 自救互救规律的研究和教育推广实践，已经把这个医学领域的概念和成果宣传普及到全社会，改变了急救和应急工作生态，取得良好社会效益。

卫生应急针对的风险直接威胁的是广大人民群众，而人民大众又是卫生应急的第一反应群体。卫生应急成果的社会科普要针对最基层的民众，平时加强对他们的科普宣传，把应急意识和个体反应能力储存在民间才是正确的应急决策，这样既可以让民众知晓和自觉参与到政府和国家的应急流程和措施中，还可以唤醒和调动起人民大众的爱心，通过自救互救的方式最早启动卫生应急的大众力量，把握白金 10 min，创造生命奇迹，既取得最佳的急救效果，又展示国民应对意外事件的文明光辉。

卫生应急医学是一门新兴的学科，需要我们不断去探索、不断去研究、不断去实践、不断去完善，需要发挥领导、专家、广大卫生应急工作者的重要作用。搭建好一个“政、产、学、研、用”一体化的灾害卫生应急学术与创新平台，汇集各领域的专家、学者共同探讨和制定相应的专家共识和卫生应急救援标准。通过创新和转化用于突发事件预防、监测、预警、应急处置与救援的新技术、新疗法、新设备和新工具，从而建立一个更加规范化、标准化、科学化的卫生应急体系。这对有效控制和减少突发公共卫生事件的发生及危害，加快建立与国际接轨的现代灾害医学救援体系（EMS），提高我国卫生应急救援及危重病救治的整体水平具有十分重要的意义。

参考文献

[1] 岳茂兴. 创新驱动促进我国卫生应急医学事业健康快速发展［J/CD］. 中华卫生应急电子杂志，2015，1（5）：309-310.

[2] 吴群红，杨维中. 卫生应急管理［M］. 北京：人民卫生出版社，2013：1-344.

[3] 杨维中. 中国卫生应急十年（2003—2013）［M］. 北京：人民卫生出版社，2013：1-241.

[4] 王亚东，刘温文，李香蕊，等. 我国卫生应急管理培训存在的问题及对策研究［J］. 中华疾病控制杂志，2011，15（10）：827-830.

[5] 王宏伟. 我国卫生应急管理的问题与对策［J］. 中国减灾，2007，（4）：30-31.

[6] 毛群安. 突发事件卫生应急培训教材·卫生应急风险沟通［M］. 北京：人民卫生出版社，2013：1-148.

[7] 黄伟灿，吕世伟，李堂林. 试论我国公共卫生应急体系的构建［J］. 中华医院管理杂志，2003，19（10）：577-579.

[8] 刘鹏程，徐鹏，孙梅，等. 我国突发公共卫生事件应急处置关键问题确认［J］. 中国卫生政策研究，2014，7（7）：38-43.

[9] 李望晨，王园园，张利平. 我国卫生应急工作特点及其体系建设研究进展［J/CD］. 中华卫生应急电子杂志，2016，2（6）：370-374.

[10] 孙梅，吴丹，施建华，等. 我国突发公共卫生事件应急处置政策变迁［J］. 中国卫生政策研究，2014，7（7）：24-29.

[11] 秦雪英，徐善东. 卫生应急评价研究及应用的国内外现状［J/CD］. 灾害医学与救援（电子版），2012，1（2）：135-136.

[12] 田军章，王声湧，叶泽兵. 中国应急医学救援体系的发展现状与对策分析［J］. 中国应急管理，2013，（3）：14-19.

[13] 中国研究型医院学会卫生应急学专业委员会. 地震现场救援与卫生应急医疗处置专家共识（2017）［J/CD］. 中华卫生应急电子杂志，2017，3（4）：193-205.

[14] 姚元章，程晓斌，邓艳华，等. 从汶川地震救援探讨军队医疗队参与模式［J/CD］. 中华卫生应急电子杂志，2015，1（3）：186-189.

[15] 周飞虎，胡婕. 埃博拉病毒病的发病机制和诊疗策略［J/CD］. 中华

卫生应急电子杂志，2016，2（2）：69-73.
[16] 李奇林. 科学应对埃博拉出血热［J/CD］. 中华卫生应急电子杂志，2015，1（1）：45-47.
[17] 都定元. 中国政府医疗队赴尼泊尔抗震救灾医疗救援报告［J/CD］. 中华卫生应急电子杂志，2015，1（3）：174-176.
[18] 中华人民共和国国务院. 国家突发公共事件总体应急预案. 2006-01-08.
[19] 中华人民共和国突发事件应对法. 2007-08-30.
[20] 李希光，王宇. 疾控部门媒体沟通教程［M］. 北京：清华大学出版社，2010：1-132.
[21] 王重建. 疾病预防控制机构应急能力评价及发展对策研究［D］. 武汉：华中科技大学，2008.
[22] 陈珍，张引，胡洲，等. 贵州省突发公共卫生事件应急管理现状及对策［J］. 中华卫生应急电子杂志，2015，1（4）：35-36.
[23] 黄志强. 应重视医院对灾难和突发事件应对机制的研究［J］. 中国危重病急救医学，2003，15（6）：324-325.
[24] 岳茂兴，何东，秦国良，等. 信息化、网络化、整体化环环相扣无缝隙连接的现场救治新模式的创建体会［J］. 中国全科医学，2009，12（2）：131-134.
[25] 蔡立辉，杨欣翥. 大数据在社会舆情监测与决策制定中的应用研究［J］. 行政论坛，2015，（2）：1-10.
[26] 赵炜. 急救医疗服务体系在突发灾害中的紧急救援作用［J］. 中国急救医学，2003，23（5）：315-316.
[27] 杨兴易，林兆奋，赵良，等. 关于加强二、三级医院急诊绿色通道建设的指导意见［J］. 中国急救医学，2003，23（5）：333.
[28] 何忠杰. 白金10分钟——论现代抢救时间新观念与临床研究［J］. 中国急救医学杂志，2004，24（10）：745-746.
[29] 何忠杰. 创伤急救的新概念——白金10分钟［J］. 解放军医学杂志，2004，29（11）：1009-1010.
[30] 何忠杰. 白金10分钟——急救新概念的定义和意义［J］. 中国乡村医药杂志，2005，12（3）：3-5.
[31] 何忠杰，马俊勋. 论战创伤急救的时效性［J］. 解放军医学杂志，2005，30（7）：566-567.

[32] 何忠杰，马俊勋，王永刚. 树立急救白金10分钟理念，提高社区猝死抢救成功率［J］. 医学与哲学，2006，27（8）：11-14.
[33] 何忠杰，马俊勋，王永刚. 建立社区急救体系，提高猝死抢救成功率［J］. 中国全科医学，2006，9（20）：1659-1662.
[34] 何忠杰. 论急救的时效性［J］. 中国急救医学杂志，2008，28（7）：659-661.
[35] 何忠杰，李笃志，姚晓芳，等. 白金10分钟理念指导现场抢救第29届奥运会外籍教练1例报道［J］. 中国急救医学杂志,2008,28(11)：1053-1054.
[36] 何忠杰. 从地震救援的时效值谈灾害救援［J］. 中国急救杂志，2009，29（1）：57-58.
[37] 何忠杰. 再论急救白金十分钟［J］. 解放军医学杂志,2012,37（5）：391-393.
[38] 何忠杰，宁波，张志成. 建立中国人自己的急救日——急救白金十分钟全国自救互救日［J］. 中国急救医学，2014，34（10）：961-962.
[39] 王福利，李志辉，何忠杰，等. "白金十分钟"自救互救培训模式在社区普及效果的调查［J］. 感染 炎症 修复，2015，16（2）：106-109.
[40] 何忠杰，姚卫海，张志成，等. "急救白金十分钟——全国自救互救日"部分地区大众急救现状的横断面调查［J］. 解放军医学杂志，2015，40（10）：841-845.
[41] 何忠杰，盛志勇. 再论战伤自救互救［J］. 解放军医学杂志，2015，40（11）：857-861.
[42] 李志辉，谷向民，何忠杰，等，某部新兵"白金十分钟"自救互救问卷调查［J］. 解放军医学杂志，2015，40（10）：846-848.
[43] 谷向民，李志辉，何忠杰. 中国院前心跳骤停患者白金10分钟心跳恢复成功率的meta分析［J］. 解放军医学杂志（英文版），2016，3（1）：1-14.
[44] 何忠杰. 探讨心肺复苏的黄金时间［J/CD］. 中华卫生应急电子杂志，2017，3（2）：75-78.
[45] 胡苏珍，何忠杰. 公众"白金十分钟"急救实施意愿及影响因素研究［J］. 中华急诊医学杂志，2017，26（8）：976-978.

[46] 何忠杰. 白金十分钟——急救技术普及篇［M］. 北京：军事医学出版社，2008：1-196.
[47] 岳茂兴，何东，周培根，等. 武进农村卫生应急救援快速移动医疗云平台创建及关键技术应用［J/CD］. 中华卫生应急电子杂志，2015，1（3）：213-217.
[48] 岳茂兴，邹德威，张坚，等. 流动便携式重症监护治疗病房的创建［J］. 中华危重病急救医学，2004，16（10）：589-591.
[49] 岳茂兴. 流动便携式ICU病房与创伤急救新模式［J］. 中国全科医学杂志，2008；11（7C）：53-54.
[50] 岳茂兴，夏锡仪，何东，等. 流动便携式重症监护病房急救车的研制及其在灾害事故急救中的应用［J］. 中国危重病急救医学，2009，21（10）：624-625.
[51] 张思森，孟志剑，刘青，等. 腹部提压心肺复苏术在胸部创伤患者院前急救中的应用［J/CD］. 中华卫生应急电子杂志，2015，1（1）：32-34.
[52] 汪宏伟，张思森，沙鑫，等. $P_{ET}CO_2$ 在腹部提压心肺复苏急救效果评估中的临床价值分析：附92例报告［J/CD］. 中华卫生应急电子杂志，2017，3（2）：107-112.
[53] 何忠杰，林洪远，盛志勇. 最便捷和安全的输液方式——骨髓腔输液［J］. 中国急救医学，2011，31（7）：580-583.
[54] 何忠杰，盛志勇，王福利，等. 单兵一次性骨髓输液器的研制［M/CD］. 中华卫生应急，2013：156-159.
[55] 何忠杰，盛志勇，王福利，等. 自主研发弹射式一次性骨髓输液器在临床的应用［J］. 中华危重病急救杂志，2014，26（10）：737-739.
[56] 何忠杰，盛志勇，王福利，等，弹射式单兵一次性骨髓腔输液器在心肺复苏中的应用［J/CD］. 中华卫生应急电子杂志，2015，1（4）：254-257.
[57] 岳茂兴，夏锡仪，李瑛，等. 丰诺安联用大剂量 B_6 新疗法救治严重创伤后凝血病大出血患者的临床研究［J］. 中华危重病急救医学杂志，2013，25（5）：310.
[58] 岳茂兴，周培根，梁华平，等. 创伤性凝血功能障碍的早期诊断和20AA复方氨基酸联用大剂量 B_6 新疗法应用［J/CD］. 中华卫生应急电子杂志，2015，1（1）：4-7.

[59] 岳茂兴，夏锡仪，李瑛，等. 丰诺安联用大剂量 B_6 新疗法救治凝血功能障碍及应激性溃疡大出血患者的临床研究 [J/CD]. 中华卫生应急电子杂志，2012，1（1）：72-73.

[60] 楚鹰，刘政，岳茂兴，等. 20AA 复方氨基酸联用大剂量维生素 B_6 新疗法治疗创伤凝血障碍的实验研究 [J/CD]. 中华卫生应急电子杂志，2015，1（2）：88-89.

[61] 万红贵，岳茂兴，夏锡仪，等. L- 鸟氨酸复方氨基酸制剂联用大剂量维生素 B_6 抢救大出血濒死患者的机制研究 [M/CD]. 中华卫生应急，2013：9-11.

[62] 岳茂兴，周培根，梁华平，等. 20AA 复方氨基酸联用大剂量 B_6 治疗创伤凝血障碍的患者多中心前瞻性临床研究操作实施方案 [J/CD]. 中华卫生应急电子杂志，2015，1（1）：47-48.

[63] 中国研究型医院学会卫生应急学专业委员会. 狭窄空间事故现场急救与卫生应急处置专家共识（2016）[J/CD]. 中华卫生应急电子杂志，2016，2（5）：261-269.

[64] 岳茂兴. 狭窄空间医学 [M]. 北京：人民军医出版社，2013：169-258.

[65] 岳茂兴，张海涛. 狭窄空间医学应急救援原则 [J]. 中华急诊医学杂志，2011，20（10）：1118-1120.

[66] 岳茂兴，夏锡仪. 狭窄空间事故的类型与特点及医学应急救援新技术应用 [J/CD]. 中华损伤与修复电子杂志，2013，8（3）：7-9.

[67] 岳茂兴，李建忠，刘志国，等. 狭窄空间中氮氧化物吸入致肺损伤病理学改变及 SMAD 蛋白表达研究 [M/CD]. 中华卫生应急，2013：30-32.

[68] 岳茂兴，李建忠，刘志国，等. 狭窄空间中氮氧化物中毒致肺损伤后 ANP、MetHb 和病理学变化研究 [M/CD]. 中华卫生应急，2013，12（5）：33-34.

[69] 岳茂兴，李瑛，卞晓星，等. 便携式“瞬锋急救切割器”在突发事故及创伤急救中的临床应用 [J/CD]. 中华损伤与修复电子版杂志，2013，24（3）：655-657.

[70] 岳茂兴，李瑛，卞晓星，等. 在突发事故及创伤急救中应用便携式“瞬锋急救切割器”的经验体会 [J/CD]. 中华卫生应急电子杂志，2015，1（1）：38.

危险化学品爆炸伤现场卫生应急处置专家共识（2016）

中国研究型医院学会卫生应急学专业委员会

扫描二维码观看
共识解读视频

当前，重大突发事故、恐怖事件、特种意外伤害、局部战争等天灾人祸的发生日益频繁，已威胁到人类生存[1-3]。我国是一个化工、农药大国，也是化学毒物、农药、鼠药等化学中毒灾害的高发地区。据国家环境保护总局化学品登记中心公布的《中国现有化学物质名录（2003 版）》，收载化学品 39 176 种。据国家安全生产监督管理总局统计资料显示，2010 至 2014 年我国共发生危险化学品事故 326 起，其中危险化学品爆炸占 80% 左右，已成为危险化学品事故的主要类别[4]，死亡人数 2237 人[1]。鉴于危险化学品事故具有突发性、群体性、快速性和高度致命性的特点[3]，在瞬间即可能出现大批化学中毒、爆炸致伤等伤员，处理困难，一般没有成熟的经验，特别是危险化学品爆炸杀伤强度大，其所致冲烧毒复合伤在平战时均可发生，具有作用时间长、伤亡种类复杂、群体伤员多、救治难度大等特点。爆炸时由冲击波、热力、毒物同时或相继作用于机体而造成的损伤，称之为冲烧毒复合伤[3]。其特点是难以诊断、难以把握救治时机，因此救治极其困难。2014 年 8 月 2 日昆山发生特大铝粉尘爆炸事故和 2015 年 8 月 12 日天津危险化学品仓库爆炸所致伤害类型就是典型的冲烧毒复合

文献来源：中华卫生应急电子杂志，2016，2（3）：148-156.

伤，伤亡惨重。对此，快速卫生应急处置与正确的医学救援十分重要[5-11]。为此中国研究型医院学会卫生应急学专业委员会制定了“危险化学品爆炸伤现场卫生应急处置专家共识（2016）”，以规范和指导卫生应急工作者及医护人员在危险化学品事故发生时能够正确紧急处置，为抢救赢得时间，以救治更多危重病患者的生命。

一、危险化学品爆炸伤特点

（一）爆炸致伤类型

①平时意外事故致伤多见于化工厂、军工厂、危险化学品仓库等爆炸事故[3]。②自杀式恐怖爆炸致伤。③运载火箭、导弹和航天飞行器研制和使用过程中意外爆炸致伤。④导弹、燃料空气炸弹（fuel air explosive，FAE）、联合攻击弹药（joint direct attack munition，JDAM）等爆炸性武器致伤。⑤高能投射物击中飞机、舰艇、潜艇等致伤。⑥特种武器发射致伤等。

（二）损伤特点

①离爆心的距离直接影响着冲烧毒复合伤的发生概率，离爆心越近，冲烧毒复合伤的发生率就越高[5]。②爆炸伤事故突发性强，急救组织指挥困难。③由于肺是中毒致伤及冲击波致伤最敏感的靶器官之一，也是呼吸道烧伤时主要的靶器官。因此，治疗冲烧毒复合伤应重点关注肺损伤。④爆炸致冲烧毒复合伤，其重要特征就是难以诊断，难以把握救治时机。⑤致伤机制复杂，外伤通常掩盖内脏损伤，易漏诊误诊。如果对此缺乏认识，易贻误抢救时机。⑥复合效应，伤情互相叠加。爆炸致冲烧毒复合伤不只是单一致伤因素效应的总和，而是由各种致伤因素（热力、冲击波及毒物）相互协同、相互叠加而成的复合效应。因此伤情复杂，并发症多，治疗极其困难[6-11]。⑦伤情发展迅速。对于重度以上冲烧毒复合伤伤员，尽管伤后短时间内将处于一个相对稳定的代偿期（维持

基本的生命体征），但不久会因代偿失调而出现病情急剧恶化，尤其伴有严重颅脑损伤，两肺广泛出血、水肿或内脏破裂。因此，对重度冲烧毒复合伤的伤员应及时进行现场处置和早期救治[11-14]。

二、临床表现

冲烧毒复合伤病因多而杂，临床表现各异，可以表现为三种致伤因素的综合特征，也可以表现为一种致伤因素为主其他致伤因素为辅的特点，其主要临床表现如下。

（一）症状和体征

伤者基本情况差，出现频繁咳嗽、发绀、胸痛、胸闷、恶心、呕吐、头痛、眩晕、软弱无力等表现。呼吸和心率均加快，分别在35～40次/min和125次/min以上。胸部听诊时可有双肺呼吸音低，并可闻及广泛性干湿啰音，合并支气管痉挛时出现喘鸣音和哮鸣音。创伤和烧伤严重时，可出现低血容量性休克。胃肠道损伤时有消化道出血表现，肾和膀胱损伤时有泌尿道出血表现，腹腔脏器损伤时则出现腹膜刺激征[2]。

（二）实验室检查

1. 血常规　一般出现白细胞总数升高，中性粒细胞比例升高。病情严重则表现为全血细胞减少甚至体温下降，预后不良。

2. X线片　肺纹理增粗，肺野出现阴影，呈片状或云雾状；消化道空腔脏器破裂时膈下见游离气体。

3. 心电图　可见心率增快、幅度减低、ST-T段下降甚至T波倒置。

4. 呼吸功能　血气分析可见PaO_2明显下降。王正国等[15]报道，犬冲击伤后8 h肺分流量平均由伤前的4.7%增至21.6%。其他尚有肺顺应性降低和阻塞性通气功能障碍等改变。

5. 实验室检查　心肌损伤时谷草转氨酶（SGOT）、乳酸脱氢酶（LDH）、磷酸肌酸激酶同工酶（CK-MB）等升高；肝破裂时谷丙转氨酶（SGPT）和谷草转氨酶（SGOT）升高。

6．其他辅助检查　B超、CT可显示冲击波引起的肝、脾、肾破裂表现，并可对损伤程度进行分型。

根据伤者的致伤因素、临床表现和实验室检查结果可明确诊断冲烧毒复合伤。

三、危险化学品爆炸伤现场卫生应急处置与急救措施

（一）现场处置（图1）

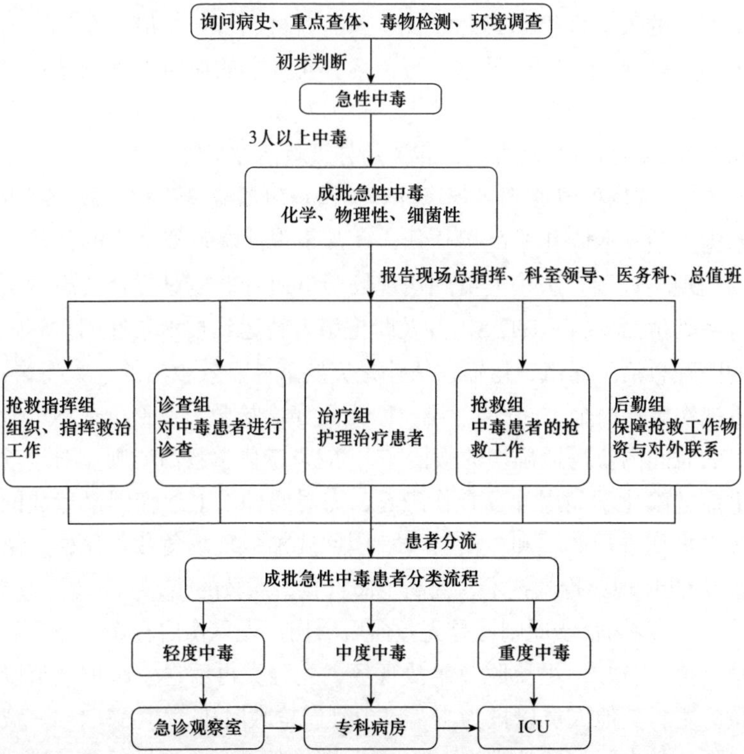

图1　成批急性中毒救治流程图

1. 设立相应危险化学品爆炸伤事故的应急救援指挥机构 危险化学品事故的医学应急救援工作是一个完整的系统工程。需要一整套合理、高效、科学的管理方法和精干熟练的指挥管理人才。根据国家和地方政府《突发公共卫生事件应急条例》和事故等级，组建应急救援指挥机构，充分发挥现场一线救治和应急救援专家组的技术指导作用。

2. 健全的紧急报告制度 ①明确的组织领导：负责对危险化学品事故医疗应急处理中的重大问题进行决策，全面协调指挥卫生应急处置工作。②健全的紧急报告制度：建立各级紧急报告制度，做到下情上达，上情下传，确保信息渠道通畅，反应及时。③快速的紧急动员机制：针对不同规模的突发危险化学品事故制定相应的人员抽组与紧急收拢、药品器材储备与供应、车辆、通讯等后勤保障方案等紧急动员预案。④齐全的应急处理预案：包括院前处置与急救、院前接运、院内接诊、收容、救治、消毒隔离等方面的紧急救治方案，相关的分级救治方案等。

3. 现场处置原则 现场处置关键点包括减少死亡人数、减少暴露人数。危险化学品爆炸伤，尤其重视冲烧毒复合伤的伤员初期的现场处置。医护人员到达现场要迅速有效地对复合伤患者实行基础生命支持（BTLS）并及时把患者转运到技术条件相对较强的医院救治。通讯、运输、医疗是突发事件有效救治的三大要素，重视伤后“白金10分钟”与“1 h”的黄金抢救，使伤员在尽可能短的时间内获得最确切的救治[16]。应坚持科学救治原则，对于危重症危险化学品爆炸复合伤患者，需对两种以上致伤因素造成的多重损伤进行兼顾和救治[16-25]。因此要加强现场急救工作，广泛普及CPR现场抢救技术，提高全民自救、互救的能力。

4. 现场救治原则 是先救命后治伤，先重伤后轻伤，先抢后救，抢中有救，尽快脱离事故现场，先分类再后送。医护人员以救为主，其他人员以抢为主，以免延误抢救时机[26]。采取“一戴二隔三救出”的急救措施，“一戴”即施救者应首先做好自身应急防护；“二隔”即做好自身防护的施救者应尽快隔绝毒气，防止中毒者的继续吸入；“三救出”即抢救人员在“一戴、二隔”的基础上，争分夺秒地将中毒者移离出危险区，进一步做医疗救护。以两名施救人员抢救一名中毒者为宜，可缩短救出时间[22-25]。

5. 现场处置主要措施 ①尽快建立绿色安全有效的急救通道。②快速切断事故源，达到灭火、控爆、防爆等是关键。③污染区控制：检测确定污染区边界，给出明显标志，对周围交通实行管制，制止人员和车辆进入。④抢救中毒人员：撤离中毒人员至安全区域抢救，随后送至医院进行紧急治疗。⑤检测确定危险化学品性质及危害程度，以掌握毒物扩散情况。⑥组织污染区居民防护与撤离：指导受污染区居民学习自我防护方法，必要时组织他们撤离。⑦受污染区洗消：根据危险化学品理化性质和受污染情况进行洗消。⑧寻找、处理动物尸体，防止腐烂危害环境。⑨做好气象、交通、通信、物资、防护等保障工作。⑩所有抢救小组人员应根据毒物情况穿戴相应防护器材，并严守防护纪律，危险化学品爆炸现场急救工作相当复杂，急救人员需要知道其理化、毒性特点，会自我防护及保护自身安全。由于现场情况瞬息万变，有关人员需要机动灵活、临时应变。基本原则：预有准备，快速反应；立体救护，建立体系；统一指挥，密切协同；集中力量，保障重点。只有这样，才能真正做到有效的科学救治[16, 27-32]。

6. 脱离现场方法 应立即迅速脱离受伤环境，终止化学物质对机体的进一步损害，但也不能盲目求快而不做预处理即送医院。化学品的致伤作用与其浓度、作用时间密切相关。一定要尽快了解该危险化学品的理化特性，以便选择合适的洗消方法。一般来说，化学品浓度、作用时间与对机体危害成正比，所以第一步要立即脱去被化学品浸渍的衣物，紧接着大量清水冲洗创面及其周围皮肤，一是为了稀释，二是机械冲洗。如果同时存在烧伤，冲洗还有冷疗作用。需要强调的是，冲洗用水要足够多，冲洗时间要足够长；用一般清水（自来水、井水与河水等）即可；冲洗要持续，且持续时间大于1 h，尤其是碱烧伤，如果冲洗时间过短则难以奏效。冲洗时可能会产热，但由于是持续冲洗，热量可以迅速消散。尽管有些有害化学品与水不相溶，但也可以通过冲洗的机械作用将创面清除干净。生石灰致伤时，应将石灰先去除再用大量清水冲洗，以免石灰遇水生热，加重创面损伤。大面积烧伤时注意保暖，因此要求冲洗用水的温度在40℃左右，持续冲洗后包裹创面，并迅速送往专科医院进一步治疗。

与其他灾害相比，化学灾害需提前规划，实施快速的局部（现场）去污染、后期的全身去污染、高效设立大量伤员去污染措施。但是，目前各国还无有关危险化学品沾染的个人洗消技术，而其爆炸与泄漏沾染人体的事故常有发生，所以沾染危险化学品时个人洗消技术还需深入研究。因与化学生物武器除沾染技术机制相同，二者可以同步研究。研制新型液体去沾染系统所用材料最好丰富易得。同时要加紧步伐研制新型洗消器材，洗消效率高、速度快、洗消剂消耗少、环境适应性好、机动性强和多功能方向的新型洗消器材必将成为发展趋势。新型洗消方法如抗毒油漆、微波等离子体消毒、毒剂自动氧化、激光消毒、吸附剂消毒、热空气消毒及洗涤剂消毒等的研究，为寻找经济、简便、迅速、有效的消毒方法开辟了新途径，推动了我国洗消技术的发展[32]。

7. 特效抗毒　皮肤染毒后，最关键的是及时洗消染毒部位，并迅速应用特效抗毒药物[33-35]。特效抗毒药及抗休克药物的应用是化学中毒和烧伤的有效治疗方法，原则是尽快达到治疗的有效量，并注意防止药物不良反应。研究表明[36-42]莨菪碱类药物［0.33 mg/（kg · d）］联合地塞米松［0.33 mg/（kg · d）］冲击疗法对大部分化学中毒性肺水肿有较好效果，值得推广[22-25]。大部分毒物迄今尚无特效解毒药物，应迅速有效消除威胁生命的毒效应：凡心搏和呼吸停止的应迅速施行心肺复苏术（CPR）；对休克、严重心律失常、中毒性肺水肿、呼吸衰竭、中毒性脑病、脑水肿、脑疝应即时对症救治；切断毒源：使中毒患者迅速脱离染毒环境；迅速阻滞毒物的继续吸收：及早驱吐、洗胃、导泻、清洗皮肤和吸氧；尽快明确毒物接触史：接触史包括毒物名称、理化性质与状态、接触时间和吸收量及方式，若不能立即明确，须及时留取洗胃液或呕吐物、排泄物及可疑染毒物送毒物检测；有效的对症：当中毒的毒物不明者，以维持生命体征为先，对症处理与早期器官功能保护为主，有效的氧疗法，正确选用鼻导管、面罩、呼吸机、高压氧给氧；纠正低血压、休克：除补充血容量外，要重视应用纳洛酮和血管活性药物的应用和中药注射剂，生脉注射液和参附注射液有较好的保护心肌和提高血压作用；毒物明确，尽早足量使用特效解毒剂：早期、足量、尽快达到治疗有效量，注意防止副作用；选择正确的给药方法，使特殊解毒剂在最短的时间发挥最好的疗效；注意解毒剂的配伍，充分发挥解毒剂的联合作用如氰化物、苯胺或硝基苯等中毒所引起的严重高铁血红蛋白血症，除给氧外，可酌情输注适量新鲜全血，以改善缺氧状态，发生高铁血红蛋白血症时，应缓慢静脉推注 1% 亚甲蓝 5 mL＋维生素 C 2 g＋0.9% 等渗盐水 20 mL。在皮肤染毒早期应减轻溶血反应，建议采用泼尼松、氢化可的松或地塞米松。

8．注意清洗　对于头面部烧伤的情况，应特别注意清洗眼、鼻、耳及口腔，尤其是眼。用清水冲洗眼部时，动作要轻柔，如使用等渗盐水冲洗更好。应立即用 0.9% 等渗盐水或蒸馏水持续冲洗半小时，防止出现眼睑痉挛、结膜充血、流泪、角膜上皮损伤及前房混浊等。对于特殊情况应特别处理，如碱烧伤需再用 3% 硼酸液冲洗，而酸烧伤则用 2% 碳酸氢钠液冲洗。冲洗完后需用 2% 荧光素染色检查角膜损伤情况，黄绿色为伤情较轻，瓷白色则伤情较重。对于虹膜睫状体炎的防治，可滴入 1% 阿托品液扩瞳，3～4 次 /d，为防继发感染可用 0.25% 氯霉素液、1% 庆大霉素液或 1% 多黏菌素液滴眼，以及涂 0.5% 金霉素眼膏等，在减轻眼部的炎性反应方面，可采用醋酸可的松眼膏。若是眼部局部烧伤，为防止干燥所致眼部损害，应用单层油纱布覆盖以保护裸露的角膜，可不用眼罩或纱布包扎。

9. 及时紧急处理　在抢救化学烧伤的同时，需特别注意是否存在直接威胁生命的复合伤或多发伤，如脑外伤、心跳呼吸骤停、窒息、骨折或气胸等，若存在上述复合伤或多发伤应及时按外伤急救原则作相应的紧急处理。

10. 保护创面　保护化学烧伤创面免受感染是较为关键的环节，应用清洁的被单或衣物对创面进行简单包扎，原则为不弄破水泡，保护表皮。对于严重烧伤者不需涂抹任何药物，以免造成入院后的诊治困难。冲洗眼部烧伤时可用 0.9% 氯化钠溶液，用棉签拭除异物，涂抗生素眼膏或滴消炎眼药水。

11. 镇静止痛抗休克　在化学灾害中，烧伤伤员均存在不同程度的疼痛及烦躁不安，可给予口服安定镇静药（如氯氮䓬、地西泮等）。当伤员出现脱水及早期休克等症状，若伤员尚能口服，可给予淡盐水（少量多次饮用），禁忌饮用白开水和糖水。而对于超过 40% 的大面积烧伤重伤员，伤后 24 h 须禁食，因为伤员极易发生呕吐现象，加上吞咽气体易致腹胀；若伤员出现口渴不止的情况，可给少量水滋润口咽，并注意保暖。

（二）伤员运送途中应注意的问题

伤员后送，即伤员运送，是将经过现场初步处理后的伤员送到具备更高级医疗技术条件医院的过程。伤员搬运方法和搬运工具的选择并不拘泥[43-44]，一般要根据具体情况做出合适的选择。现场的首批医学救援人员应掌握后送指征，对化学中毒与烧伤伤员的伤情及时做出分类，做好后送前的医疗处置，而且在后送途中要不间断地对危重伤员进行抢救和复苏，尽快后送，使伤员在最短时间内获得必要治疗。救治批量伤员时，应注意伤员持续性创伤的概率与其距爆炸中心的远近有关。爆炸中心附近的伤员会遭受各种创伤，而那些离爆炸中心很远的伤员仅表现为穿透性损伤[45]。在后送途中应注意以下伤情的处理：①伤员呼吸道的管理很重要，一般通过恰当的体位保持气道通畅。昏迷伤员转运时，采用伤侧卧位，保持持续性的吸氧、输液、人工控制呼吸和体外心脏按压等。②对连枷胸伤员，加压包扎很重要；对开放性气胸伤员，用大块敷料密封胸壁创口很有效；若有张力性气胸，可用针排气。③迅速明确损伤部位及是否直接危及伤员的生命。一般救治的顺序为心胸部外伤—腹部外伤—颅脑损伤—四肢、脊柱损伤等。准确判断伤情，并优先处理危及伤员性命的损伤。④熟悉有效的诊断技术，并妥善应用，如行心包、胸腔穿刺引流术可确诊心脏压塞、血胸、气胸，腹腔穿刺或腹腔灌洗对腹内脏器伤情诊断的准确率可高达95%。⑤控制活动性外出血，遇有因肢体大血管撕裂要上止血带，并注意定时放松止血带。⑥开放性骨折用无菌敷料包扎，闭合骨折用夹板或就地取材进行制动。⑦止痛、镇静药类药物可适量给予，有颅脑伤或呼吸功能不良者，禁用吗啡、盐酸哌替啶等。

（三）迅速抗休克抗中毒与预防脑水肿和肺水肿

严重危险化学品爆炸复合伤患者早期死亡的主要原因为休克、脑疝、重度烧伤、中毒、肺水肿、创伤后心脏停搏等，早期积极抗休克抗中毒及预防脑水肿、肺水肿治疗是抢救成功的关键。抗休克的重要措施为迅速建立两条以上静脉通道，进行扩容、输血及足够的氧气吸入，应在积极抗休克的同时果断手术，剖胸或剖腹探查以紧急控制来势凶猛的部位伤。早期降颅压纠正脑疝的主要措施仍为20%甘露醇快速静脉滴注，同时加用利尿药。早期大剂量地塞米松及人体白蛋白应用可减轻脑水肿，但需积极术前准备，尽快手术清除颅内血肿、挫裂伤灶或施行各种减压手术才是抢救重型颅脑损伤、脑疝的根本措施。但在颅脑损伤合并出血性休克时就会出现治疗上的矛盾，应遵循：先抗休克治疗，后用脱水药；使用全血、血浆、低分子右旋糖酐等胶体溶液，既可扩容纠正休克，又不至于加重脑水肿。

（四）诊断要迅速、准确、全面

通常是边抢救，边检查和询问病史，然后再抢救、再检查以避免漏诊。诊断有疑问者在病情平稳时可借助一定的辅助检查（B 超、X 线、CT 等）获得全面诊断。特别应注意：①重型颅脑损伤患者是否合并休克、颈椎损伤。②严重腹部挤压伤是否合并膈肌破裂。③骨盆骨折注意有无盆腔或腹腔内脏器损伤。④严重胸部外伤是否合并心脏伤。⑤下胸部损伤注意有无肝脾破裂等。⑥特别在烧冲复合伤或机械性创伤复合冲击伤时，机体冲击伤是最易被人们所忽略的。⑦有无石棉、烟尘等及爆炸产生大量的氮氧化物的吸入中毒。

（五）合理选用麻醉

合理的麻醉是危险化学品爆炸复合伤患者紧急手术救治中的重要环节。在实际抢救过程中要根据具体情况和个体差异掌握：①颈椎损伤和术后需长期置管者可采用清醒经鼻插管，耐受性好且能有效防止反流发生。②如选用静脉复合麻醉，需做好术中监测，保证血流动力学及其他生理指标的稳定，同时注意早期防治可能发生的并发症。③对合并颅脑伤者为避免挣扎引起颅内压升高宜行快速气管插管，但对估计插管困难者不合适，对此类患者经口插管失败者行喉镜明视、弯钳帮助下经鼻插管可很快完成。

（六）手术治疗的顺序

应遵循首先控制对生命威胁最大的创伤的原则来决定手术的先后。一般是按照紧急手术（心脏及大血管破裂）、急性手术（腹内脏器破裂、腹膜外血肿、开放骨折）和择期手术（四肢闭合骨折）的顺序，但如果同时都属急性时，先是颅脑手术，然后是胸腹盆腔脏器手术，最后为四肢、脊柱手术等。提倡急诊室内手术。对于严重复合伤患者来说时间就是生命，如心脏大血管损伤，手术越快越好，如再转送到病房手术室，许多患者将死在运送过程中。手术要求迅速有效，首先抢救生命，其次是保护功能。

做好各有关科室的组织协调工作。严重危险化学品爆炸复合伤的救治需要各有关科室，各专业组，麻醉科、急诊医学科、烧伤科、放射科等的大力配合，因此要做好组织协作，树立抢救中的整体观念。另外，医院还应成立由外科各专业组、麻醉科等各相关科室组成的危险化学品爆炸复合伤抢救组。

（七）术后积极预防治疗急性呼吸窘迫综合征（ARDS）和多器官衰竭（MOF）

ARDS 和 MOF 是爆炸复合伤患者创伤后期死亡的主要原因。因此早期防治应注意：①迅速有效地抗休克治疗，改善组织低灌注状态，注意扩容中的晶胶比例，快速输液时注意肺功能检测，复合伤患者伴肺挫伤者尤为重要，应尽快输入新鲜血。②早期进行呼吸机机械通气，改善氧供给，防止肺部感染。采取呼气末正压通气（PEEP）是治疗 ARDS 的有效方法。③注意尿量监测、保护肾脏功能，慎用对肾功能有损害的药物。④注意胃肠功能监测，早期行胃肠内营养。⑤在病情危重的特定情况下，联合采用短程大剂量山莨菪碱与地塞米松为主的冲击疗法，使复合伤患者安度手术关，去除致死性的病因，使病情得到逆转[22]。⑥及时手术治疗，手术力求简洁有效，既减少遗漏又要减少手术创伤。⑦合理应用抗生素。⑧积极促进机体的修复和愈合。⑨做好后续治疗和康复治疗等。

（八）急性化学性肺水肿的处理

危险化学品中毒后的关键性治疗为应用特效抗毒药物，其原则是早期、足量、尽快达到治疗的有效量，并注意防止不良反应。急性化学性肺水肿主要处理措施包括[46-50]：①卧床休息：肺损伤疑似伤员应卧床休息，以减轻心肺负担，防止肺出血加重。②保持呼吸道通畅：如有呼吸道烧伤、严重上呼吸道阻塞或有窒息危险时，应尽早施行气管切开术。③氧疗：间断高流量（3～5 L/min）吸氧，同时湿化吸入50%乙醇抗泡或用1%二甲硅油雾化剂消泡，每次1～3 min，30 min 1次。④解除支气管痉挛：可采用0.25%～0.5%异丙基肾上腺素或0.2%沙丁胺醇或地塞米松气雾剂，每次吸数分钟；也可用支气管扩张药氨茶碱0.25～0.50 g加入0.9%氯化钠溶液20 mL中，由静脉缓慢注入；待症状改善后停止。⑤机械辅助呼吸：如氧疗不能纠正氧分压的降低，全身缺氧情况也未见改善，则需采取机械辅助呼吸。一般可采用间歇正压呼吸（IPPB），以提高有效肺泡通气量，减少生理性无效腔和肺分流量，改善氧合作用。如IPPB不能使氧分压达到10.7 kPa（80 mmHg，1 mmHg＝0.133 kPa），可考虑改用持续正压呼吸（CPPB）。但一般认为对冲击伤伴有气栓存在的患者，应禁止使用，若治疗中出现气栓，也应立即停用。有人推荐高频通气疗法，因为其提供的潮气量和气道压力都较低，可用于空气栓塞的伤员，减少气栓的危险性。⑥脱水：一般采取呋塞米20 mg，每天1～2次，连续使用2～3 d；或用20%甘露醇250 mL静脉滴注，30 min内滴完。⑦增强心肌收缩力：心率快者用0.2～0.4 mg西地兰静推，出现循环衰竭现象时可用毒毛花苷K 0.125～0.25 mg于25%葡萄糖溶液20 mL中缓慢静脉注射。⑧维生素B_6联用复方氨基酸注射液（20AA）新疗法[45-49]，确有利尿、解毒、抗氧化、减少渗出、促进机体酶代谢、保护大脑及神经系统功能的功效，治疗化学性肺水肿很有效。用法：复方氨基酸注射液（20AA）（丰诺安）联用维生素B_6的新疗法处方：①重症伤员：0.9%氯化钠注射液250 mL＋维生素B_6 5 g＋维生素C 2 g，2次/d静脉滴注，复方氨基酸注射液（20AA）500 mL/d，静脉滴注，1次/d；连续使用直至病情控制。②中度伤员：复方氨基酸注射液（20AA）500 mL/d，静脉滴注，1 次 /d；0.9% 氯化钠注射液 250 mL＋维生素 B_6 5 g＋维生素 C 2 g，1 次 /d 静脉滴注，连续使用直至病情控制。③轻度伤员：复方氨基酸注射液（20AA）500 mL/d，静脉滴注，1 次 /d；0.9% 氯化钠注射液 250 mL＋维生素 B_6 3 g/ 次＋维生素 C 2 g，1 次 /d，静脉滴注，连续使用直至病情控制。

四、关注公众心理危害

突发危险化学品事故的强烈刺激使部分公众在精神上难以适应，主要表现为恐惧、听信谣言等，对伤病员造成的精神创伤尤其明显，因此要特别关注公众的心理危害程度并及时采取有效的应对策略。

五、染毒区人员现场处置与急救注意事项

（一）染毒区人员撤离现场注意事项

1. 做好防护再撤离。染毒区人员撤离前应自行或相互帮助戴好防毒面罩或者用湿毛巾捂住口鼻，同时穿好防毒衣或雨衣，把暴露的皮肤保护起来免受损害。

2. 迅速判明上风方向。撤离现场的人员应迅速判明风向，利用旗帜、树枝、手帕来辨明风向。

3. 防止继发伤害。染毒区人员应尽可能利用交通工具撤离现场。

4. 应在安全区域实施急救。

（二）现场急救注意事项

正确对伤病员进行冲洗、包扎、复位、固定、搬运及其他相应处理可以大大降低伤残率。通过一般及特殊的救护达到安定伤员情绪、减轻伤员痛苦的目的。

（三）做好自身防护

实行分工合作，做到任务到人，职责明确，团结协作。现场急救处理程序要有预案。

（四）处理污染物

需要注意对伤员污染衣物的处理，防止发生继发性损害。

（五）注意保护好伤员的眼睛

切记不要遗留对眼睛的检查和处理。

（六）医务人员需懂得防护知识

危险化学品事故现场急救是一项复杂的工作，医务人员除了要掌握一定的医疗急救技术外，还需要懂得危险化学品的理化特性和毒性特点，懂得防护知识。

六、对症治疗和支持疗法

危险化学品爆炸致冲烧毒复合伤救治的一个重要方面是对症治疗和支持疗法，该疗法的基本原则包括：①密切关注伤员伤情变化，尤其是由爆炸冲击伤导致的动脉气体栓塞，迟发性胃肠穿孔等。②维持水、电解质及酸碱平衡，及时纠正低氧血症。③脏器功能支持，预防器官功能障碍，例如充分有效的复苏，清除和引流感染灶并对循环、呼吸和代谢功能进行支持等。④适时、适量补充血浆或白蛋白等。⑤有效控制抽搐与惊厥，当给予维生素 B_6 仍不能有效止痉时，可肌内注射 0.2 g 苯巴比妥钠。⑥应用抗氧化剂，如维生素 C、维生素 E、谷胱甘肽类脂酸或牛磺酸单独或联合应用，有利于减轻氮氧化物导致的肺效应。⑦免疫调理，如给予人参皂苷、黄芪多糖、α- 干扰素等，以增强机体免疫功能，促进机体的修复和愈合等。

七、警惕危险化学品中毒致迟发性严重化学性肺水肿发生

此类伤员多见于青壮年，临床表现：一开始无明显症状，活动自如，超过 20 h 后突发胸闷憋气，胸骨后疼痛；明显呼吸困难；咳血痰或泡沫状痰伴发绀；心动过速，心率在 125 次 /min 左右，心电图示肺型 P 波及多导联 ST 段下移；胸部 X 线片示小片云絮状阴影，有的呈团块状融合；高浓度吸氧情况下动脉血氧分压 5.3 kPa。缺氧情况越来越重，终因呼吸循环衰竭而亡。一旦发病，往往病情危笃，使抢救措手不及，很快死亡。所以必须采取预防为主措施，由此将国家军用标准中毒留观时间由 24 h 改为 48 h[48]。

临床上，危险化学品爆炸致冲烧毒复合伤病情进展迅速，救治十分困难，伤员病死率极高，因而综合有效的治疗至关重要。治疗方法主要包括心肺复苏、应用抗泡剂、超声雾化吸入、抗过敏或应用碱性中和剂、消除高铁血红蛋白血症、莨菪碱类药物联用地塞米松冲击疗法、维生素 B_6 联用复方氨基酸疗法、采取适当的体位、进行高流量吸氧，以保证组织细胞供氧，维持重要脏器功能，纠正水、电解质紊乱和酸碱失衡等，积极对症治疗和支持疗法[45-54]，以促进机体的修复和愈合等。

八、结　　语

本专家共识的制定是基于目前对“危险化学品爆炸致复合伤现场急救与卫生应急处置”的理解并参考现有的循证医学证据及国内外有关文献完成的。而危险化学品爆炸复合伤的卫生应急处置与临床救治是不断发展的，其临床治疗也比较复杂，不断丰富的临床经验和循证医学证据将推动专家共识不断更新，以帮助现场急救与卫生应急医务人员提高诊疗水平，更好地服务于患者。

需要注意的是，本专家共识不能完全覆盖患者所有的临床情况，在具体临床实践中，应根据医生经验进行诊断和治疗。

参 考 文 献

［1］任继勤，穆咏雪．危化品事故的统计分析与管理启示［J］．化工管理，2015（16）：28-31．

［2］岳茂兴．危险化学品事故急救［M］．北京：化学工业出版社，2005：251-323．

［3］岳茂兴．反化学恐怖医疗手册［M］．北京：清华大学出版社，2004：3-23．

［4］Kang N.Safety Management of the Firefighters in Disposa lof Hazardons Chemical Explosion Accidents [J]. China Public Security，2012，28 (3): 26-29.

［5］岳茂兴．灾害事故伤情评估及救护［M］．北京：化学工业出版社，2009：38-78．

［6］黄洁夫．现代外科学［M］．北京：人民军医出版社，2003：286-298．

［7］岳茂兴．危险化学品爆炸致冲烧毒复合伤急救［J］．中华灾害救援杂志，2015，3（11）：601-606．

［8］岳茂兴．特种燃料爆炸致冲毒复合伤的急救［J］．中华急诊医学杂志，2000，9（2）：126-128．

［9］王一镗，岳茂兴．复合伤．实用临床急诊医学［M］．南京：南京科技出版社，1999：1169-1325．

［10］岳茂兴．爆炸致冲烧毒复合伤的特点及其紧急救治［J］．中华急诊医学杂志，2007，16（6）：670-672．

［11］岳茂兴，魏荣贵，马华松，等．爆炸伤 101 例的救治［J］．中华急诊医学杂志，2003，12（3）：194-195．

［12］岳茂兴．复合伤的基本特点和初期急救原则及抢救程序［J］．解放军医学杂志，2002，D73（急救医学专刊）：233．

［13］岳茂兴，彭瑞云，王德文，等．冲击复合伤大鼠对血气变化及病理形态学的影响和 c-fos 蛋白表达的研究［J］．中华急诊医学杂志，2003，12（9）：591-593．

［14］岳茂兴，彭瑞云，杨志焕，等. 冲击伤复合液体火箭推进剂染毒大鼠的远期效应研究［J］. 创伤外科杂志，2004，6（5）：364-366.
［15］王正国，沈于干，郑世钢，等. 冲击伤早期的肺分流量和血气变化［J］. 解放军医学杂志，1983，8（1）：1-3.
［16］蒋俭. 火箭推进剂突发事故与应急处理［J］. 毒理学杂志，1997，11（1）：11-13.
［17］岳茂兴. 氮氧化物中毒损伤的临床救治研究与进展［J］. 中华急诊医学杂志，2001，10（4）：222-223.
［18］沈亚萍，李瑛，岳茂兴. 急性双光气中毒 58 例临床分析［J］. 岭南急诊医学杂志，2010，15（6）：479-480.
［19］岳茂兴，夏锡仪，李瑛，等. 1336 例突发性群体性氯气中毒患者的临床救治［M/CD］. 中华卫生应急，2012：15-18.
［20］岳茂兴. 氯气中毒医疗卫生救援院前急救［J］. 中华急诊医学杂志，2008，17（2）：224.
［21］李奇林. 现代灾害伤院外急救进展［M］. 北京：军事医学科学出版社，2004.
［22］陈冀胜. 反化学恐怖对策与技术［M］. 北京：科学出版社，2005：164.
［23］中国红十字总会. 中国红十字总会救护师资培训教材［M］. 北京：社会科技文献出版社，2003：130-141.
［24］中华医学会. 临床技术操作规范——急诊医学分册［M］. 北京：人民军医出版社，2006.
［25］徐荣祥. 烧伤治疗大全［M］. 北京：中国科学技术出版社，2009：68-89.
［26］Peña-Fernández A, Wyke S, Brooke N, et al. Factors influencing recovery and restoration following a chemical incident [J]. Environ Int, 2014, 72: 98-108.
［27］岳茂兴，杨鹤鸣，李建忠，等. 冲击波和液体火箭推进剂中毒致冲毒复合伤大鼠实验模型的建立［J］. 中华航空航天医学杂志，2001，12（1）：31-34.
［28］岳茂兴，张坚，刘志国，等. 化学物质爆炸致化学和冲击复合伤的损伤特点及紧急救治［J］. 中华急诊医学杂志，2004，13（8）：515-517.
［29］岳茂兴. 中西医结合治疗导弹和火箭推进剂爆炸致冲毒复合伤的基

础和临床救治研究［J］. 解放军医学杂志，2002，H7（急救医学专刊）：236.

［30］岳茂兴. 导弹和火箭推进剂爆炸致复合伤的致伤特点和紧急救治研究［J］. 解放军医学杂志，2002，D72（急救医学专刊）：233.

［31］岳茂兴. 沾染液体火箭推进剂时的个人洗消技术进展［J］. 中华航空航天医学杂志，2003，14（3）：189-192.

［32］岳茂兴，杨鹤鸣. 山莨菪碱联用地塞米松对四氧化二氮爆炸致冲毒复合伤大鼠血气的影响［J］. 中华航空航天医学杂志，2001，12（1）：35-39.

［33］Nurulain SM. Different approaches to acute organophosphoruspoison treatment [J]. J Pak Med ASSoc, 2012, 64 (7): 712-717.

［34］King AM，Aaron CK.Oranophosphate and carbamate poisoning[J].Archiv Intern Med，2015，33（1）：133-151.

［35］Brron SW，Bebarta VS.Asphyxiants［J］.Emerg Med Clin NorthAm，2015，33（1）：89-115.

［36］夏锡仪，郑琦函，岳茂兴. 大剂量地塞米松联合山莨菪碱治疗急性氯气中毒伴化学性肺损伤 526 例［J］. 中华危重病急救医学杂志，2012，24（11）：689.

［37］岳茂兴，李成林，杨鹤鸣，等. 山莨菪碱联用地塞米松治疗多器官功能障碍综合征机制的研究［J］. 中国危重病急救医学，2000，12（6）：341-343.

［38］岳茂兴，杨鹤鸣，张建中，等. 四氧化二氮爆炸致冲毒复合伤对家兔血液动力学及病理形态学的影响［J］. 中华急诊医学杂志，2001，10（2）：104-107.

［39］岳茂兴，蔺宏伟，李建忠，等. 人参二醇对四氧化二氮染毒鼠 1-抗胰蛋白酶水平的影响［J］. 中国急救医学杂志，2003，23（9）：598-600.

［40］岳茂兴，李建忠，陈英，等. 四氧化二氮对小鼠骨髓细胞姐妹染色单体互换（SCE）频率变化的影响［J］. 中华航空航天医学杂志，2005，16（3）：168-170.

［41］岳茂兴，彭瑞云，王正国，等. 飞船推进剂量四氧化二氮中毒损伤研究［J］. 航天医学与医学工程，2004，17（2）：117-120.

［42］岳茂兴，夏锡仪，何东，等. 流动便携式重症监护病房急救车的研

制及其在灾害事故急救中的实际应用［J］. 中国危重病急救医学，2009，21（10）：624-625.
［43］岳茂兴，邹德威，张坚，等. 流动便携式重症监护治疗病房的创建［J］. 中国危重病急救医学，2004，16（10）：589-591.
［44］郑静晨，彭碧波. 灾害救援医学［M］. 北京：中国科学技术出版社，2014：474-478.
［45］岳茂兴，夏亚东，黄韶清，等. 氮氧化物致急性化学中毒性肺水肿的临床救治研究［J］. 中国急救医学杂志，2001，21（3）：142-144.
［46］岳茂兴，李瑛，卞晓星，等. 柴黄参祛毒固本冲剂治疗严重化学性肺损伤 89 例临床研究［J］. 中国中西医结合急救学杂志，2013，20（3）：159-161.
［47］岳茂兴，夏亚东，黄韶清，等. 氮氧化物致急性化学中毒性肺水肿 19 例的临床救治［J］. 中华航空航天医学杂志，2001，12（2）：115-116.
［48］岳茂兴，夏亚东. 氮氧化物急性中毒致严重迟发性化学性肺水肿的特点和救治对策——附 2 例死亡病例分析［J］. 中华危重病急救医学杂志，2002，14（12）：757-758.
［49］夏锡仪，岳茂兴，李瑛. 严重急性化学性肺水肿 37 例临床救治分析［J］. 中华全科医学杂志，2010，13（29）：3343-3345.
［50］万红贵，岳茂兴，夏锡仪，等. L- 鸟氨酸复方氨基酸制剂联用大剂量维生素 B_6 抢救大出血濒死伤员的机制研究［M/CD］. 中华卫生应急，2013：9-11.
［51］岳茂兴，周培根，梁华平，等. 创伤性凝血功能障碍的早期诊断和 20AA 复方氨基酸联用大剂量 B_6 新疗法应用［J/CD］. 中华卫生应急电子杂志，2015，1（1）：47.
［52］楚鹰，刘政，郑旭文，等. 20AA 复方氨基酸联用大剂量维生素 B_6 新疗法治疗创伤凝血障碍的实验研究［J］. 中华卫生应急电子杂志，2015，1（2）：88-89.
［53］岳茂兴，夏锡仪，李瑛，等. 丰诺安联用大剂量 B_6 新疗法救治严重创伤后凝血病大出血患者的临床研究［J］. 中华危重病急救医学杂志，2013，25（5）：310.
［54］岳茂兴，李建中，李瑛，等. 复合氨基酸联用维生素 B_6 救治四氧化二氮吸入中毒小鼠的实验研究［J/CD］. 中华卫生应急电子杂志，2015，1（1）：23-25.

急性创伤性凝血功能障碍与凝血病诊断和卫生应急处理专家共识（2016）

中国研究型医院学会卫生应急学专业委员会
中国中西医结合学会灾害医学专业委员会

急性创伤性凝血功能障碍（acute traumatic coagulopathy，ATC）和创伤性凝血病（trauma-induced coagulopathy，TIC）是世界性的治疗难题[1]，全球每年因创伤死亡的患者人数达580万左右，预测到2020年，这一数字将会超过800万[2]。大出血是创伤患者入院后早期死亡的首要原因，后期主要是严重颅脑损伤、脓毒症及多器官功能衰竭。创伤大出血导致的低体温、酸中毒、凝血病被称为死亡三联征，三者相互促进使病情进行性恶化，导致患者死亡[3]。近年研究显示，液体复苏之前有1/4～1/3的患者伴有凝血功能障碍，其病死率是未发生凝血功能障碍患者的4～6倍[4]。创伤患者在创伤后早期、接受医疗干预前即可出现ATC[5-6]。而TIC是在严重创伤或大手术打击下，机体出现以凝血障碍为主要表现的临床病症，是一种多元性的凝血障碍疾病[7-8]。ATC和TIC实际上是在动态变化过程中的两个术语，其差别仅在于凝血障碍的程度不同而已[9-10]。

一、概　　述

目前急性ATC与TIC死亡率仍居高不下，应在严重创伤患

文献来源：中华卫生应急电子杂志，2016，2（4）：197-203.

者入院时就特别关注和警惕，及时预防及时治疗英国学者 Brohi 等[11]调查统计，在英国皇家伦敦医院收治的 1088 名创伤患者中有 24.4% 患者入院时就已经存在凝血功能障碍，凝血酶原时间（prothrombin time，PT）>18 s，活化部分凝血酶原时间（activated partial thromboplastin time, APTT）>60 s，凝血酶时间（thrombin time，TT）>15 s，最终结果是凝血功能异常患者的死亡率升高了 4 倍（46.0% *vs.* 10.9%）。美国学者 MacLeod 等[12]调查发现在美国迈阿密 Ryder 创伤中心的 14 397 例创伤患者中，28% 入院时 PT 异常，8% 入院时 APTT 异常，最终结果证明入院时 PT 异常是院内死亡的独立危险因素。说明创伤后早期即可发生 ATC。

欧洲严重创伤出血和凝血病处理指南自 2007 年由创伤出血高级处理特别工作小组发布[13]后，分别在 2010 年[14]、2013 年[15]进行了更新，并在 2013 年作为欧洲止血运动的内容，2016 年再次进行更新，以提高创伤救治人员对 ATC 和 TIC 的认识和救治水平。

为了降低 ATC 和 TIC 患者的死亡率，就必须在严重创伤患者入院时就特别关注和警惕 ATC 和 TIC 的发生及发展，及时预防及时治疗，更应该针对这一世界性的治疗难题进行基础及临床救治研究。

二、ATC 和 TIC 的发病机制

ATC 的发生发展涉及多种系统及因素，是多因素共同作用的结果[16]，并且可进一步进展为 TIC。其发生取决于凝血、抗凝、纤溶机制的相互调控。目前认为组织损伤、休克、酸中毒、血液稀释、低体温和炎性反应是 ATC 和 TIC 的 6 个关键启动因素。

（一）组织损伤[17]

组织损伤是 ATC 和 TIC 发生的基础，血管内皮损伤后暴露内皮下的胶原蛋白Ⅲ和组织因子，通过与 Von Willebrand 因子、血小板及活化的 F Ⅶ（Ⅶ因子）结合启动凝血过程。内皮损伤后释放

组织型纤溶酶原激活物增强纤溶功能，同时休克时纤溶酶原激活物抑制药的功能受到抑制，从而促进了纤溶亢进。

（二）休克

休克是诱发创伤早期 TIC 的关键因素[18]：组织低灌注时，内皮细胞释放血栓调节蛋白增加，结合凝血并抑制其功能，同时激活蛋白 C 而抑制Ⅴ、Ⅷ因子的功能，使机体抗凝活性增强[19]。

（三）酸中毒

创伤患者由于组织灌注不足等原因，代谢性酸中毒发生很常见，它可以抑制各种凝血因子的活性，也促进纤维蛋白原的降解。另外，酸中毒能抑制凝血酶生成，特别是合并有低体温时这种作用明显增强[20]。

（四）血液稀释

出血致凝血因子丢失及消耗可迅速降低体内少量储备的纤维蛋白原和血小板。同时，液体复苏时大量输血及输液，致使血小板及凝血因子被稀释[21]，凝血因子稀释是外伤患者凝血功能障碍的主要原因。

（五）低体温[22-23]

创伤患者由于失血、躯体暴露、环境低温、大量输注没有加温的液体、手术、肌肉产热减少等各种原因而发生低体温。低体温状态下，可通过抑制血小板的激活和聚集引起凝血功能障碍[24]。

（六）炎性反应

凝血系统与免疫系统之间有很强的相互作用，如凝血蛋白酶的激活通过细胞表面跨膜的蛋白酶受体可以诱导炎性反应，而炎性反应的激活反过来可加剧凝血紊乱、参与内皮细胞损伤[25]。

三、ATC 和 TIC 的早期诊断[26]

（一）ATC 的诊断标准

实验室标准（其中一项）：① PT＞18 s；② APTT＞60 s；③ TT＞15 s；④凝血酶原时间比值（prothrombin time ratio，PTr）＞1.2。

（二）TIC 的诊断标准

实验室标准（其中一项）：① PT＞18 s；② APTT＞60 s；③ TT＞15 s；④ PTr＞1.6。⑤有活动性出血或潜在出血，需要血液制品或者替代治疗。

（三）应用血栓弹力图仪（TEG）测定可以从整个动态过程来监测凝血过程

TEG 是一项为临床带来了快速、准确监测血小板聚集功能的技术[27-28]，现已成为当今围术期监测凝血功能的最重要指标，同时也是世界上先进国家进行血制品管理的重要工具[29]。国内外近 4000 篇临床文献从各个角度对它的临床诊疗效果进行了论证。通过 TEG 测定能够更早期诊断 ATC。

四、ATC 和 TIC 的卫生应急处理措施

目前对 ATC 和 TIC 卫生应急处理大多采取以下措施。

（一）实施创伤现场急救新理念、新模式、新装备、新疗法[30-31]

1. 创伤现场急救新理念　对于现场创伤急救来说，时间就是生命。传统的急救观念往往使得处于生死之际的伤员丧失了最宝

贵的几分钟、几十分钟“救命的黄金时间”，因此提倡和实施现场急救新理念势在必行。

创伤现场急救新理念应该是“快速反应、立体救护、有效救治”“医疗与伤病员同在”，尽可能缩短急救反应时间，提高治疗施救效率，降低急救救援物资及人力消耗。而要想实施这些新理念，就必须有新模式、新装备、新疗法作保证。

2．“信息化、网络化、整体化、环环相扣、无缝隙连接”现场创伤救治新模式　努力实现创伤卫生应急救援的科学化、智能化、自动化、可视化、立体化的快速移动救援医疗。其核心是大大缩短伤病员获得确定性治疗的时间并极大提高现场创伤病员抢救的成功率。

3．创伤现场急救新装备　在现场创伤急救中，应用新装备以提高急救的能力和水平，确保创伤现场急救“新理念”与“新模式”的转化落实。

如应用增加了救命性的手术功能及可移动的自动心肺复苏系统功能的“流动便携式 ICU”急救车，可确保伤病员即使在城市交通阻塞的情况下也能在车上得到有效的救治，将救命性的处理延伸到创伤事故现场，降低创伤危重伤病员的死亡率及伤残率。

应用 Autopulse™ MODEL100 型自动心肺复苏系统、腹部提压心肺复苏仪等[32-33]抢救心跳呼吸骤停患者，能取得良好效果，同时节省医疗人力资源消耗，提升急救尤其是大批量伤员急救的效率。

应用便携式“瞬锋急救切割器”能在几秒钟内完成对创伤伤员衣物快速切割的操作，达到轻便快速、省力省时、伤员无痛苦的目的，为大批创伤伤员的检伤验伤争取到宝贵时间，降低 TIC 的发生率[34]。

给创伤现场急救医师配置高速公路急救箱急救包、便携式各种急救包及急救箱器材，对创伤现场危重伤病员实施快速医疗救护十分有利。

4. 创伤现场急救新疗法　已获美国（US 8，952，040 B2）、欧盟（EP10855546.7）及国家授权发明专利（ZL20101 0248451.9）的“维生素 B_6 联用丰诺安［复方氨基酸注射液（20AA）］”新疗法应用于难治性 ATC 和 TIC 患者能获得显著疗效[35]。

维生素 B_6 是人体各种氨基酸代谢的唯一辅酶，也是肝脏中几十种酶的重要辅酶，其促进人体酶代谢启动阈值在 3～5 g，只有大剂量维生素 B_6 参与，人体的生命代谢活动才能被激活。但由于它在人体内代谢半衰期短，所以能很快被排出体外[36]。自 2007 年发明以来，已应用于全国 20 多万例各种危重病患者的治疗，未发生 1 例过量事件。

丰诺安所含氨基酸谱与人体基本一致，输入后能提供机体代谢底物及强劲的动能，并将机体有害物质及氨通过鸟氨酸循环排出体外，使肝内酶代谢快速恢复，凝血因子得以产生，迅速恢复内源性凝血途径，达到有效阻止大出血持续及进展的效果[37]。

丰诺安及维生素 B_6 都是人体生命活动不可缺少的物质，二者合用有促进机体酶代谢、止血、利尿、解毒、保护大脑及神经系统功能、改善肝功能、提高机体凝血功能及机体营养状况的功效[38-39]。维生素 B_6 与丰诺安的巧妙搭配在人体新陈代谢中发挥着十分重要的作用[40]。动物实验证实[41-42]新疗法能显著缩短纤维蛋白凝块形成的时间，还可通过促进肝脏代谢，恢复凝血因子合成，明显改善创伤大鼠模型的凝血功能。利用实时荧光定量 PCR 法检测发现新疗法能够显著提高肝脏凝血因子基因 mRNA 表达水平，促进凝血因子在肝脏中的合成，从分子水平探索了新疗法改善凝血功能的作用机制[43]。具体用法：维生素 B_6 联用复方氨基酸（20AA）的新疗法处方（表 1）。

表 1 维生素 B_6 联用复方氨基酸注射液（20AA，丰诺安）新疗法具体用法

病情	新疗法具体药物用量	给药途径	用法	疗程
重度伤员	0.9% 氯化钠注射液 250 mL＋维生素 B_6 5.0 g＋维生素 C 2.0 g	ivgtt	Bid	连续使用直至病情控制
	复方氨基酸注射液（20AA）500 mL	ivgtt	Qd	
中度伤员	0.9% 氯化钠注射液 250 mL＋维生素 B_6 5.0 g＋维生素 C 2.0 g	ivgtt	Qd	连续使用直至病情控制
	复方氨基酸注射液（20AA）500 mL	ivgtt	Qd	
轻度伤员	0.9% 氯化钠注射液 250 mL＋维生素 B_6 3.0 g＋维生素 C 2.0 g	ivgtt	Qd	连续使用直至病情控制
	复方氨基酸注射液（20AA）500 mL	ivgtt	Qd	

注：轻、中、重度在急诊室以 ISS 评分，以 9～15 分为轻度患者，16～25 分中度患者，大于 26 分重度患者。入院后进行 APACHE 评分。ivgtt 为静脉滴注。Bid 为每日 2 次。Qd 为每日 1 次

使用维生素 B_6 的依据：维生素 B_6 每日用量可达 10 g 已批准为国家军用标准 GJB-FL5340，2009 年 12 月 16 日审查通过，已经正式公布实施。解放军后勤部卫生部出版的“战伤救治手册”规定，首剂使用维生素 B_6 1～5 g，可重复使用，1 d 总量不超过 10～15 g[44]。由解放军第三〇六医院研制、石家庄四药有限公司生产，每袋 250 mL 中含有 2.5 g 的维生素 B_6，已获批军药准字 2011001 号，在临床使用。现美国市场上销售的口服维生素 B_6 比我国的剂量大 50 倍，每片为 500 mg。

（二）早期复苏和防止进一步出血的措施

1. 需要紧急外科手术止血的患者　尽量缩短受伤至手术的时间，严重创伤患者应直接送至合适的创伤中心。

2. 开放性四肢损伤存在威胁生命的大出血　在外科手术前推荐使用止血带，这样有利于术前尽量控制大出血，减少血液的丢失，减轻后续的病理生理改变，改善预后。

3. 骨盆环关闭与固定　对于有失血性休克的骨盆环破坏的患者，立即采用骨盆环关闭和固定的措施。

4. 手术治疗的一般顺序　应遵循首先控制对生命威胁最大的创伤的原则来决定手术的先后。按照紧急手术（心脏及大血管破裂）、急性手术（腹内脏器破裂、腹膜外血肿、开放骨折）和择期手术（四肢闭合骨折）的顺序，但如果同时都属急性时，先是颅脑手术，然后是胸、腹、盆腔脏器手术，最后为四肢、脊柱手术等。提倡急诊室内手术。对于严重多发伤患者来说时间就是生命，如心脏大血管损伤，手术越快越好，如再转送到病房手术室，许多患者将死在运送过程中。手术要求迅速有效，首先抢救生命，其次保护功能。

5. 损伤控制外科　对于合并重度失血性休克、有持续出血和凝血病征象的严重创伤患者：需实施损伤控制外科；其他需要实施损伤控制外科的情况包括严重凝血病、低体温、酸中毒、难以处理的解剖损伤、操作耗时、同时合并腹部以外的严重创伤；对于血流动力学稳定且不存在上述情况的患者，则实施确定性外科手术。

6. 其他　对于没有脑疝征象的创伤患者，开始机械通气时可采用正常的通气量。

（三）诊断和监测出血

1. 应根据患者的生理指标、损伤的解剖类型、损伤机制及患者对初始复苏的反应，综合评估患者出血的程度。

2. 明确出血部位的失血性休克患者，如果初始复苏无效，则应立即采取控制出血的措施。

3. 对未明确出血部位的失血性休克患者，应立即进一步评估。

4. 怀疑有躯干部损伤的患者，需早期进行影像学检查，以明确有无胸腹腔游离液体。

5. 对存在明显腹水而血流动力学不稳定患者，应采取紧急的干预措施。

6. 对血流动力学稳定的患者，推荐使用 CT 进行进一步评估。

7. 检测血清乳酸或剩余碱（BE）作为评估、监测出血和休克程度敏感指标。

8. 常规评估创伤后的凝血障碍，包括早期、重复和联合检测 PT、APTT、纤维蛋白原（fibrinogen，Fib）和血小板（platelet，PLT）。

9. 使用血栓弹力图帮助明确凝血障碍的特征和指导止血治疗：鉴于严重创伤患者发生 ATC、TIC 的时间均在早期，因此急诊外科医师必须对严重创伤患者提高警惕，特别是对有严重创伤［损伤严重程度评分（ISS）>16 分］或者颅脑损伤［格拉斯哥昏迷评分（GCS）<8 分］的患者，采取入院后立即对此类患者行黏弹性试验，以利于快速诊断正在发生的凝血功能障碍，只有这样才有利于减少失血，逆转存在的凝血功能障碍，恢复止血功能。

（四）组织氧合、输液和低体温

1. 对于没有脑损伤的患者，在严重出血控制之前可将收缩压维持在 80～90 mmHg。对于合并严重颅脑损伤（GCS≤8 分）的失血性休克患者，应维持平均动脉压至少 80 mmHg 以上，以保证脑灌注[45-46]。

2. 对于低血压的创伤出血患者应进行液体治疗。首选液体为晶体液，为避免高氯性酸中毒，宜使用氯离子浓度接近生理水平的乳酸林格液，避免使用高氯的等渗盐水；胶体如羟乙基淀粉和右旋糖酐也与凝血病的发展有关，如需胶体液，其剂量也应限制在一定的范围内；在创伤大出血早期可以使用高渗溶液，然而效果并不优于晶体液或胶体液；对于血流动力学不稳定的躯干穿透伤患者，则可使用高渗液体，因其有利于维持患者血管内液体容量，可减少渗出。

3．允许性低血压复苏[47-48]。允许性低血压是一种延迟的或限制性的液体复苏，应持续到出血控制，并在这一时期内保证终末器官灌注。

4．如液体复苏无效、血压持续偏低的患者，可使用缩血管药来维持目标平均动脉血压，首选药物为去甲肾上腺素；对于心功能不全，首先使用正性肌力药。维持目标平均压的根本目的是维持足够的灌注压，改善组织器官的微循环，减轻器官功能损伤。

5．早期宜采取措施减少热量丢失，对低体温的患者进行复温，以达到并维持正常的体温；对于合并颅脑损伤的患者，一旦其他部位的出血得到控制，可使用 33～35℃的低温治疗并维持＞48 h，以减少脑氧耗，减轻脑损害。

6．大出血患者输血的目标血红蛋白值没有变化，仍为 70～90 g/L。

五、迅速控制出血

1．创伤大出血患者，应采取一切必要的措施迅速控制出血，包括填塞、直接外科手术以及局部止血措施等；对于严重大出血而濒临衰竭状态的患者，可以采取更极端的办法，如主动脉钳夹控制出血等。

2．有失血性休克的骨盆环破裂的患者，推荐立即采用骨盆环关闭和固定的措施；对于骨盆环稳定后持续血流动力学不稳定的患者，推荐早期实施腹膜外填塞、动脉造影栓塞或外科手术控制出血。

3．合并重度失血性休克、有持续出血和凝血障碍征象的严重创伤患者，需实施损伤控制外科策略；其他需要实施损伤控制外科的情况包括严重凝血障碍、低体温、酸中毒、难以处理的解剖损伤、耗时的操作、同时合并腹部以外的严重创伤；对于血流动力学稳定且不存在上述情况的患者，则实施确定性外科手术。

4．对于实质脏器损伤伴有静脉出血或中等程度的动脉出血患者，需联合使用局部止血药、其他外科方法或填塞法等，迅速控制出血，以减少血液的丢失，改善预后。

六、出血和凝血功能障碍的处理

1．应尽早检测并采取措施维持凝血功能。

2．对于出血或存在大出血风险的患者，尽早使用氨甲环酸，首剂 1 g（给药时间＞10 min），后续 1 g 输注持续 8 h；创伤出血患者应该在伤后 3 h 内使用氨甲环酸；建议制定创伤出血处理流程时，在患者转送医院的途中应用首剂的氨甲环酸，激活机体促凝血功能的同时，纤溶功能也相应被激活，此时抑制纤溶，也就是增强了促凝血，减少出血，降低凝血因子的进一步消耗，改善预后。

3．对于出血或存在大出血风险的患者，尽早使用维生素 B_6 联用复方氨基酸注射液（20AA）疗法，快速使机体酶代谢与肝内酶代谢恢复，凝血因子又得以产生，迅速恢复内源性凝血途径，达到逐步止血的效果。

4．适当补充钙剂。低钙血症在重症患者中很常见，并且增加了病死率。钙是很多凝血因子的辅助因子；很多血制品中利用枸橼酸盐抗凝，枸橼酸盐螯合钙离子，进一步恶化了低钙血症；钙低于 0.7 mmol/L 可以导致凝血功能障碍，因此建议至少维持在 0.9 mmol/L[49]。对于大量输血的患者，需监测血浆离子钙水平并维持在正常范围。

5．对于大出血的患者，早期应用血浆（新鲜冷冻血浆或病原体灭活的血浆）或纤维蛋白原；如果需要继续使用血浆，建议血浆与红细胞的输注比例至少达到 1 ∶ 2，以补充足够的凝血因子[50]。

6．如果患者有大出血，血栓弹力图提示功能性纤维蛋白原缺乏或血浆纤维蛋白原水平达 15～20 g/L，则可输注纤维蛋白原或冷沉淀；纤维蛋白原的起始剂量为 3～4 g，冷沉淀为 50 mg/kg；然后根据血栓弹力图和纤维蛋白原的检测水平指导是否继续输注。

7．输注血小板以维持血小板计数＞50×10^9/L；对于持续出血和（或）创伤性脑损伤的患者，建议将血小板计数维持在 100×10^9/L 以上；建议血小板输注的起始剂量为 4～8 U，或者 1 个全血单位的血小板[51]。

8．对接受抗血小板治疗的大出血或颅内出血的患者输注血小板；如果患者单独使用阿司匹林，使用去氨加压素（0.3 μg/kg）；对于接受或怀疑接受抗血小板治疗的患者，应检测血小板功能，如果明确血小板功能不良且存在持续的微血管性出血患者，建议使用浓缩血小板治疗；对于血管性血友病的患者，同样可使用去氨加压素（0.3 μg/kg）。

9．对于口服维生素 K 依赖抗凝药的患者，可早期使用浓缩的凝血酶原复合物进行紧急拮抗；如果实施基于浓缩凝血酶原复合物的目标导向的治疗策略，血栓弹力图提示有凝血启动延迟的出血患者，则建议使用凝血酶原复合物。

10．对于使用或怀疑使用抗Ⅹa 因子药物如利伐沙班、阿哌沙班、依度沙班的患者，建议检测底物特异的抗Ⅹa 因子活性；如果存在致命性出血，则可使用大剂量的凝血酶原复合物（25～50 U/kg）以逆转阿哌沙班、依度沙班等的效应[52]。

11．已经采取标准的控制出血策略和最佳传统止血措施的患者，如果大出血和 TIC 持续存在，建议使用基因重组的活化Ⅶ因子（rFⅦa）；对于单独颅脑损伤引起的颅内出血，则不建议使用 rFⅦa[53]。

12．严重创伤患者，由于活动受限、止血治疗、血管损伤等因素，易诱发深静脉血栓形成，预防措施可以改善创伤患者的预后。可尽早采用物理措施预防深静脉血栓形成，包括间歇性气囊加压装置（IPC）和（或）抗血栓弹力袜；推荐出血控制后 24 h 内使用药物预防血栓。但是不主张常规使用下腔静脉滤器预防血栓，因为放置滤器需要二次手术或终身抗凝治疗。

13. 警惕后期血液高凝状态和血栓形成[54]，预防脓毒症的发生[55-56]。归纳起来的综合治疗措施为：损伤控制性外科与复苏；成分输血；成分血制品的输注比例；凝血因子复合物；凝血酶原复合物；重组活化Ⅶ因子；维生素 B_6 联用复方氨基酸注射液（20AA）新疗法；止血药物氨甲环酸（tranexamic acid）；目标导向输血方案等。

七、救治流程

各单位对救治严重创伤的救治流程不尽相同，所以应大力加强创伤医师队伍建设，特别注意强化创伤急救的时效观念，在"以患者为中心"的原则指导下不断完善创伤急救流程，培训各种创伤急救诊治技能，从而提高 ATC 和 TIC 的救治成功率。同时应进行救治流程、遵循情况等方面的质量评估，如早期复苏无效的低血压患者从受伤至启动止血措施的时间、从入院至得到全套血液检查结果的时间、离开急诊室前使用氨甲环酸的患者比例、不明确出血来源的出血患者从入院至 CT 检查的时间、损伤控制外科的执行情况、血栓预防的执行情况等，否则会明显增加创伤患者的病死率[57]。

八、结　语

本专家共识的制定是基于目前对"ATC 和 TIC 诊断和卫生应急处理"的理解并参考欧洲严重创伤出血和凝血病处理指南（2007 年、2010 年、2013 年、2016 年等）和现有循证医学证据及国内外有关文献完成的。而 ATC 和 TIC 的临床治疗也比较复杂，遵循专家共识能够改善严重创伤患者的救治效果。但需要注意的是，本专家共识不能完全覆盖患者所有的临床情况，在具体临床实践中需因病施治和因地（环境条件）施治，根据医师经验进行诊断和治疗。

参 考 文 献

［1］徐少文，张茂．重视对创伤性凝血病的认识与防治［J］．中华急诊医学杂志，2009，18（4）：344-347.

［2］Rossaint R, Bouillon B, Cerny V, et al.The European guideline on management of major bleeding and coagulopathy following trauma: fourth edition [J].Critical Care, 2016, 20 (1): 1-55.

［3］Poole D.Coagulopathy and transfusion strategies in trauma.Overwhelmed by literature, supported by weak evidence [J].Blood Transfusion, 2016, 14 (1): 3-7.

［4］Brohi K, Cohen MJ, Ganter MT, et al.Acute coagulopathy of trauma：hypoperfusion induces systemic anticoagulation and hyperfibrinolysis [J].J Trauma, 2008, 64 (5): 1211-1217.

［5］Holcomb JB, Jenkins D, Rhee P, et al.Damage control resuscitation：directly addressing the early coagulopathy of trauma [J].J Trauma, 2007, 62 (2): 307-310.

［6］李百强，孙海晨．创伤休克性急性凝血功能障碍研究进展［J］．中华创伤杂志，2013，29（7）：671-672.

［7］Brenner M, Stein DM, Hu PF, et al. Traditional systolic blood pressure targets underestimate hypotension-induced secondary brain injury [J]. J Trauma & Acute Care Surg, 2012, 72 (5): 1135-1139.

［8］黄顺伟，戴伟钢，管向东，等．急性创伤性凝血病的诊疗进展［J］．医学综述，2010，16（3）：407-410.

［9］Jessica C, Cardenas, Charles E, et al.Mechanisms of trauma-induced coagulopathy [J]. Curr Opin Hematol, 2014, 21 (5): 404-409.

［10］Solomon C, Traintinger S, Ziegler B, et al.Platelet functionfollowing trauma: a multiple electrode aggregometry study [J].Thromb. Haemost, 2011, 106 (2): 322-330.

［11］Brohi K, Singh J, Heron M, et al.Acute traumatic coagulopathy [J].J Trauma,

2003, 54: 1127-1130.

[12] MacLeod JB, Lynn M, McKenney MG, et al.Early coagulopathy predicts mortality in trauma [J].J Trauma, 2003, 55 (1): 39-44.

[13] Spahn DR, Cerny V, Coats TJ, et al.Management of bleeding following major trauma: a European guideline [J].J Critl Care, 2007, 11 (1): 1-22.

[14] Rossaint R, Bouillon B, Cerny V, et al.Management of bleeding following major trauma: an updated European guideline [J].J Crit Care, 2010, 14 (2): R52.

[15] Spahn DR, Bouillon B, Cerny V, et al.Management of bleeding and coagulopathy following major trauma: an updated European guideline [J].J Crit Care, 2013, 17 (2): R76.

[16] 张锦鑫，李俊杰，花蕾，等. 创伤性凝血病发病机制的研究进展[J]. 国际外科学杂志，2015，42（2）：142-144.

[17] Hrafnkelsdóttir T, Erlinge D, Jern S. Extracellular nucleotides ATP and UTP induce a marked acute release of tissue-type plasminogen activator in vivo in man [J]. Thromb Haemost, 2001, 85 (5): 875-881.

[18] Brohi K, Cohen MJ, Ganter MT, et al. Acute traumatic coagulopathy: initiated by hypoperfusion: modulated through the protein C pathway？ [J]. Ann Surg, 2007, 245 (5): 812-818.

[19] Cardenas JC, Wade CE, Holcomb JB. Mechanisms of trauma-induced coagulopathy [J]. Curr Opin in Hematol, 2014, 21 (5): 404-409.

[20] Martini WZ, Pusateri AE, Uscilowicz JM, et al. Independent contributions of hypothermia and acidosis to coagulopathy in swine. [J]. JTrauma & Acute Care Surg, 2005, 58 (5): 1009-1010.

[21] Malone DL, Hess JR, Fingerhut A. Massive transfusion practices around the globe and a suggestion for a common massive transfusion protocol [J]. J Trauma, 2006, 60 (6Suppl): 91-96.

[22] Frank SM, Beattie C, Christopherson R, et al. Unintentional hypothermia is associated with postoperative myocardial ischemia. The Perioperative Ischemia Randomized Anesthesia Trial Study Group [J]. Anesthesiology, 1993, 78 (3): 468-476.

[23] Gregory JS, Flancbaum L, Townsend MC, et al. Incidence and timing of hypothermia in trauma patients undergoing operations [J]. J Trauma, 1991,

31 (6): 798-800.

［24］ Kermode JC, Zheng Q, Milne rEP. Marked temperature dependence of the platelet calcium signal induced by human von Willebrand factor. [J]. Blood, 1999, 94 (1): 199-207.

［25］ Manson J, Thiemermann C, Brohi K. Trauma alarmins as activators of damage-induced inflammation [J]. Bri J Surg, 2012, 99 (S1): 12-20.

［26］ 岳茂兴，周培根，梁华平，等. 创伤性凝血功能障碍的早期诊断及救治［M/CD］. 中华卫生应急，2014：4-6.

［27］ 王毅盟. 血栓弹力图仪的研究进展［J］. 国际检验医学杂志，2011，32（10）：1102-1103.

［28］ Wade CE, Dubick MA, Blackbourne LH, et al.It is Time to Assess the Utility of Thrombelastography in the Administration of Blood Productsto the Patient with Traumatic Injuries [J]. J Trauma, 2009, 66 (4): 1258.

［29］ 蔡海英，叶立刚，徐善祥，等. 血栓弹力图在严重多发伤患者中的初步应用［J］. 中华创伤杂志，2011，27（12）：1115-1117.

［30］ 岳茂兴，周培根，李奇林，等. 灾害伤与成批伤伤员的现场救治策略、原则及关键新技术新方法应用［J］. 中华损伤与修复杂志（电子版），2014，9（3）：7-10.

［31］ 岳茂兴. 创伤的现场急救与治疗模式探讨［J］. 中华创伤杂志，2006，22（9）：641-643.

［32］ 李瑛，岳茂兴，郑琦涵，等. Autopulse™ MODEL100 型自动心肺复苏系统应用 13 例的体会［J］. 世界急危重病医学杂志，2007，4（6）：2131-2132.

［33］ 白鲲鹏，叶泽兵，覃海森，等. 自动心肺复苏系统在院前急救中的应用观察［J］. 岭南急诊医学杂志，2012，17（3）：219-221.

［34］ 岳茂兴，李瑛，卞晓星，等. 便携式“瞬锋急救切割器”在突发事故及创伤急救中的临床应用［J］. 中华损伤与修复杂志（电子版），2013，24（3）：655-657.

［35］ 岳茂兴，夏锡仪，李瑛，等. 丰诺安联用大剂量 B_6 新疗法救治严重创伤后凝血病大出血患者的临床研究［J］. 中华危重病急救医学杂志，2013，25（5）：310.

［36］ 岳茂兴，周培根，梁华平，等. 20AA 复方氨基酸联用大剂量 B_6 治疗创伤凝血障碍的患者多中心前瞻性临床研究操作实施方案［J/CD］.

中华卫生应急电子杂志，2015，1（1）：47-48.
[37] 岳茂兴，夏锡仪，李瑛，等. 丰诺安联用大剂量 B_6 新疗法救治凝血功能障碍及应激性溃疡大出血患者的临床研究［M/CD］. 中华卫生应急，2012：72-73.
[38] 楚鹰，刘政，郑旭文，等. 20AA 复方氨基酸联用大剂量维生素 B_6 新疗法治疗创伤凝血障碍的实验研究［J/CD］. 中华卫生应急电子杂志，2015，1（2）：88-89.
[39] 万红贵，岳茂兴，夏锡仪，等. L- 鸟氨酸复方氨基酸制剂联用大剂量维生素 B_6 抢救大出血濒死患者的机制研究［M/CD］. 中华卫生应急，2013：9-11.
[40] 岳茂兴，周培根，梁华平，等. 创伤性凝血功能障碍的早期诊断和 20AA 复方氨基酸联用大剂量 B_6 新疗法应用［J/CD］. 中华卫生应急电子杂志，2015，1（1）：4-7.
[41] 楚鹰，刘政，包卿，等. 大鼠多发伤致凝血功能障碍模型的建立［J］. 中华危重病急救医学杂志，2015，27（2）：410-411.
[42] 楚鹰，岳茂兴，包卿，等. 复方氨基酸联用维生素 B_6 对创伤凝血病大鼠凝血因子表达的影响［J］. 中华急诊医学杂志，2015，25（5）：275-280.
[43] 岳茂兴，楚鹰，包卿，等. 20AA 复方氨基酸联用大剂量维生素 B_6 新疗法对创伤性凝血病大鼠凝血功能的影响［J］. 中华危重病急救医学杂志，2015，27（11）：923-924.
[44] 战伤救治规则［S］. 北京：中国人民解放军总后勤部卫生部，2006.
[45] Berry C, Ley EJ, Bukur M, et al. Redefining hypotension in traumatic brain injury [J]. Injury, 2011, 43 (11): 1833-1837.
[46] Brenner M, Stein DM, Hu PF, et al. Traditional systolic blood pressure targets underestimate hypotension-induced secondary brain injury[J].J Trauma & Acute Care Surg, 2012, 72 (5): 1135-1139.
[47] 严静. 低血容量休克复苏指南［C］. 浙江省危重病学学术年会. 2007：129-134.
[48] Roberts K, Revell M, Youssef H, et al. Hypotensive resuscitation in patients with ruptured abdominal aortic aneurysm [J]. European J Vasc endovasc surg, 2006, 31 (4): 339-344.
[49] Jansen JO, Thomas R, Loudon MA, et al. Damage control resuscitation for

patients with major trauma [J]. BMJ, 2009, 338 (338): 1436-1440.
[50] Ho AM, Dion PW, Yeung JH, et al. Prevalence of survivor bias in observational studies on fresh frozen plasma: erythrocyte ratios in trauma requiring massive transfusion [J]. Anesthesiology, 2012, 116 (3): 716-728.
[51] 文爱清，张连阳，蒋东坡，等. 严重创伤输血专家共识［J］. 中华创伤杂志，2013，29（8）：706-710.
[52] Eerenberg ES, Kamphuisen PW, Sijpkens MK, et al. Reversal of rivaroxaban and dabigatran by prothrombin complex concentrate: a randomized, placebo-controlled, crossover study in healthy subjects [J]. Circulation, 2011, 124 (14): 1573-1579.
[53] Deloughery EP, Lenfesty B, Deloughery TG. A retrospective case control study of recombinant factor Ⅶa in patients with intracranial haemorrhage caused by trauma [J]. Bri J Haematol, 2011, 152 (5): 667-669.
[54] Knudson MM, Collins JA, Goodman SB, et al. Thromboembolism following multiple trauma [J]. J Trauma, 1992, 32 (1): 2-11.
[55] Wang Z, Feng K, Yue M, et al. A non-synonymous SNP in the NOS2 associated with septic shock in patients with sepsis in Chinese populations [J]. Human Genetics, 2013, 132 (3): 337-346.
[56] Bian XX, Yuan XS, Qi CP. Effect of recombinant human erythropoietin on serum S100B protein and interleukin-6 levels after traumatic brain injury in the rat [J]. Neurol Med-Chir, 2010, 50 (5): 361-366.
[57] Rice TW, Morris S, Tortella BJ, et al. Deviations from evidence-based clinical management guidelines increase mortality in critically injured trauma patients [J]. Crit Care Med, 2012, 40 (3): 778-786.

狭窄空间事故现场急救与卫生应急处置专家共识（2016）

中国研究型医院学会卫生应急学专业委员会

扫描二维码观看共识解读视频

数不清的狭窄空间意外造成了非常惨痛的人员伤亡，其根本的原因就在于相关人员未能清楚地认识到狭窄空间内部或邻近区域存在或潜伏的危险[1]，或者狭窄空间本身并无重大危害，但未考虑到在狭窄空间内作业可能引起环境变化或引入与作业相关的新危害，使得狭窄空间成为一个又一个“安静的杀手”[2]。狭窄空间的危险因素十分复杂[3]，常见的危险包含缺氧[4]、富氧、有毒污染物[5]、可燃性污染物、吞没、陷入或窒息、缺少安全装置的机械或暴露的带电导体等。狭窄空间医学（confined space medicine，CSM）的特点有：医疗活动环境恶劣且受限、伤病需救助者的多样性等。灾后的狭窄空间有很多潜在的危险因素，为防止继发性损伤，在进行医疗救援时要有完善的准备及活动指导。CSM 活动包括进入前准备、进入、医疗活动、处置完成至救出、救出完成至搬送等，共 5 个阶段[6]。

目前普及 CSM 的知识和救援技能非常重要[7]。近年来各类自然或人为性灾害呈现出多样性和复杂化的特点，尤其是工矿企业的无序扩展和开采[8]，建筑业的过度扩张和发展，一些质量问题不断

文献来源：中华卫生应急电子杂志，2016，2（5）：261-269.

暴露，加上频发的自然灾害，使得灾害救援难度越来越大。特别是灾害发生后，部分受灾人员被困于相对狭窄的空间，使得救援时间延长，增加了救援的难度。如何救治被围困于相对密闭、狭窄空间内或废墟下的受害者并提高他们的生存率，成为灾害医学研究的一个重要课题。在2008年山东胶州铁路事故和四川汶川大地震的医疗救援过程中，此问题尤为突出。例如，有部分幸存者在废墟下被掩埋数十小时后获救，却在转运途中或院内死亡。引起死亡的主要原因多为挤压综合征，因此该疾病在灾后救援中引起了急诊医学人士更多的关注，而这一疾病恰是CSM中的一个重要并发症。灾难医学是一门很重要的前沿医学科学，需要培养更多有经验的专业救治队伍，能在灾难发生时就地早期开始进行合理医学救治，即在狭窄空间内进行有组织、有效率的医学救援，尤其是治疗灾后短期内无法立即获救者，以减轻被困于狭窄空间内伤员的伤情并挽救其生命。

CSM主要是针对特殊情况下个体受害者的救治，不仅体现了灾害中提前医疗干预的重要性，也体现了一个国家的综合救援能力。

一、狭窄空间的概念[9]

美国国家标准学会（American National Standards Institute，ANSI）对于狭窄空间的定义原文如下：

An enclosed area that is large enough and so configured that an employee can bodily enter and has the following characteristics：

-its primary function is something other than human occupancy；

-has restricted entry and exit；

-may contain potential or known hazards.

（狭窄空间指一个封闭的，其形体大小和构造足够使人员身体进入其间并具有以下特征：主要用途并非供人员使用；进入及离开受限；存在潜在或已知的危害。）

另外，我国《密闭空间作业职业病危害防护规范》[10]对狭窄空间的定义：狭窄空间是指与外界相对隔离，进出口受限，自然通风不良，仅够容纳一人进入并从事非常规、非连续作业的有限空间。

“Confined Space”直译为密闭空间，也有人译为有限空间，最初假想为煤矿塌陷事故的受灾现场，远离地面所形成的密闭空间；在地震等引起建筑物坍塌后所形成的空间也被称为“Confined Space”。而翻译为密闭空间，极容易让人联想到单纯的宇宙飞船。而CSM是指在相对受限制的空间内进行的医疗活动。CSM要救助的伤病员与普通外伤患者不同。在CSM中最引人注目的病理生理改变是呼吸道疾病与挤压综合征。因此，对其治疗不能仅仅局限于开放呼吸道、呼吸与循环维持等常规处理，还应注重减轻患者疼痛；对出现挤压综合征的特殊需救助者在救出前进行大量输液、碳酸氢钠碱化血液等治疗，防止急性循环血容量锐减引起休克以及高钾血症诱发心律失常、心搏骤停；还应通过声音支援或肢体接触等方式对伤病需救助者进行心理帮助。

二、狭窄空间的类型[9]

1. 狭窄空间不仅包括密闭空间，还包括受限制的空间，如：储罐、管道、容器、坑道或隧道、井道和与之类似的结构（污水渠、下水道）、地窖、轮船隔舱、检修孔、洞穴、矿山及地下通道等黑暗狭窄的空间等。

2. 因灾害及突发事故造成人员被迫处在狭窄空间中，比较常见的有以下几点：①地震建筑物坍塌；②泥石流及倒塌的建筑物；③爆炸造成的狭窄空间；④交通事故也包括交通事故后变形的车内；⑤煤矿事故狭窄空间等。

3. 特殊狭窄空间工作环境，如：①航天返回舱内；②潜艇狭窄空间；③风洞狭窄空间；④狭窄空间中火箭推进剂作业；⑤矿山狭窄作业空间等。

三、狭窄空间的危险因素

（一）狭窄空间常见的危险气体环境

空气有害因素包含缺氧、富氧、有毒污染物、可燃性污染物等。气体危害源于存在于狭窄空间之中的可能导致人员失能、伤害或影响人员自救，或者导致进入人员包括应急救援人员急性的伤害或死亡的任何气体。狭窄空间常见的危险气体环境：①易燃性的或爆炸性的气体、蒸气或雾，其浓度超过了10%的爆炸下限。②易燃粉尘悬浮于空气中，使可视距离受到影响。③空气中氧气浓度＜19.5%或＞23.5%。④空气中任何物质的浓度高于其允许暴露浓度，甚至达到立即威胁生命和健康的浓度（immediately dangerous to life or health concentration，IDLH）。

（二）缺氧

在外界正常的大气环境中，按照体积分数，氧气的平均浓度约为20.95%（氮气约占78.08%）。氧是人体进行新陈代谢的关键物质，是人体生命活动的首要需求，缺氧可对人体的健康和安全造成伤害。对于狭窄空间，虽然一般情况下其硬件本身也处在外界大气环境之中，但可能因为内部的种种原因及其结构特点（如开口较小），以致通风不畅，最终导致狭窄空间内的氧气浓度偏低或不足，因此，当人员进入到有限空间内进行作业时将面对缺氧危险，或者因为氧气浓度偏低，人员作业极易疲劳而影响作业。

（三）潜在性危险因素

1. 可能存在容易导致进入人员被吞没的物料。

2. 其间含有向内侧聚合延伸的墙，或者层面向下呈斜坡状伸入一狭小区域，可能导致人员陷入或窒息。

3．可能存在其他未确认可致严重危及人员安全和健康的危险，如缺少安全装置的机械或者暴露的带电导体等。

四、CSM 的特点[9]

（一）活动环境恶劣

被困人员身处黑暗、狭窄、酷热、寒冷、潮湿、流水、大雪、粉尘的环境中，还会有锐利的障碍物（玻璃、破碎物品）、有毒气体、缺氧、漏电等各种危险物存在。这样的环境很可能会引起医疗人员和被困伤员继发性损害。比如高温/低温、多湿/干燥会引起体温异常和脱水；黑暗和狭窄会引起被困伤员情绪高度紧张、产生恐惧感，增加精神压力；在救援活动中，寒冷和过度疲劳等因素易引起医务人员体力不支，增加了他们受伤的可能性。此外须注意患者的血液、体液会引起继发性感染。

（二）活动受限

空间本身的不足势必造成各种医疗活动受限；救助人员因佩戴防护服、头盔、防风镜、防尘口罩、耳塞、手套、护腕、护膝等保护装置，也会影响医疗操作者视野和限制自身活动，妨碍了过细的医疗操作。

（三）需救助者的个体差异大

需救助者在年龄、性别、基础疾病（背景因素）、致伤机制等方面有较大差异。密闭空间场所的差异导致被困伤员的表现形式多样，以骨折、皮肤外伤、多发伤、头部外伤、低体温、脱水等常见。处置一些既往有基础慢性疾病的患者时要格外注意，因CSM 处置患者的病理生理特征以进行性恶化为主，尤其对有慢性病史、长期服药治疗的患者，如高血压、糖尿病，要积极干预、防止恶化。对待外籍人士要考虑到语言交流的困难。

（四）正常急救医疗与狭窄空间医疗的区别[11-12]

CSM是院前急救医疗的延长。由于灾害环境的复杂性和疾病的特殊性，仅有日常外伤急救的经验是不足以应对的。从事CSM者不仅要具备丰富的院前救治经验和技术，还要牢记“在救治活动中自身安全第一”的大原则。CSM与日常的外伤急救医疗相比有很大不同（表1）。

表1　外伤急救医疗与狭窄空间医疗的区别

项目	外伤	CSM
救治场所	救出后	狭窄空间内
现场处置所需时间	短	较长
现场急救危险物	无	较多
防护服	轻便	复杂装备
支援者	多位	无（仅为后方支援）
确认生命体征	容易	困难
救命处理	基本操作	复杂、困难
脊柱保护	必须、简单	困难、常常妨碍救出需救助者
镇痛	不必立即进行	首选

注：CSM为狭窄空间医学

五、受困于狭窄空间与伤病

在狭窄空间内，由于环境因素影响，会导致需救助者出现不同的病情。除日常急救常见疾病外，还有属于狭窄空间内所特有的疾病。

（一）一般疾病

1. 外伤　对狭窄空间中的外伤患者与日常外伤诊疗相同，如骨折、皮肤裂伤、头部外伤[13]、多发伤、血气胸等疾病。接触到患者后首先要排除即刻导致死亡的危险情况，如呼吸停止、严重发绀；呼吸心跳停止、双侧瞳孔散大；血压测不到、心搏微弱；口鼻腔鲜血涌出、血凝块、呕吐物填塞上呼吸道等。急救人员对可以接触到的创伤在进行简单的止血、包扎处置后，应使用夹板固定患肢；保护头颈部使用颈部固定器以及对脊柱进行固定、对紧张性气胸行胸腔穿刺等处理。对以上的处理一定要考虑到是在狭窄空间内进行。

2. 脱水　被困伤员因长时间不能经口摄取，再加上高温环境、外伤引起局部体液的转移以及呕吐和梗阻都会加重脱水。这是狭窄空间灾害发生时应特别注意的病理生理状态。在救出被困伤员前，急救人员要对其脱水程度进行评估，采用经口或输液的方法积极补充水分，防止被困伤员在救出后瞬间陷入休克状态。应警惕经口给予时有因呕吐引起误吸或窒息的危险，但常常因空间有限，只能选择该方法。

3. 低体温　在狭窄空间内 90% 的患者都会发生低体温现象。低体温因体力消耗、出血增加而加重，发生机制包括自然放射、与空气的对流、接触物体的传导，尤其身体与混凝土或钢铁等直接接触后，体温丢失严重。此外狭窄空间内常较寒冷，患者短时间内即可出现低体温。急救人员应首先脱去被困伤员的潮湿衣物，并力求进行保温和加温。保温应使用塑料、毛毯或铝制薄膜等包裹需救助者，如身边没有也可就地取材使用报纸等物品，也可使用鼓风机向狭窄空间内吹热风。加温应采用温暖液体进行输注等。实际上，急救人员在狭窄空间内操作受到很大限制，实施时很不容易，所以急救人员应该就地取材，灵活应对。

（二）特殊疾病

1. 呼吸道疾病　粉尘对人的鼻腔、眼睛、上呼吸道、肺器官等都有害，往往比一般污染气体更有危害性。其吸附了很多有害物质（细菌等），且飘在空中久久不散，直径＜2.5 μm 的细小灰尘，可以直接进入人体肺泡，把细菌带入体内，严重时可引起窒息。石棉粉尘可诱发癌症发生，混凝土粉尘吸入可导致气管内结石形成，对既往有过敏性鼻炎、慢性支气管炎、肺气肿、哮喘等疾病的人极易再次复发。环境中还可能存在有毒有害气体（氮氧化物[14-15]等），由于空间的限制而易于蓄积，持续大量吸入将对呼吸系统甚至人体全身造成严重危害[16-18]。因此在狭窄空间内救助患者时，不仅对患者还要对施救者自身做好防护工作，对出现症状的患者要及时给予治疗，防止病情恶化。

2. 挤压综合征　是狭窄空间医学中最重要的一个疾病，是挤压伤典型的并发症。挤压综合征可发生在伤处解除挤压后，是以肌红蛋白尿、高血钾、高血磷、酸中毒及氮质血症等为特点的急性肾功能衰竭为主的症候群。患者在获救前及获救后短时间内常常症状并不严重，但在救出数小时后，症状突然出现急剧恶化，严重时可致呼吸心跳停止。因此，在狭窄空间内就应给患者开放静脉通路，采用挤压伤鸡尾酒疗法（crush injury cocktail），大量输液、碱化尿液，防止高钾血症出现。使用包括止血带、截肢等手段将患者及时救出后，局部采用减张切开，并进行呼吸循环的全身管理以及血液滤过等方法救治患者。

3. 危险物污染　在狭窄空间内危险物包括两大类——能够看得见的危险物和看不见的危险物。玻璃、破碎物品等锐利的障碍物常常可以避开，但对一些如一氧化碳、低氧、挥发性物质等危险物无法预料，要注意防护。在脱离开狭窄空间后要对预想的暴露危险物质进行去污处理。

（三）原有基础疾病加重与发作

由于在狭窄空间内环境因素影响与心理影响等，会导致被困伤员出现原有基础疾病加重与发作：如糖尿病、高血压、冠心病、支气管哮喘、慢性阻塞性肺气肿、肺心病、神经衰弱、代谢异常性疾病、精神异常性疾病等。

六、狭窄空间事故卫生应急救援处置原则[6, 19]

灾难后的狭窄空间有很多潜在的危险因素，为防止继发性损伤，在进行医疗救援时要有完善的救援前准备及救援活动指导，以确保CSM活动进入前准备、进入、医疗活动、处置完成至救出、救出完成至搬送的5个阶段均能有序进行。

（一）进入前准备

1．原则　①遵守和听从负责人的指挥，相互进行有效沟通。②确认现场状况和危险程度。③确认伤病需救助者的位置及状况。④与消防共同制定救出计划，估测救出所需时间。⑤使用的器材全部在外部准备。⑥再次确认自身的安全装备和着装，要时刻铭记其关乎自身的生命安全。

2．内容　医疗小组到达灾难现场后，首先应该向现场指挥总部报告，确认指挥命令系统。因在现场医疗小组需要和消防人员共同活动，相互之间需充分交流以构筑信任关系。现场指挥部承担救助活动的全部责任，医疗小组必须在其指挥下进行行动。自由行动只会给救助活动带来障碍，有时还会引起多人危险。

3．收集现场资料　CSM医疗小组的活动80%在狭窄空间外，内部活动仅占20%，活动成败取决于进入前的准备和计划。因此，在进入前要通过消防组织尽可能收集现场资料（包括现场安全、狭窄空间内部状况、危险程度、被困伤员的情况、紧急状况下的应对以及天气、湿度、温度等）。

4．与消防合作制定营救计划　计划包括医疗处置的范围、狭窄空间内活动的程序、医疗处置与救出之间的平衡关系，为此需准备好人手、医疗器械、物品等。

5．配备必要物品

（1）个人安全防护用品配备时要牢记安全的“123原则”：

自身（self）、现场（scene）和生存者（survivor）。在现场救护中救护人员对掩埋在废墟下的伤员进行及早的医疗干预，至少要携带和穿着安全七件套：①带有灯光的安全帽；②防风镜；③防尘口罩（尽量使用带有吸附管的N95）；④皮手套；⑤安全靴；⑥护肘、护膝；⑦通信器械、口哨。

（2）必要的医疗器材与药品。

6．确保转运工具，与接收医院进行提前沟通　对出现挤压综合征的患者，转运时要考虑当地急救水平，如有必要可选择急救直升机远距离转运，并在转运前进行良好的沟通。

7．记录　在混乱的灾害现场，为确保救助者和被救助者的安全，有关对活动的记录非常必要，记录内容应包括个人情况、现场危险程度、伤病员的疾病状态和活动的时间与详细内容。

（二）进入

1．原则　①原则上只允许1名人员进入、需特殊处理时可考虑2名人员进入。无超过2人进入救援的必要，且过多人员进入可导致继发性损害的风险增加。②狭窄空间内的活动必须有外界的支援，狭窄空间外的人员需提前了解必要事项。③即使在进入前做了周全的准备和计划，进入内部后其状况、事态的变化随时会发生，要随机应变。④活动中要经常和需救助者进行联系，在处理伤情时要耐心说明。

2．内容　①进入人员尽量选择1名队员进入，人员增多会导致危险增大，关于由谁进入，一般由指挥者以外的人员担当。②再次确认个人装备：在进入前再次确认所携带的器械与个人装备，不仅自己确认，还要包括其他人的重新确认（尤其有经验者）。③进入：在进入狭窄空间后，要牢记退路（标记符号）。提前同被困伤员进行语言交流，给予精神支持。根据其应答大致了解被困伤员状态、年龄、性别以及受伤人数等。

3．到达被困伤员身边　从保护颈椎的角度来看，能够安装颈托最为妥当。无法安装颈托时，要告知需救助者不要活动头部。

4．评估被困伤员全身状况和决定救出计划　在狭窄空间内对被困伤员进行全身观察几乎不可能，必须通过对能够看到的、触摸到的部分或听到的声音进行全身状态的评估。评估不仅包括气道、呼吸、循环、意识、体温，还应该预测有无发生挤压综合征的可能。根据以上判断，制订救出计划。

（三）医疗活动

1．原则　①为确保需救助者的安全，救助者要迅速进行最低限度的医疗处置。②准确判断实施医疗行为的可能性，不要浪费时间。

2．内容　①稳定生命体征：通过确保气道开放[20]、管理呼吸[21]、维持循环[22]、防止挤压综合征的发生[23]、除颤以及保温等措施稳定生命体征。②对骨折部位和脊柱进行保护和固定：狭窄空间内对伤病员必须进行的一个医疗处置就是对骨折和脊柱进行固定保护。对骨折部位进行固定不仅可以缓解患者的疼痛，也能使救出时移动需救助者身体或变换体位变得容易。③切断四肢：在狭窄空间内救助需要较长时间时，对其中一部分伤患而言，四肢切断是唯一的救命手段。四肢切断尚未建立统一的标准，但不能简单草率地去判断。实际上在狭窄空间内进行四肢切断的操作并不容易，一般认为是当被困伤员出现生命危险或实施其他的救出手段无效，且有足够的准备情况下，急救人员确定的最终选择方法。④镇痛：无论从人道，还是从预防疼痛、防止疾病恶化的角度来看，现场使用镇痛药是必要的。在美国，现场常使用吗啡和氧化亚氮等。⑤精神支持：黑暗和狭窄会使被困伤员高度紧张、充满恐惧，将要经历的长时间痛苦、饮食和排泄等生理上的困难进一步增加了其不安和无助感。利用声音和肢体接触与被困伤员建立良好的信任关系，缓解被困伤员的不安并给予精神上的支持。支持和鼓励在治疗上是非常有效的手段。

（四）处置完成至救出

1. 原则　①处置完成后尽快离开狭窄空间。②从被困伤员身体上方去除压迫物体时，要注意其病情变化并积极应对。③在救出或转移患者时，要对其生命体征进行完整的再评估。

2. 内容：①判断挤压时间：一般认为挤压骨骼肌大约 30%（一侧上肢占 15%，一侧下肢占 30%）2 h 以上就有可能引起挤压综合征。挤压综合征容易导致心搏骤停，要准备各种抢救药物以及除颤仪。②去除压迫时的医疗处置：止血带结扎。其有效性在临床的证据并不充足，但因挤压综合征的急剧恶化常发生在解除挤压后，因此为防止急性循环恶化，使用止血带结扎可能有效。但结扎止血应该在解除挤压前的最短时间内使用，然后转运至医疗机构进行处理。在出现室颤时要及时除颤。

（五）救出完成至搬送

1. 原则　①病情的再次评估与处置；与医院充分沟通后，决定转运方法。②各部门的协调配合是成功的关键。

2. 内容　①对救出后的患者决不可麻痹大意，要再次观察和评估。如有必要应进行追加处置、确保安全地将其转运到医院。②狭窄空间内外的协调、医疗和消防密切合作、医务人员与需救助者配合，以上三个合作是成功的关键。

七、狭窄空间事故卫生应急处置新技术新装备新疗法应用[24]

鉴于狭窄空间事故有很多潜在的危险因素，为防止继发性损伤，在进行医疗救援时要有完善的准备及活动指导，特别要采用实用有效便携安全的新技术新装备新疗法[25]。

1.“流动便携式 ICU 急救车”[26]　迅速组织强有力的抢救

组乘“流动便携式ICU急救车”赶赴事故现场，车上具备自动心肺复苏功能及救命性手术功能等，被救出者立即上“流动便携式ICU急救车”要对其生命体征进行完整的再评估，同时进行抢救、加强治疗和护理。

2. 便携式急救包或急救箱　为防止继发性损伤，必须与消防共同制定救出计划，尽可能使用实用有效的便携安全救援器材，携带便携式急救包或急救箱[4]，这些全部需在外部准备，再次确认自身的安全装备和着装。

3. 现场采用生命探测仪探测有关生命迹象　尽快到达遇难者的身边是实施CSM救援的第一步，救援人员应该充分利用各种工具和设施，现场采用生命探测仪探测有关生命迹象，以便及早发现处在狭窄空间的被救助者，并与之建立有效的联系。

4. 有条件时可应用无人机对狭窄空间事故伤员实施卫生应急救援　无人机具有智能、可视、立体、搜索、安全、便携、可控等优点，可以空投救援急需的药品、急救器材，可以搜索定位事故伤员位置等等。

5. 应用Autopulse™ MODEL 100型自动心肺复苏系统[27-28]、腹部提压心肺复苏仪[29-31]、便携式心脏按压器[32-33]等　抢救心跳呼吸骤停患者能取得良好效果。

6. 应用便携式“瞬锋急救切割器”　能在几秒钟内完成对伤员衣物进行快速切割的操作，为伤员的检伤验伤争取到宝贵时间，减少伤员并发症的发生率[34-35]。

7. 在狭窄空间事故现场应用维生素B_6联用复方氨基酸注射液（20AA）的新疗法[36-37]　具体处方如下：0.9%氯化钠注射液250 mL＋维生素B_6 3.0 g[38]＋维生素C 2.0 g，静滴，1次/d；复方氨基酸注射液20AA 500 mL，静滴，1次/d；连续使用直至病情控制[39]。复方氨基酸注射液（20AA）及维生素B_6都是人体生命活动不可缺少物质，二者合用有促进机体酶代谢、止血[40]、利尿、解毒、保护大脑及神经系统功能、改善肝功能、提高机体凝血功能[41-42]及机体营养状况[43]的功效，对狭窄空间事故伤员的支持治疗十分有益。

8．应用柴黄参祛毒固本冲剂　具有表里双解、气血同治、清热解毒、扶正固本、通经活脉的临床治则。对于早期防治脓毒症[44]、化学性肺损伤[45]、扭转截断病情发展有着独特确切的效果，对严重化学性肺损伤后可能发生的远期效应具有一定的预防作用。柴黄参祛毒固本冲剂方义及方解：君：柴胡为少阳专药，气味轻清，善于宣透，能疏解少阳郁滞，助少阳之气外达，为君药。臣：黄芩苦寒，善清少阳之火，为臣配合柴胡，一散一清，共解少阳之邪。大黄苦峻走下，既能荡涤气分邪热，又能荡涤血分邪热，使气血双清，在柴胡外引下，使血中之热清，络中之滞通，亦为臣药。黄连清热燥湿，泻火解毒，与黄芩、大黄相配即为三黄泻心汤，苦寒泻火，清泄三焦；连翘、双花为疮家圣药，善于清热解毒，散结消肿，亦共为臣药使积聚热毒消散。佐：人参大补元气、固脱生津、益损安神；生地黄清热凉血，养阴生津，加玄参凉血滋阴，泻火解毒，以治疗热病汗后耗气伤阴劫液，复加活血祛瘀、养血安神、凉血消肿、功同四物的丹参共为佐药以使祛邪不伤正，清下仍存津，气血不淤滞，并能培补耗损之元气，稳定内热扰动之元神，以保攻伐之后不伤身。使：甘草补脾益气，清热解毒，祛痰止咳，缓急止痛，调和诸药，合宣散外引之防风共为使药，更助柴胡宣散半表半里之邪毒。诸药合用：通过有寒有热，有清有补，有消有散，有行有缓的调节途径，实现祛邪不伤正，补虚不留邪的双向调节作用。本方剂通过多靶点、多途径发挥药理作用。具有较强的抗菌、抗病毒等病原微生物作用，还具有双向免疫调节作用，同时本方剂组成中有较好的脏器保护作用，能够通过促进机体维护自稳功能来发挥对脓毒症、化学性肺损伤的治疗作用。用法：以 200 mL 开水冲泡、搅匀，于餐后 2 h 慢慢分次服用，每次 100 mL，2 次 /d，再次服用前适当加温。

八、CSM 的培训与练习

CSM 是狭窄空间救助（Confined Space Rescue，CSR）中的一个重要活动，必须与救助团队紧密合作，否则难以取得成功。CSM 为在实践中取得成功，防止二次损害的发生，定期进行培训和练习是必不可少的。

在 CSM 发达的国家，如美国、英国等，制订关于 CSM 的教育训练计划。CSM 教育对象主要为有丰富经验的院前急救人员、院内急诊医护人员，教育基地提供相关导师以及训练场地，每 1～2 年对他们进行 1 次特殊的训练和教育。教育的内容包括狭窄空间内团队的合作、CSM 医学的特殊处理事项以及救助活动的全部内容。

对医护人员进行特殊训练：因密闭空间进行救助时与日常急救活动不同，必须进行充分的训练才能掌握卓越的技术。应对医疗组全体人员同其他救助人员进行同等的、最低限度（如绳索的使用法、密闭空间的进入和脱出法、破坏建筑以及坑道的救助法、危险物取掉方法等）的培训，全体医务人员必须做到全员掌握。

（一）培训过程与内容

1. 搜索和定位　到达事发现场后，首先评估和确认基本活动，即确认被困伤员在狭窄空间内的位置、封锁事故场所的面积大小、特定的工作任务。此后询问邻近居民以确认事故原因、受伤人员情况，通过被困伤员的声音、对现场进行观察、使用探查生命装置和设备（电磁波、音响、热、红外线、光纤、CCD 红外摄像头等各种方式）以及搜救犬等进行搜索活动并锁定事发现场有生命迹象的地点。此阶段如果能正确、详细地确定特定位置，可明显缩短救出患者的时间。在本探索过程中相对应的训练项目是掌握生命探测装置和设备以及搜救犬的使用。

2. 确保入路安全，排除危险活动　搜索和定位后要确保救助者进入狭窄空间内部的入路，即为接近目标采取移动、清除、切断和破坏障碍物的过程。此阶段不仅是切断和破坏，还要防止二次损害的发生。本训练主要包括确保入路（破坏障碍物）和排除危险活动的训练。前者涉及对障碍物材料的加固、移动、去除、切断和破坏，常需使用高度设备和专门的技术，故活动较为困难。

3. 进入狭窄空间内部以及活动　在进入尚不稳定的狭窄空间内部后移动和接近被困伤员。此时，在狭窄环境中的工作者全身穿着防护服、头盔、防风镜、防尘口罩、耳塞、护腕、护膝以及手套等个人防护装备（Personal Protective Equipment，PPE），影响操作者的视野和身体活动，而且在入路途中多数情况下存在障碍物，需配备进行移动、切断、破坏等活动所必要的器械，因此给操作者带来巨大的困难。此过程的训练项目在个人技能方面，主要是救援人员训练在密闭场所或黑暗环境下器械的使用技术和移动身体的方法；在团队活动方面，主要训练如何确保在狭窄空间内，急救人员的安全和出入管理、避难途径规划以及狭窄空间内外情报的流畅传递。

4. 救出　对直接挤压或围困伤病员的障碍物，采取扩大间隙、移动、去除或切断等方法救出的过程。此阶段必要的训练项目与上述相同，此过程在密闭场所和黑暗环境下进行，目的是在确保伤病员安全基础上使用救助设备，训练时建议使用模拟人。

5. 搬出　将伤病员固定在担架上，从狭窄、黑暗、不稳定的通路上转运至安全区域的过程。进入和搬出途径不一定是同一途径，搬出主要要求安全和快捷。此过程的训练主要要求救援人员掌握在密闭场所将伤病员搬上担架进行固定以及在该特殊环境下的移动技术或担架折叠、取回等要领。此外，还有安全管理、指挥训练等项目。

（二）针对医务人员必要的医疗训练项目

1. 病情观察与管理　狭窄空间内的医疗是急救前线的延

伸，在给伤病员安装对病情观察使用的监护仪、医疗处置用的器械和设备后将其救出、搬出。在美国联邦应急管理局（Federal Emergency Management Agency，FEMA）训练的内容：由 1 名急救人员在狭窄空间内对伤病员进行监护、处理，在完成后使用毛毯等给予伤病员保温，再使用担架固定后搬出。

2. 基于医学知识进行保护和固定　对挤压综合征以及低体温的知识进行普及，训练急救医师在狭窄空间内判断伤病员病情的能力。考虑到在狭窄、复杂的空间内操作困难，需进行反复训练。对怀疑有头部或脊柱损伤的伤病员，要进行头颈部保护、脊柱固定或维持脊柱轴状态。在对患者进行保护、固定、轴位保持或移动时，要时刻注意其意识状态。

3. 不稳定体位、密闭场所、黑暗环境下的医疗处置　狭窄、复杂的空间内，在 PPE 影响视野、活动受限、限制使用怀疑存在可燃性气体的照明器具等不利因素情况下，对体位不稳定的伤病员进行医疗处置，若不经过特殊的训练则操作难度极大。在美国 FEMA 基础训练中就包括对医疗操作者进行在伤病员处于异常体位、密闭场所以及黑暗环境等异常状态下完成静脉通路的开放和气管插管等实践技能的训练。

4. 密闭空间灾害特有增加现场急救困难状态下的搬出训练　密闭空间灾害特有的病理生理改变，如粉尘对气道的影响，伤病员呼叫时可加重气道损害，以及钢筋混凝土与身体直接接触吸收体热而降低体温等，可使伤病员病情急剧恶化。因此，需要对以上密闭空间环境中患者出现的各种病理生理改变进行正确理解，而在训练中通过自身感觉进行理解是非常有效的。在美国 FEMA 训练中通过设定包括漏水（从上使用软管漏水）、噪声（音响）、粉尘（从上喷洒粉尘 / 使用吹风机）等恶劣条件下的环境，训练医护人员对伤病员病理生理变化的观察以及将伤病员保护性搬出狭窄空间。同时在训练过程中对装备、器材的使用方便性和抗耐磨性等进行检验。CSR/CSM 过程以及相对应的必要训练项目见表 2。

表 2 CSR/CSM 过程以及相对应的必要训练项目

训练项目	活动内容	使用器材等
探索生命	探索生命器材的使用和操作	电磁波、音响、光纤、CCD 红外摄像头
确保进入途径	对障碍物的破坏、切断和去除	切割机、电钻、油压式切割机等 / 起重机、绞盘
排除危险活动	送风、排热 / 粉尘、一氧化碳排气、缺氧、防止再次塌方和加固	鼓风机、大型风机 / 支持加固材料
进入	高处（车辆上部、邻近建筑物等）、不稳定脚架等	绳索等
内部活动	进入密闭场所、队员（器材）进入 / 退出管理、内部移动、队员替换、内部器材使用	绳索、梯子等 / 自身、装备（PPE）/ 器材、情报
观察	联系音讯、望、触、听、安装监护	手电筒、听诊器、监护仪
保护	保温、保护、固定处置、防止脱水、气道管理、对受伤部位覆盖	毛毯、夹板类等
医疗处置	气管插管、确保输液路开放、给药	插管套装、输液套装、药物类
开放 · 救出	对将患者挤压、围困直接原因的障碍物，采取扩大间隙、移动、去除或切断等方法开放或救出	液压泵、千斤顶器材等
担架收容	颈部和脊柱固定，监护仪、点滴输液等固定，各种担架绑缚	脊柱板、木板、毛毯、担架
搬出	拖动、取回担架的要领，高处、低处搬出，横、纵坑搬出	脊柱板、木板、毛毯、担架

注：CSR/CSM 为狭窄空间救助 / 医学

九、小　结

CSM 是指在密闭、受限制的空间等困难状况下进行的医疗活动，是一门新兴而又十分重要的特种医学。由于在狭窄空间中，要救助的伤病患者与普通外伤患者不同，需要特殊的技术、规范以及新技术、新装备、新疗法的应用，才能达到较好的救治效果。实际上，我国是狭窄空间事故的多发地，但还未引起广大民众、专家、学者以及政府有关部门的足够重视。因此，CSM 的相关基础知识普及，以及切实可行的狭窄空间作业有关职业防护规范及卫生应急救援规则的制订，已迫在眉睫。

本专家共识的制定是基于目前对“狭窄空间事故现场急救与卫生应急处置”的理解并参考现有循证医学证据及国内外有关文献完成的。而狭窄空间事故伤员的临床治疗也比较复杂，遵循专家共识能够改善狭窄空间事故伤员的救治效果。但需要注意的是，本专家共识不能完全覆盖患者所有的临床情况，在具体临床实践中需因病施治和因地（环境条件）施治，根据医师经验进行诊断和治疗。

参考文献

[1] 岳茂兴，夏锡仪，李瑛，等. 狭窄空间事故的特点及医学应急救援策略[J]. 中华危重病急救医学，2012，24（11）：655-657.

[2] Burletvienney D, Chinniah Y, Bahloul A. The need for a comprehensive approach to managing confined space entry: summary of the literature and recommendations for next steps [J]. Occup Environ Hyg, 2014, 11 (8): 485-498.

[3] Petinaux B. Confined space medicine and the medical management of complex rescues: a case series [J]. Disaster Medicine & Public Health Preparedness, 2014, 8 (1): 1-10.

[4] Linde L, Gustafsson C, Ornhagen H. Effects of reduced oxygen partial pressure on cognitive performance in confined spaces [J]. Mil Psychol, 1997, 9 (2): 151-68.

[5] Wilson M. Confined space emergency response: assessing employer and fire department practices [C]. Apha Meeting and Exposition, 2012.

[6] 岳茂兴，张海涛. 狭窄空间医学应急救援原则[J]. 中华急诊医学杂志，2011，20（10）：1118-1120.

[7] Yoshimura A, Kako Y, Satoh F. A study on requirements for confined space rescue and confined space medicine training facilities in japan [J]. J Soc Safety Sci, 2007: 311-320.

［8］Maiden RP. Managing trauma in the South African mining industry [J]. Int J Emerg Ment Health, 2005, 7 (3): 213-217.

［9］岳茂兴．狭窄空间医学［M］．北京：人民军医出版社，2013．

［10］中华人民共和国卫生部．密闭空间作业职业危害防护规范．2007-04-12．

［11］岳茂兴，邹德威，张坚，等．神舟六号飞船主着陆场的医疗卫勤保障［J］．中华急诊医学杂志，2005，14（12）：973-977．

［12］岳茂兴，邹德威，张坚，等．“神舟”五号和六号航天员医疗保障的特点及其救护对策研究［J］．中华危重病急救医学，2005，17（12）：717-721．

［13］Bian XX, Yuan XS, Qi CP. Effect of recombinant human erythropoietin on serum S100B protein and interleukin-6 levels after traumatic brain injury in the rat. [J]. Neurol Med Chir, 2010, 50 (5): 361-366.

［14］岳茂兴，李建忠，陈英，等．四氧化二氮对小鼠骨髓细胞姐妹染色单体互换频率变化的影响［J］．中华航空航天医学杂志，2005，16（3）：168-170．

［15］岳茂兴．氮氧化物中毒损伤的临床救治研究与进展［J］．中华急诊医学杂志，2001，10（4）：222-223．

［16］岳茂兴，李建忠，刘志国，等．狭窄空间中氮氧化物吸入致肺损伤病理学改变及 SMAD 蛋白表达研究［M/CD］．中华卫生应急，2014：25-27．

［17］岳茂兴，李建忠，刘志国，等．狭窄空间中氮氧化物中毒致肺损伤后 ANP、MetHb 和病理学变化研究［M/CD］．中华卫生应急，2014：28-29．

［18］岳茂兴，夏亚东，黄韶清，等．氮氧化物致急性化学中毒性肺水肿 19 例的临床救治［J］．中华航空航天医学杂志，2001，12（2）：115-116．

［19］岳茂兴．创伤的现场急救与治疗模式探讨［J］．中华创伤杂志，2006（9）：644-646．

［20］Givens GC. Emergency cricothyrotomy in confined space airway emergencies: a comparison [J]. Prehospital and disaster medicine: the official journal of the National Association of EMS Physicians and the World Association for Emergency and Disaster Medicine in association with the

Acute Care Foundation, 2011, 26 (4): 1-3.
［21］刘亚华，王立祥，杨慧宁，等．地震狭窄空间医学救援的呼吸循环支持［J］．中华灾害救援医学，2013，1（1）：45-47.
［22］Handley AJ, Handley JA. Performing chest compressions in a confined space [J]. Resuscitation, 2004, 61 (1): 55-61.
［23］Graduate Student (PHD). Medical complications associated with earthquakes [J]. Lancet, 2011, 379 (9817): 748-757.
［24］岳茂兴，夏锡仪．狭窄空间事故的类型与特点及医学应急救援新技术的应用［J/CD］．中华损伤与修复杂志：电子版，2013，8（3）：6-8.
［25］岳茂兴，周培根，李奇林，等．灾害伤与成批伤伤员的现场救治策略、原则以及关键新技术、新方法应用［J/CD］．中华损伤与修复杂志：电子版，2014，9（3）：7-10.
［26］奚静，岳茂兴．便携式笔记本超声诊断仪在突发性事故现场腹部闭合性损伤中的应用价值［J］．中华危重病急救医学，2013，25（9）：561-562.
［27］李瑛，岳茂兴，郑琦涵，等．Autopulse™ MODEL100 型自动心肺复苏系统应用 13 例的体会［J］．世界急危重病医学杂志，2007（6）：2131-2132.
［28］白鲲鹏，叶泽兵，覃海森，等．自动心肺复苏系统在院前急救中的应用观察［J］．岭南急诊医学杂志，2012，17（3）：219-221.
［29］中国腹部提压心肺复苏协作组．腹部提压心肺复苏专家共识［J］．中华急诊医学杂志，2013，22（9）：957-959.
［30］王立祥，郑静晨，侯世科，等．腹部提压心肺复苏新装置［J］．武警医学，2009，20（5）：455-456.
［31］张思森，孟志剑，刘青，等．腹部提压心肺复苏术在胸部创伤患者院前急救中的应用［J/CD］．中华卫生应急电子杂志，2015，1（1）：32-34.
［32］王秀华．心脏停搏患者应用便携式胸腔按压机复苏效果观察［J］．中国医疗器械信息，2012，（10）：57-59.
［33］武文君，贾建革，吴建刚，等．一种便携式胸外按压心肺复苏装置的研制［J］．中国医疗设备，2012，27（5）：13-14.
［34］岳茂兴，李瑛，卞晓星，等．便携式“瞬锋急救切割器”在突发事故及创伤急救中的临床应用［J/CD］．中华损伤与修复杂志：电子

版，2013，8（3）：35-36.

[35] 岳茂兴，李瑛，卞晓星等. 在突发事故及创伤急救中应用便携式“瞬锋急救切割器”的经验体会［J/CD］. 中华卫生应急电子杂志，2015，1（1）：38.

[36] 岳茂兴，周培根，梁华平，等. 20AA复方氨基酸联用大剂量维生素B_6治疗创伤凝血障碍的患者多中心前瞻性临床研究操作实施方案［J/CD］. 中华卫生应急电子杂志，2015，1（1）：47-48.

[37] 岳茂兴，夏锡仪，李瑛，等. 丰诺安联用大剂量维生素B_6新疗法救治严重创伤后凝血病大出血患者的临床研究［J］. 中华危重病急救医学，2013，25（5）：310.

[38] 战伤救治规则［S］. 北京：中国人民解放军总后勤部卫生部，2006.

[39] 岳茂兴，周培根，梁华平，等. 创伤性凝血功能障碍的早期诊断和20AA复方氨基酸联用大剂量B_6新疗法应用［J/CD］. 中华卫生应急电子杂志，2015，1（1）：4-7.

[40] 楚鹰，岳茂兴，包卿，等. 复方氨基酸联用维生素B_6对创伤凝血病大鼠凝血因子表达的影响［J］. 中华急诊医学杂志，2015，25（5）：275-280.

[41] 岳茂兴，楚鹰，包卿，等. 20AA复方氨基酸联用大剂量维生素B_6对创伤性凝血病大鼠凝血功能的影响［J］. 中华危重病急救医学，2015，27（11）：920-921.

[42] 岳茂兴，梁华平，楚鹰，等. 20AA复方氨基酸联用大剂量维生素B_6治疗创伤凝血障碍大鼠的实验研究［J/CD］. 中华卫生应急电子杂志，2015，1（2）：96-99.

[43] 万红贵，岳茂兴，夏锡仪，等. L-鸟氨酸复方氨基酸制剂联用大剂量维生素B_6抢救大出血濒死患者的机制研究［M/CD］. 中华卫生应急，2013：9-11.

[44] 岳茂兴，姜玉峰，周培根，等. 柴黄参祛毒固本冲剂治疗腹部外科脓毒症的临床研究［J/CD］. 中华卫生应急电子杂志，2015，1（3）：45-47.

[45] 岳茂兴，李瑛，卞晓星，等. 柴黄参祛毒固本冲剂治疗严重化学性肺损伤89例临床研究［J］. 中国中西医结合急救杂志，2013，（3）：159-161.

混合气体中毒卫生应急处置与临床救治专家共识（2016）

中国研究型医院学会卫生应急学专业委员会
中国中西医结合学会灾害医学专业委员会

扫描二维码观看共识解读视频

急性混合性气体中毒是指短时间吸入2种或2种以上高浓度混合化学物，导致以呼吸系统损伤为主的全身中毒性疾病[1]。近年来，突发混合气体中毒事故越来越多，鉴于混合气体中毒具有突发性、群体性、快速性和高度致命性的特点，可致瞬间出现大批混合气体中毒伤员[2-4]，处理比较困难，救治团队一般缺乏成熟的处置经验。随着中国经济持续快速发展，人民生活水平的不断提高，人们对安全的需求显得比以往任何时候都更加迫切。多年来，国家也相继出台了《危险化学品安全管理条例》《危险化学品登记管理办法》《危险化学品经营许可证管理办法》《危险化学品包装物、容器定点生产管理办法》《工作场所安全使用化学品的规定》《中华人民共和国安全生产法》《中华人民共和国职业病防治法》《危险化学品名录（2002版）》《高毒物品目录（2002版）》《剧毒化学品目录（2002版）》等一系列法律法规。

世界各国重大危险化学品事故不断：①博帕尔漏毒事故[5-7]。1984年12月2日，美国联合碳化物公司印度博帕尔农药厂，一个储存45吨异氰酸甲酯的贮罐内压力骤升，凌晨1:00，贮罐阀门失

文献来源：中华卫生应急电子杂志，2016，2（6）：325-332.

灵发生气体外泄。异氰酸甲酯为易燃、易爆且具挥发性的剧毒液体，除本身的剧毒外还可产生剧毒的氢氰酸气体及其他刺激性及毒性气体。浓烈、酸辣的乳白色有毒气体逐渐形成大片毒雾，市区内笼罩面积达 65 km^2。事故发生 1 h 后，地方政府派遣技术人员封闭了泄漏的贮罐。全市处于瘫痪状态，交通中断 20 多个小时。该事故累及人数达 50 万人，其中 5 万人失明，3150 人死亡，其他幸存者的健康也受到严重危害。该事故引起剧烈的社会动荡，生态环境受到严重破坏，其善后处理达 5 年之久，成为世界上最严重的毒气泄漏事故。②塞维索空气污染事故[8]。1976 年 7 月 10 日，意大利北部塞维索地区的伊克梅萨化工厂爆炸，导致二噁英等剧毒化学品泄漏，造成严重环境污染。事故使多人中毒，附近居民被迫外迁，距事故发生地半径 1.5 km 内的植物被铲除深埋，数公顷土地被铲掉数厘米厚的表土层。二噁英有致癌和致畸作用，致使几年内当地畸形儿的出生率增加。

我国同样是危险化学品事故的多发地区[9]：①清水河危险品仓库爆炸事故[10]。1993 年 8 月 5 日 13:25 至 17:30，中国深圳市罗湖区清水河附近的安贸化学危险品储运仓库发生多次爆炸。爆炸中，3 栋仓库被炸毁，12 层仓库局部燃烧，造成 15 人死亡，101 人受伤。干杂仓库被违章改作化学危险品仓库，仓库内危险品存放严重违章是导致这次事故的主要原因。干杂仓库 4 号仓内混存氧化剂与还原剂接触而发热、燃烧是直接原因。② 2008 年 7 月 5 日至 8 日湖南怀化发生工业混合气体中毒。毒物鉴定为氟化氢、二氧化硫。该事故造成 86 人中毒，当地医院与全国有关专家及时对中毒者进行联合会诊和积极抢救，最终患者全部获救。③ 2011 年 6 月 16 日江苏省常州市某地通天塔里发生混合气体中毒事件。毒物鉴定为氮氧化物、煤气及硫化氢。因事故发生在狭窄空间中，相关人员未能清楚地意识到内部或邻近区域存在氮氧化物、煤气及硫化氢等有毒有害气体中毒的直接和潜伏危险，导致 1 人在事故空间内工作时出现严重中毒死亡。随后其余 6 人相继施救，最终 7 人均因严重中毒死亡。虽然60多名医务人员对患者进行了全力抢救，但该事故最终仍致6人死亡，仅1例患者痊愈出院，教训深刻。

为了规范和指导卫生应急与医护人员在混合气体中毒发生时对患者采取正确的紧急处置，为抢救患者生命赢得时间，以救治更多混合气体中毒危重病患者的生命。中国研究型医院学会卫生应急学专业委员会和中国中西医结合学会灾害医学专业委员会特别制定了《混合气体中毒卫生应急处置与临床救治专家共识（2016）》。

一、混合气体中毒的特点[11-12]

1. 突发性　混合气体中毒作用迅速、危及范围广，往往是突发的和难以预料的。染毒空气、土壤、食物和水中的毒物，可经由呼吸道、消化道、皮肤和黏膜等多途径被摄入吸收而致人中毒。

2. 群体性　混合气体中毒多发生于公共场所，具有同一污染源，因此极易出现区域内的群体性中毒。大批量患者需同时进行救护，若按常规医疗程序，则无法高质高效地完成救治任务。

3. 快速致病性和高度致命性　硫化氢、氮气、二氧化碳在较高浓度下均可于数秒内使人发生“电击样”死亡。其机制一般认为与急性反应性喉痉挛、反应性延髓中枢麻痹或呼吸中枢麻痹等有关。

4. 病因和救治复杂性　混合气体中毒初期有时很难确定是由何种毒物引起的中毒，毒物检验鉴定需要特定的设备和一定的时间。大部分中毒病因是根据事故现场情况和患者临床表现而进行判断的，易出现误诊误治。中毒现场救治要求医疗队伍具有一定的防护能力，否则极易导致医务人员中毒。而且，绝大多数化学毒物没有特效解毒药，往往需要医护人员具备较强的综合救治能力，进行持续生命体征监护、呼吸支持、高压氧治疗和血液净化等特殊医疗手段。即使有特效解毒药，但由于平时使用频率低，一般医院不进行大量储备，国家和地方也储备不足，因而常出现千里送药或调用国家仅有的少量药品，甚至是临时生产。

5．极大危害性　混合气体中毒在危害程度上远远大于其他一般事故。其实际杀伤威力，除与自身理化性质有关，还与事发当时天气和地理条件有很大的关系，危害范围、严重程度和远期影响往往难以预估和控制。

6．作用时间长　混合气体致人中毒后，化学毒物对人体的作用时间较长，完全清除较为困难，毒力作用持久。具体表现为毒物毒性内在的持久效应、合并的心理作用和造成的社会影响。由于染毒空气、土壤、水中存在的以及进入体内的毒物在稀释、排泄或解除过程中需要一定的时间并借助一些处置手段，因此，在未有效处置和防护的情况下，还可能会出现患者二次中毒或其他人员新增染毒。

7．救治紧迫性　①就混合气体中毒患者的个体诊疗而言，不同毒物所致中毒后患者病程进展的速度不尽相同。很多化学物质毒性较强，可直接导致患者突发死亡；大部分患者呈进行性加重；还有些混合气体中毒可造成亚急性中毒或存在潜伏期。但无论病程进展速度如何，及早治疗才能最大限度降低患者受到的直接损伤或潜在危害。因此，只有在短时间内实施救治和清除毒物，才能增加救治成功的希望。②对同一地区同时出现的大批混合气体中毒患者进行救治时，需要充足的医疗物资和人力资源，若无完善的预案准备则大大降低抢救的时效性。而当事发地在不发达或偏远地区时，救治难度更大（如重庆开县天然气井喷事故中绝大部分患者在家中死亡）。即使急救体系非常完善的日本东京，当面对成千上万中毒患者同时出现时，救治能力也显得不足。

8．带来的心理恐惧大　混合气体中毒的强烈刺激使部分患者在精神上难以适应，给患者造成的精神创伤是明显的。据统计，约 3/4 的患者出现不同程度的“恐怖综合征”：患者有时失去常态，表现为恐惧感、易轻信谣言等。

9. 需重视其远期效应　必须重视混合气体中毒对患者重要组织器官和生理功能的远期影响。研究证实[13]，混合气体中毒可致患者继发肺纤维化甚至致癌，故在完成中毒救治后，还应加强对其可能产生的远期效应的防治。

二、混合气体中毒的诊断分级标准

在事发现场及其周边的工作人员、居民、行人等，有明确的毒物吸入史，在暴露后出现以呼吸系统损伤为主或伴有其他脏器损伤临床表现，结合胸部影像学、动脉血气分析等辅助检查，以及现场卫生学调查结果，并排除其他病因引起的类似疾病，考虑诊断为“急性混合性气体中毒”（包括轻度、中度、重度）和“接触反应”[14]。

1. 接触反应　指未达到轻度中毒诊断级别但具有临床不适表现者。具有下列任何一项表现者可明确诊断：①具有一过性眼刺激症状和咽干、咽痛、咳嗽等上呼吸系统刺激症状，但肺部无阳性体征，胸部影像学等辅助检查无异常。②出现一过性头晕、乏力、恶心、呕吐、胸闷等不适，无相应临床辅助检查异常发现者。症状可在短时间内（一般在 24 h 左右）恢复。

2. 急性混合性气体中毒

（1）轻度中毒：眼睛和上呼吸道黏膜出现明显刺激症状；轻度头痛、头昏，乏力，四肢麻木，手足抽搐；轻度腹痛、恶心呕吐；轻度咳嗽、胸闷、气促，肺部有少量干、湿性啰音；胸部 X 线片示肺纹理增多、增粗、紊乱。具体有下列疾病表现之一者：①急性气管 - 支气管炎。②急性支气管周围炎。③轻度中毒性心脏病。④轻度中毒性肝病。⑤轻度中毒性肾病。⑥轻度中毒性脑病等。

（2）中度中毒：眼睛和上呼吸道黏膜出现显著刺激症状，或有视物模糊、眼结膜水肿；明显头痛、头昏并出现轻度意识障碍；明显胸闷、胸痛、心悸、气促伴咳嗽，出现化学性支气管炎、肺炎，肺部有较多干、湿啰音；胸部X线片示双肺中下肺野有散在点、片状阴影或伴有少量胸腔积液。具体有下列疾病表现之一者：①急性支气管肺炎；②局限性肺泡性肺水肿；③间质性肺水肿；④哮喘样发作；⑤中度中毒性心脏病；⑥中度中毒性肝病；⑦中度中毒性肾病；⑧中度中毒性脑病等。

（3）重度中毒：凡出现急性喉头水肿、肺水肿、呼吸循环衰竭、急性呼吸窘迫综合征（acute respiratory distress syndrome，ARDS）、气胸或纵隔气肿、昏迷和休克等症状之一者，可诊断重度中毒。胸部X线片示双肺野有大片状阴影或大量胸腔积液，甚至肺野有毛玻璃样改变。具体有下列疾病表现之一者：①弥漫性肺泡性肺水肿或中央性肺水肿；② ARDS；③严重窒息；④出现气胸、纵隔气肿等严重并发症；⑤重度中毒性心脏病；⑥重度中毒性肝病；⑦重度中毒性肾病；⑧重度中毒性脑病等。

三、收治标准

1．留观处理　对于有刺激反应者及轻度中毒者应留观处理，需要留观48 h，以防止迟发性化学性肺水肿发生。给予相应对症治疗，监测血常规、胸部X线和心电图检查变化情况。当病情加重可随时收住院治疗。

2．住院治疗　轻度及以上的中毒患者一律收住院治疗。

四、现场卫生应急处置的主要内容

对突发混合气体中毒的应急处置与医学救援的方针是积极兼容、防救结合、以救为主[15]。基本原则是：防有准备，快速反应、立体救护，建立体系；统一指挥，密切协同；集中力量，保障重点；科学救治，技术救援。具体现场处置内容包括[16-18]：

1．创建一条安全有效的绿色抢救通道[19-20]。

2．切断（控制）混合气体中毒事故源、灭火和控爆、防爆等工作是处置该类事件的关键。

3．通过检测确定污染区边界，做出明显标志，制止人员和车辆进入，对周围交通实行管制以控制污染区。

4．将中毒人员撤离至安全区进行抢救，并送至医院接受后续紧急治疗。

5．检测确定有毒有害化学物质的性质及危害程度，掌握毒物扩散情况。

6．指导染毒区居民进行自我防护，必要时组织群众撤离。

7．根据有毒有害化学物质理化性质和污染情况对染毒区实施洗消[21]。

8．寻找并处理各处的动物尸体，防止腐烂危害环境。

9．做好通信、物资、气象、交通、防护保障[22]。

10．抢救小组所有人员都应根据毒情穿戴相应的防护器材，并严守防护纪律。

11．采取“一戴二隔三救出”及“六早”的急救措施。“一戴”即施救者应首先做好自身应急防护；“二隔”即做好自身防护的施救者应尽快隔绝毒气继续被中毒者吸入；“三救出”即抢救人员在“一戴、二隔”的基础上，争分夺秒地将中毒者移离出毒源区，进一步做医疗急救。一般以 2 名施救人员抢救 1 名中毒者为宜，按照“六早方案”实施中毒急救：①早期现场处理。②早期吸氧。③早期使用地塞米松和山莨菪碱（山莨菪碱 0.33 mg/kg；地塞米松 0.33 mg/kg，2 次 /d，连用 2 d）。④早期气道湿化，对重度吸入中毒患者早期气管切开。⑤早期预防肺水肿的发生。⑥早期进行综合治疗至关重要，尽早将中毒患者转移到空气新鲜处进行抢救。

五、现场防护的主要内容[23-26]

1．抢救小组所有人员都应根据毒情穿戴相应的防护器材，并严守防护纪律。

2．询问情况。应掌握事件造成的人员伤亡情况、发生时间、发生地点和毒物量、形式及扩散范围。

3．尽快明确毒物接触史[27]，包括毒物名称、理化性质与状态，患者与毒物的接触时间、吸收量及染毒方式。

4．做好防护再撤离。染毒区人员撤离前应自行或相互帮助戴好防毒面罩，或者用湿毛巾捂住口鼻，同时穿好防毒衣或雨衣，把暴露的皮肤保护起来免受损害。

5．迅速判明上风方向。撤离现场的人员可利用旗帜、树枝、手帕等迅速判明风向。

6．防止继发伤害。染毒区人员应尽可能利用交通工具迅速撤离现场。

7．控制污染区[28]。通过检测确定污染区边界，做出明显标志，禁止人员和车辆进入，对周围交通实行管制。

8．对某些毒物（如氰化物、硫化氢）中毒的患者行人工呼吸时，要谨防救援人员间接性染毒，不宜进行口对口人工呼吸。

9．进行群体性患者救援时，应采用军事医学原则，根据病情，对患者进行鉴别分类，实行分级救护，后送医疗[29]，紧急疏散中毒区内的严重中毒患者[30]。

六、救治原则与措施

根据混合气体中毒的实际情况，分别采用下列治疗措施[31-32]。

1．立即终止接触毒物　快速有效切断毒物进入途径，使中毒患者迅速脱离染毒环境。通过更换衣物并彻底清洗皮肤、口腔、鼻腔、毛发等，及时清除毒物[33]。

2．清除尚未吸收的毒物、迅速有效消除威胁生命的毒效应　经皮肤染毒者，迅速、及时洗消是救治的关键。对心跳呼吸停止者应迅速施行心肺复苏术。

3. 尽早足量使用特效解毒药　对中毒毒物明确者，应尽早、足量地使用特效解毒药；对引起中毒的毒物不明者，以对症处理和早期器官支持为主，并加强促进毒物的排泄等。

4. 现场急救时正确地对患者进行冲洗、包扎、复位、固定、搬运及其他相应处理　可以大大地降低其伤残率[34]。

5. 迅速维持呼吸道通畅　①注意维持有利于患者保持气道通畅的体位。②及时排除呼吸道分泌物。③气道湿化、雾化：湿化有利于防治气管和支气管黏膜因干燥而受损，利于增强纤毛的活动能力，防止痰液堵塞；通过雾化吸入可进行气道药物治疗（如雾化吸入沙丁胺醇、布地奈德、沐舒坦等），解除支气管痉挛、减轻水肿。④痰液黏稠时，可给予口服或静脉滴注盐酸氨溴索。⑤根据病情，适时进行气管插管，必要时以呼吸机辅助呼吸，以改善全身器官组织缺氧状态。

6. 氧疗　维持最佳呼吸状态以获得最好的供氧，目的是使动脉血氧分压（arterial partial pressure of oxygen，PaO_2）提高至正常水平；原则是维持气体交换功能，纠正低氧血症。

（1）给氧浓度及压力：氧疗的浓度可分为低浓度（$<40\%$）、中浓度（40%～60%）和高浓度（$>60\%$）；根据给氧压力环境不同，可分为常压氧疗 1 atm（1 atm＝101.325 kPa）和加压氧疗［如正压通气和高压氧疗（患者在 2～3 atm 的高气压环境下吸入纯氧）］[35]。若 PaO_2 降低，动脉血二氧化碳分压（arterial partial pressure of carbon dioxide，$PaCO_2$）正常时，可予低浓度或中浓度氧疗；如出现高碳酸血症或呼吸衰竭时，应采取控制性氧疗，即给氧浓度不宜超过 35%。

（2）吸氧时间：一般认为长时间吸氧时，氧浓度不宜超过 50%～60%。长时间吸入高浓度氧可致肺损伤，轻者胸痛、咳嗽；重者可出现肺顺应性下降、呼吸困难加重、肌无力、精神错乱，甚至死亡。

（3）给氧方法：除鼻导管吸氧外，还有氧罩、氧帐及机械通气。对暴露后引起的呼吸功能不全者，使用鼻导管或面罩给氧往往无效，一般需用正压给氧和机械通气。

（4）机械通气：混合气体中毒患者易合并不同程度的呼吸功能不全，若治疗不及时，可出现呼吸功能衰竭而危及生命。机械通气辅助呼吸是一种对症治疗和应急抢救措施，掌握其使用时机甚为重要。使用机械通气的指征如下：①临床表现：呼吸困难症状，呼吸频率＞35 次 /min。②血气分析：经常压高浓度吸氧后，仍存在 PaO_2＜60 mmHg 或 $PaCO_2$＞50 mmHg（1 mmHg＝0.133 kPa）。③肺部体征及胸部 X 线片：当患者出现呼吸衰竭时，早期胸片显示透明度低、肺纹理增多、增粗，与呼吸困难的严重程度不相符。当肺部出现干、湿啰音，胸片出现云片状阴影时，多已属晚期。有创机械通气虽能有效改善呼吸功能，但有增加肺部感染的机会，故首选无创通气。

7. 快速建立静脉通道，并使用救治药物。

8. 强心、利尿、扩张支气管　用支气管扩张药氨茶碱 0.25～0.50 g 加入 0.9% 氯化钠注射液 20 mL 中，由静脉缓慢注入，1 次 /d，连用 3 d。

9. 解除支气管痉挛　可选用 0.25% ～0.5% 异丙基肾上腺素、0.2% 沙丁胺醇或地塞米松气雾剂雾化吸入，每次吸半分钟至几分钟，直至中毒者呼吸功能恢复时为止。

10. 减少组织间液及渗出　人血白蛋白 10 g 静脉滴注完后即用呋塞米 20 mg 或高渗氯化钠羟乙基淀粉 40 注射液 250 mL 静脉滴注，1～2 次 /d，连用 3 d。

11. 扼制危重状态进展，促进症状缓解，改善微循环、防止微血栓形成及抗毒、抗炎、抗休克，减少渗出[36-38]　0.9% 氯化钠注射液 250 mL＋山莨菪碱 0.33 mg/kg，地塞米松 0.33 mg/kg，2 次 /d，连用 3 d。或用氢化可的松琥珀酸钠 400 mg/d；静脉滴注或静脉推注，连用 3 d。

12. 维生素 B_6 联用复方氨基酸注射液（20AA）新疗法[39-40]

有利尿、解毒、抗氧化、减少渗出、促进机体酶代谢、保护大脑及神经系统功能的功效，治疗化学性肺水肿疗效确切[41]。具体使用方案：

（1）重度中毒：0.9% 氯化钠注射液 250 mL＋维生素 B_6 5 g＋维生素 C 2 g，2 次 /d；复方氨基酸注射液（20AA）500 mL，1 次 /d，静脉滴注，连续使用直至病情控制。

（2）中度中毒：0.9% 氯化钠注射液 250 mL＋维生素 B_6 5 g＋维生素 C 2 g, 1 次 /d；复方氨基酸注射液（20AA）500 mL, 1 次 /d；静脉滴注，连续使用直至病情控制。

（3）轻度中毒：0.9% 氯化钠注射液 250 mL＋维生素 B_6 3 g＋维生素 C 2 g，1 次 /d；复方氨基酸注射液（20AA）500 mL，1 次 /d；静脉滴注，连续使用直至病情控制。

13．防治应激性溃疡　0.9% 氯化钠注射液 250 mL＋奥美拉唑注射液 40 mg，静脉滴注，1 次 /d。

14．抗过敏、促醒　盐酸异丙嗪 50 mg 及纳洛酮 0.8 mg，肌内注射，1 次 /d。

15．抗高铁血红蛋白：患者出现发绀时，予 5% 葡萄糖注射液 20 mL＋1% 亚甲蓝 5 mL＋维生素 C 2 g，缓慢静脉注入，1～2 次 /d。

16．循环功能支持[42]　心率过快者，用半量去乙酰毛花苷（西地兰）静脉推注，以降低心率，保护心功能；出现循环衰竭时，可注射 25% 葡萄糖注射液 20 mL＋毒毛花苷 K 0.125～0.25 mg。

17．抗炎性介质　10% 葡萄糖注射液 100 mL＋血必净注射液 50 mL，静脉滴注 1～2 次 /d。

18．预防感染　多数患者在短期内出现外周血白细胞和中性粒细胞升高，多考虑反应性升高。当患者出现脓痰、体温持续进行性升高、降钙素原（PCT）升高、胸部影像学提示局灶性渗出影加重、接受机械通气等临床特征时，可考虑给予抗生素行经验性抗感染治疗。

19．抗过敏[43]　0.9% 氯化钠注射液 100 mL＋10% 葡萄糖酸钙 10 mL，静脉滴注，1 次 /d。

20. 纤维支气管镜吸痰和药物灌洗　对因肺部渗出及痰堵塞而导致的肺不张等，应立即行纤维支气管镜吸痰和药物灌洗，可有效地减少急性化学性肺水肿的发生，是降低病死率的一个重要环节。

21. 促进已吸收的毒物排出　毒物排出的方法有利尿、透析、血液灌流、血浆置换、高压氧疗法等。

22. 液体管理　遵循维持出入量平衡的原则，避免医源性肺水肿发生。对于严重肺水肿的患者，适当给予液体出入负平衡处理。

23. 适时选用中医中药治疗[44-45]　待病情平稳后可用中药“柴黄参祛毒固本汤”调理治疗。它具有表里双解、气血同治、清热解毒、扶正固本、通经活脉的临床治则。对于早期防治脓毒症[46]、化学性肺损伤[47]、扭转截断病情发展有着独特确切的效果，对严重化学性肺损伤后可能发生的远期效应具有一定的预防作用。

柴黄参祛毒固本汤方义及方解。君：柴胡为少阳专药，气味轻清，善于宣透，能疏解少阳郁滞，助少阳之气外达，为君药。臣：黄芩苦寒，善清少阳相火，为臣配合柴胡，一散一清，共解少阳之邪。大黄苦峻走下，既能荡涤气分邪热，又能荡涤血分邪热，使气血双清，在柴胡外引下，使血中之热清，络中之滞通，亦为臣药。黄连清热燥湿，泻火解毒，与黄芩、大黄相配即为三黄泻心汤，苦寒泻火，清泄三焦；连翘、双花为疮家圣药，善于清热解毒，散结消肿，亦共为臣药使积聚热毒消散。佐：人参大补元气、固脱生津、益损安神；生地黄清热凉血，养阴生津，加玄参凉血滋阴，泻火解毒，以治疗热病汗后耗气伤阴劫液，复加活血祛瘀、养血安神、凉血消肿、功同四物的丹参共为佐药以使祛邪不伤正，清下仍存津，气血不淤滞，并能培补耗损之元气，稳定内热扰动之元神，以保攻伐之后不伤身。使：甘草补脾益气，清热解毒，祛痰止咳，缓急止痛，调和诸药，合宣散外引之防风共为使药，更助柴胡宣散半表半里之邪毒。诸药合用：通过有寒有热，有清有补，有消有散，有行有缓的调节途径，实现祛邪不伤正，补虚不留邪的双向调节作用。

本方剂通过多靶点、多途径发挥药理作用，不仅具有较强的抗菌、抗病毒等病原微生物作用，还具有双向免疫调节作用。同时，本方剂组成中有较好的脏器保护作用，能够通过促进机体维护自稳功能来发挥对脓毒症、化学性肺损伤的治疗作用[47]。用法：各中药粉剂以 200 mL 开水冲泡、搅匀，于餐后 2 h 慢慢分次服用，每次 100 mL，2 次 /d，再次服用前适当加温。还可以从胃管、肛管内注入。15 副为 1 个疗程。

24．对重要脏器功能的监测支持治疗　保护心、肝、肾功能，对重要脏器的功能持续监测并及时对症治疗。

25．进行相关检查　完善血常规、血生化、胸部 X 线片（病情复杂者行胸部 CT 检查）[48]、心电图，必要时行脑电图、脑血流图、诱发电位、心功能、肺功能检查。

26．其他对症支持处理　嘱患者注意休息，加强营养支持，采取适当心理干预，保持呼吸道通畅，预防应激性消化道溃疡及深静脉血栓。

27．对曾在染毒区停留的人员，即使当时未出现中毒症状，也要送到医疗单位进行观察；对接触反应者需密切观察，必要时对症治疗。

混合气体中毒病情发展迅猛，救治极为困难，死亡率极高，所以综合治疗是至关重要的[49]，不能将目光仅聚焦于单病单治。应密切监测患者病情变化和多器官功能状态，及时识别、诊断异常，积极采取包括心肺复苏、抗泡剂应用、超声雾化吸入、抗过敏或碱性中和剂的应用、消除高铁血红蛋白血症、适当的体位、高流量吸氧、保证组织细胞供氧、维护重要腔器功能、纠正电解质紊乱、酸碱失衡等多项对症治疗和支持疗法的综合性诊疗手段，以促进机体的修复和愈合等。

七、急性化学性肺水肿的处理

混合气体中毒致急性化学性肺水肿的关键性治疗为应用特效抗毒药物，其原则是早期、足量、尽快达到治疗的有效量，并注意防治药物不良反应。对急性化学性肺水肿的主要处理措施如下[50-51]：

1. 卧床休息　肺损伤疑似患者应卧床休息，以减轻心肺负担，防止肺出血加重。

2. 保持呼吸道通畅　如有呼吸道烧伤、严重上呼吸道阻塞或有窒息危险时，应尽早施行气管切开术。

3. 氧疗　间断性高流量（3～5 L/min）吸氧，同时雾化吸入 50% 乙醇抗泡或用 1% 二甲硅油雾化剂消泡，每次 1～3 min，1 次 /30 min。

4. 解除支气管痉挛[52]　可采用 0.25% ～0.5% 异丙肾上腺素或 0.2% 沙丁胺醇或地塞米松气雾剂，每次吸数分钟；也可用支气管扩张药氨茶碱 0.25～0.50 g 加入 50% 氯化钠注射液 20 mL 中，由静脉缓慢注入，待症状改善后停药。

5. 机械通气辅助呼吸[53]　如常压氧疗不能纠正 PaO_2 的降低，全身缺氧情况也未见改善，则需采取机械通气辅助呼吸。一般可采用间歇正压通气（intermittent positive pressure breathing，IPPB）模式，以提高患者有效肺泡通气量，减少生理性无效腔和肺内分流量，改善机体氧合状态。如 IPPB 不能使 $PaO_2 \geq 80$ mmHg，可考虑改用持续正压通气（continuous positive pressure breathing，CPPB）模式。但一般认为冲击伤伴有空气栓塞者，应禁止使用；若治疗中出现空气栓塞，也应立即停用。有人推荐高频通气疗法，因为其提供的潮气量和气道压力都较低，可用于空气栓塞的患者，降低气栓的危险性。

6. 脱水[53]　一般采用呋塞米 20 mg，1～2 次 /d，连续使用

2～3 d；或用 20% 甘露醇 250 mL 静脉滴注，30 min 内滴完。

7. 增强心肌收缩力　同“六、16”中所述方法，用去乙酰毛花苷纠正患者心率过快，对循环衰竭患者可应用毒毛花苷 K。

8. 应用维生素 B_6 联用复方氨基酸注射液（20AA）新疗法[51，54]

以利尿、解毒、抗氧化、减少渗出、促进机体酶代谢、保护大脑及神经系统功能，治疗化学性肺水肿。用法同本共识“六、12”。

八、群体性混合气体中毒合并复合伤患者的救治[55-56]

由于有毒混合气体多具有易燃、易爆等不稳定的理化性质，故紧急混合气体事件常伴发爆炸或火灾。反之，严重爆炸、火灾和地震等人为或自然灾害，也有引发紧急混合气体中毒事件的可能[57-58]。因此，此类突发事故往往可在短时内产生大批混合气体中毒、爆炸伤、烧伤等多病因复合伤患者[59]。由于进行群体性复合伤患者救援时，常规医疗救援程序无法高质高效地完成救治任务[60]，故应采取有别于常规的救援模式[61-64]。对于此类多发伤合并混合气体中毒的患者，需结合《危险化学品爆炸伤现场卫生应急处置专家共识（2016）》[65]所述卫生应急处置方案，合理选择本专家共识所述内容，实施针对患者具体情况的合理救治方案。患者在转运途中应注意的问题同样可参见《危险化学品爆炸伤现场卫生应急处置专家共识（2016）》。

九、警惕混合气体中毒致迟发性严重化学性肺水肿发生

此类伤员多见于青壮年，患者在中毒初期无明显症状，可自如活动，20 多个小时后突发胸闷憋气，胸骨后疼痛，明显呼吸困难，咳血痰或泡沫状痰伴发绀，心动过速（心率在 125 次 /min 左

右）；心电图示肺型 P 波及多导联 ST 段下移；胸部 X 线片：肺部有小片云絮状阴影，有的呈团块状融合；高浓度吸氧情况下 PaO_2＜40 mmHg。迟发性肺水肿患者的缺氧情况将随病程进展越来越重，终因呼吸循环衰竭而亡[66]。因此，患者一旦发病，往往病情危重，等不及抢救，很快死亡，必须采取以预防为主的措施。由此，将国家军用标准中毒留观时间由 24 h 延长为 48 h[67]。

十、公众心理干预和中毒远期效应防治

当混合气体中毒患者出现失去常态、异常恐惧感、易轻信谣言等心理症状时，应将患者及时后送，必要时可安排专业的心理医师对患者进行一对一的心理治疗等，以减轻其精神上受到的创伤[68-69]。同时还应警惕对公众心理造成的危害，跟踪评估公众心理危害程度并立即采取正确的应对策略。此外，有毒气体吸入可产生进行性小气道功能降低[70]、致癌症的发生[71]、基因突变[72-73]、致畸[74]、痴呆[75]等远期效应，应予以充分重视，早期对症防治[76]。

十一、符合下列情况可考虑出院

1. 临床症状明显改善，体征基本消失 2～3 d。

2. 重度中毒患者肺功能检查基本正常。在不吸氧的条件下血氧饱和度＞95% 或 PaO_2 正常。

3. 胸部 X 线片恢复正常，肺部渗出病变明显吸收好转（有原发病者除外）。

4. 其他实验室检查及辅助检查无明显异常，血常规、血生化和心、肝、肾功能基本正常。

5. 一般情况好，饮食基本正常等。

十二、随访建议

1. 接触反应者可随访观察 2 个月。

2. 中毒者随访观察 2～6 个月，根据病情可适当延长。

十三、结　　语

本专家共识的制定是基于目前对“混合气体中毒卫生应急处置与临床救治”的理解并参考现有的循证医学证据及国内外有关文献完成的。混合气体中毒患者的临床治疗比较复杂，遵循专家共识能够改善混合气体中毒患者的救治效果。但需要注意的是，本专家共识不能完全覆盖患者所有的临床情况，在具体临床实践中需因病施治和因地（环境条件）施治，根据医师经验进行诊断和治疗。

参考文献

[1] 任继勤，穆咏雪．危化品事故的统计分析与管理启示［J］．化工管理，2015（16）：28-31．

[2] 岳茂兴．危险化学品事故急救［M］．北京：化学工业出版社，2005：251-323．

[3] 岳茂兴．反化学恐怖医疗手册［M］．北京：清华大学出版社，2004：3-23．

[4] 国家敏．一起急性混合性窒息性气体中毒事件报告［J］．职业与健康，2010，26（10）：封二．

[5] Chauhan RS, Shukla JB, Hallam TG. Disperson from a Time Dependent Point Source: Application to Methyl Isocynate Leakage in Bhopal, India [J]. Dev Environm Modelling, 1987, 11: 75-92.

[6] Varadarajan, Doraiswamy, L. K, et al. Report on scientific studies on the

factors related to bhopal toxic gas leakage [J]. Bhopal, 1985.
[7] Sharan M, Gopalakrishnan SG. Bhopal gas accident: a numerical simulation of the gas dispersion event [J]. Environmental Modelling & Software, 1997, 12 (2-3): 135-141.
[8] Pocchiari F, Silano V, Zapponi G. The chemical risk management process in Italy. A case study: the Seveso accident [J]. Science of the Total Environment, 1986, 51 (2): 227-235.
[9] 郑静晨，彭碧波. 灾害救援医学［M］. 北京：中国科学技术出版社，2014：474-478.
[10] 黄锦生. 深圳市危险品仓库大爆炸后应急性的卫生监测与健康监护［J］. 中国公共卫生，1994，10（7）：334.
[11] Mowry JB, Spyker DA, Brooks DE, et al. 2015 Annual Report of the American Association of Poison Control Centers'National Poison Data System (NPDS): 33rd Annual Report [J]. Clin Toxicol (Philadelphia, Pa.), 2016, 54 (10): 924.
[12] 陈冀胜. 突发性化学毒性灾害的处理［J/CD］. 中华卫生应急电子杂志，2015，1（2）：86-88.
[13] 刘泽岩，程景林，李景荣，等. 血必净联合血液灌流早期应用对百草枯农药中毒患者肺纤维化的疗效观察［J］. 中药材，2014，37（11）：2120-2122.
[14] Thompson TM, Theobald J, Lu J, et al. The general approach to the poisoned patient [J]. Disease-a-Month, 2014, 60 (11): 509-524.
[15] Rebera AP, Rafalowski C. On the Spot Ethical Decision-Making in CBRN (Chemical, Biological, Radiological or Nuclear Event) Response [J]. Sci Eng Ethics, 2014, 20 (3): 1-18.
[16] 岳茂兴. 爆炸致冲烧毒复合伤的特点及其紧急救治［J］. 中华急诊医学杂志，2007，16（6）：670-672.
[17] 李奇林，蔡学全，岳茂兴，等. 现代灾害伤院外急救进展［M］. 北京：军事医学科学院出版社，2004：1-30.
[18] 蒋俭. 火箭推进剂突发事故与应急处理［J］. 毒理学杂志，1997，11（1）：11-13.
[19] 沈君华，陈建荣，朱保锋，等. 急性气体中毒救治查询软件的开发及临床应用［J/CD］. 中华卫生应急电子杂志，2015，1（5）：367-369.

[20] 冒海春，沈君华，陈建荣. 提升医院应急能力，实施高效科学救援 [J/CD]. 中华卫生应急电子杂志，2015，1（5）：372-374.
[21] 岳茂兴. 沾染液体火箭推进剂时的个人洗消技术进展 [J]. 中华航空航天医学杂志，2003，14（3）：189-192.
[22] 岳茂兴，邹德威，张坚，等. 流动便携式重症监护治疗病房的创建 [J]. 中华危重病急救医学，2004，16（10）：589-591.
[23] 岳茂兴. 特种燃料爆炸致复合伤的急救 [J]. 中华急诊医学杂志，2000，9（2）：126-128.
[24] 岳茂兴. 氯气中毒医疗卫生救援院前急救 [J]. 中华急诊医学杂志，2008，17（2）：224.
[25] 陈冀胜. 反化学恐怖对策与技术 [M]. 北京：科学出版社，2005：164-199.
[26] 中国红十字总会. 救护 [M]. 北京：社会科技文献出版社，2003：130-141.
[27] Holland MG, Cawthon D. Personal protective equipment and decontamination of adults and children. [J]. Emerg Med Clin North Am, 2015, 33 (1): 51-68.
[28] Park, Bin S. Alert over South Korea toxic leaks [J]. Nature, 2013, 494 (7435): 15-16.
[29] 岳茂兴，夏锡仪，何东，等. 流动便携式重症监护病房急救车的研制及其在灾害事故急救中的应用 [J]. 中华危重病急救医学，2009，21（10）：624-625.
[30] 中华医学会. 临床技术操作规范：急诊医学分册 [M]. 北京：人民军医出版社，2010：59-70.
[31] 黄洁夫. 现代外科学 [M]. 北京：人民军医出版社，2003：286-298.
[32] 王一镗，岳茂兴. 复合伤. 实用临床急诊医学 [M]. 南京：南京科学技术出版社，1999：1169-1325.
[33] 李文升，唐雄修，李奇林. 气管导管引导下插胃管洗胃在急性重度有机磷农药中毒急救中的应用价值 [J/CD]. 中华卫生应急电子杂志，2015，1（3）：199-201.
[34] 岳茂兴. 危险化学品爆炸致冲烧毒复合伤急救 [J]. 中华灾害救援医学，2015，3（11）：601-606.
[35] 周树荣. 高压氧对重度一氧化碳中毒伴合并症或并发症患者的疗效

[J/CD]. 中华卫生应急电子杂志，2015，1（4）：291.
[36] 岳茂兴，杨鹤鸣，李建忠，等. 山莨菪碱联用地塞米松对四氧化二氮爆炸致冲毒复合伤大鼠血气的影响[J]. 中华航空航天医学杂志，2001，12（1）：35-39.
[37] 夏锡仪，郑琦涵，岳茂兴. 大剂量地塞米松联合山莨菪碱治疗急性氯气中毒伴化学性肺损伤526例[J]. 中华危重病急救医学，2012，24（11）：689.
[38] 岳茂兴，李成林，杨鹤鸣，等. 山莨菪碱联用地塞米松治疗多器官功能障碍综合征机制的研究[J]. 中华危重病急救医学，2000，12（6）：341-343.
[39] 岳茂兴，李建忠，李瑛，等. 复合氨基酸联合维生素B_6救治四氧化二氮吸入中毒小鼠的实验研究[J/CD]. 中华卫生应急电子杂志，2015，1（1）：23-25.
[40] 陈东升，桑显富. 群体性162例毒鼠强中毒全部脱险康复的救治体会[J]. 中国急救医学，2003，23（1）：60.
[41] 岳茂兴，夏锡仪，周培根，等. 大剂量维生素B_6联用20AA复方氨基酸治疗二例鼠药溴敌隆中毒致凝血障碍出血患者[J/CD]. 中华卫生应急电子杂志，2015，1（2）：125-126.
[42] 岳茂兴，王正国. 四氧化二氮爆炸致冲毒复合伤对家兔血液动力学及病理形态学的影响[J]. 中华急诊医学杂志，2001，10（2）：104-107.
[43] 徐冰心，刘志国，李成林，等. 火箭煤油染毒对二硝基氟苯所致小鼠迟发型过敏反应的免疫抑制作用[J/CD]. 中华卫生应急电子杂志，2015，1（5）：332-335.
[44] 岳茂兴，蔺宏伟，李建忠，等. 人参二醇对四氧化二氮染毒鼠α_1-抗胰蛋白酶水平的影响[J]. 中国急救医学，2003，23（9）：598-600.
[45] 段炼，魏毅涛，刘曼玲，等. 中草药对急性肺损伤的保护机制研究进展[J]. 医学研究生学报，2016，29（5）：533-537.
[46] 姜玉峰，岳茂兴. 解毒固本冲剂对大鼠肿瘤坏死因子-α和白介素-2及病理形态学改变的影响[J]. 中国中西医结合急救杂志，2000，7（1）：51-53.
[47] 岳茂兴，李瑛，卞晓星，等. 柴黄参祛毒固本冲剂治疗严重化学性肺损伤89例临床研究[J]. 中国中西医结合急救杂志，2013，20

(3): 159-161.

[48] 陈俊杰，胡张顺，况茂盛，等. 急性混合气体中毒肺部损伤的CT诊断[J]. 实用医技杂志，2011，18(9): 925-926.

[49] 沈亚萍，李瑛，岳茂兴. 急性双光气中毒58例临床分析[J]. 岭南急诊医学杂志，2010，15(6): 479-480.

[50] 岳茂兴. 氮氧化物中毒损伤的临床救治研究与进展[J]. 中华急诊医学杂志，2001，10(4): 222-223.

[51] 岳茂兴，夏亚东，黄韶清，等. 氮氧化物致急性化学中毒性肺水肿的临床救治研究[J]. 中国急救医学，2001，21(3): 142-144.

[52] 岳茂兴，魏荣贵，马华松，等. 氮氧化物致急性化学中毒性肺水肿19例的临床救治[J]. 中华航空航天医学杂志，2001，12(2): 115-116.

[53] 夏锡仪，岳茂兴，李瑛. 严重急性化学性肺水肿37例临床救治分析[J]. 中国全科医学，2010，13(29): 3343-3345.

[54] 沈亚萍，李瑛，岳茂兴，等. 急性双光气中毒58例救治体会[C]. 2014第十届全国中西医结合灾害医学学术大会论文集，2014: 262-264.

[55] 岳茂兴，魏荣贵，马华松，等. 爆炸伤101例的救治[J]. 中华急诊医学杂志，2003，12(3): 194-195.

[56] 岳茂兴. 爆炸复合伤的基本特点和初期急救原则及抢救程序[J]. 人民军医，2002，22(1): 186-187.

[57] 岳茂兴. 中西医结合治疗导弹和火箭推进剂爆炸致冲毒复合伤的基础和临床救治研究[J]. 解放军医学杂志，2002，H7(急救医学专刊): 236.

[58] 岳茂兴. 导弹和火箭推进剂爆炸致复合伤的致伤特点和紧急救治研究[J]. 解放军医学杂志，2002，D72(急救医学专刊): 233.

[59] 岳茂兴，张坚，刘志国，等. 化学物质爆炸致化学和冲击复合伤的损伤特点及紧急救治[J]. 中华急诊医学杂志，2004，13(8): 515-517.

[60] 都定元. 加强卫生应急与急救能力建设努力发挥急救先锋作用[J/CD]. 中华卫生应急电子杂志，2015，1(1): 12-14.

[61] 岳茂兴. 灾害事故伤情评估及救护[M]. 北京：化学工业出版社，2009: 38-78.

［62］中华卫生应急电子杂志编辑部委员会. 公共突发事件应急预案及部分急救流程［J/CD］. 中华卫生应急电子杂志，2015，1（1）：52-63.
［63］岳茂兴. 特种燃料爆炸致复合伤的急救［J］. 中华急诊医学杂志，2000，9（2）：126-128.
［64］中国研究型医院学会卫生应急学专业委员会，中国中西医结合学会灾害医学专业委员会. 急性创伤性凝血功能障碍与凝血病诊断和卫生应急处理专家共识（2016）［J/CD］. 中华卫生应急电子杂志，2016，2（4）：197-203.
［65］中国研究型医院学会卫生应急学专业委员会. 危险化学品爆炸伤现场卫生应急处置专家共识（2016）［J/CD］. 中华卫生应急电子杂志，2016，2（3）：148-156.
［66］岳茂兴，杨鹤鸣，李建忠，等. 冲击波和液体火箭推进剂中毒致冲毒复合伤大鼠实验模型的建立［J］. 中华航空航天医学杂志，2001，12（1）：31-34.
［67］岳茂兴，夏亚东，黄韶清，等. 氮氧化物急性中毒致严重迟发性化学性肺水肿的特点和救治对策——附 2 例死亡病例分析［J］. 中华危重病急救医学，2002，14（12）：757-758.
［68］邱泽武，彭晓波，王永安，等. 危险化学品事故与中毒救治［J/CD］. 中华卫生应急电子杂志，2015，1（6）：5-8.
［69］廖皓磊，吴梓芳，孙志辉，等. 面对突发性生物灾害所致心理休克期的群体应急对策［J/CD］. 中华卫生应急电子杂志，2015，1（2）：135-137.
［70］龚震宇，邓中平，蒋学之. 刺激性气体急性中毒对工人肺小气道功能的影响［J］. 浙江预防医学，1994，6（6）：23-24.
［71］岳茂兴，彭瑞云，杨志焕，等. 冲击伤复合液体火箭推进剂染毒大鼠的远期效应研究［J］. 创伤外科杂志，2004，6（5）：364-366.
［72］岳茂兴，彭瑞云，王正国，等. 飞船推进剂四氧化二氮中毒损伤的研究［J］. 航天医学与医学工程，2004，17（2）：117-120.
［73］岳茂兴，李建忠，陈英，等. 四氧化二氮对小鼠骨髓细胞姐妹染色单体互换频率变化的影响［J］. 中华航空航天医学杂志，2005，16（3）：168-170.
［74］马玉娜. 二硫化碳对大鼠 F_2 代的致畸作用及远期效应［J］. 江苏预防医学，1998，9（4）：13-15.

［75］罗红敏．一氧化碳中毒患者远期痴呆风险增加［J］．中华危重病急救医学，2016（10）：869-869．
［76］蔡芸．动物芥子气全身吸收中毒防治药物及综合治疗方案研究［D］．上海：第二军医大学，2005．

2016 中国心肺复苏专家共识

中国研究型医院学会心肺复苏学专业委员会

心搏骤停（CA）是指心脏泵血功能机械活动的突然停止，造成全身血液循环中断、呼吸停止和意识丧失。而作为抢救 CA 这一直接威胁人们生命急症的主要手段——心肺复苏术（CPR）就成了能使临危患者“起死回生”的主角[1-2]。在我国，心血管疾病患者已接近 3 亿，心血管疾病已成为我国居民死亡的首要原因，并仍然呈逐年增长的趋势[3]。近年来，我国 CA 的发生率也明显增加，并成为青壮年人群的主要杀手，目前每年约有 54.4 万人发生 CA，发病率已渐近发达国家水平，但整体抢救水平远低于发达国家和地区，CA 患者神经功能良好的出院生存率仅为 1% 左右[4-8]。

引发 CA 常见的心律失常类型包括心室纤颤（VF）、无脉性室性心动过速（VT）、心室停顿以及无脉性电活动（PEA），后者并称为电机械分离。CA 本质上是一种临床综合征，是多种疾病或疾病状态的终末表现，也可以是某些疾病的首发症状，常常是心源性猝死的直接首要因素[9]。CA 发作突然，约 10 s 即可出现意识丧失，如在 4～6 min 黄金时段及时救治可获存活，贻误者将出现生物学死亡，且罕见自发逆转者。CPR 就是应对 CA，能形成暂时的人工循环与人工呼吸，以求达到心脏自主循环恢

文献来源：中华卫生应急电子杂志，2017，3（1）：12-36.

复（ROSC）、自主呼吸恢复和自主意识恢复的挽救生命技术。因此，大力提升临床急救的施救能力，切实实施高质量的CPR，也就成为CA抢救能否成功的关键和根本保证[10]。已经证实，大部分CA发生在院外，部分人CA发作前会有先兆，及早识别CA发作，发作时第一反应者及时实施CPR，获得自动体外除颤仪（AED）及时除颤，当地有高效、专业的急诊医疗服务体系（EMSS）是决定患者生存的关键[11]。我国仍是发展中国家，幅员辽阔，地区间发展水平差距较大，医疗资源有限且分布不均，要从根本上提高我国CA患者的整体抢救成功率，必须构建具有中国特色的科学和高效的CA综合防治体系[12-15]。这一防治体系贯穿CA前预防，CA抢救的CPR全程直至CA复苏后处理的完整过程。强调CA前要以“预”字为纲，变被动抢救为主动防控；突出抢救中以“化”字为主，使CPR科学技术与临床实践紧密结合，准确把握CA患者和CPR技术共性标准和个性特点，辨证施救与科学化解；CA后则以“生”字为重，尽显敬畏生命、拓展生命的CPR发展观，优化CPR后管理的全过程，使生命得以恢复和延续。

从古人的唤醒和刺激复苏法，到口对口人工呼吸法、胸外按压人工循环法及体外心脏电除颤法三大要素构成的现代复苏术，均是人类对死亡发生机制逐步认识的结果。随着时代进步与医学科技的发展，人们对死亡的认知与复苏方法的认识相向而行、永无止境。为规范和指导我国CPR的理论探索与临床实践、突出具有中国特色的CPR整体方略与目标，提高CPR临床医疗水平，中国研究型医院学会心肺复苏学专业委员会汇集国内CPR领域专家，基于国际CPR指南的科学共识，结合我国国情和具体实践，涵盖了CA前期的预防、预识、预警的“三预”方针，CA中期的标准化、多元化、个体化的“三化”方法与CA后期复生、超生、延生的“三生”方略，共同制定了《2016中国心肺复苏专家共识》，作为指导我国CA综合防治体系构建和CPR临床实践的行动指南，为政府部门机构、医院、企事业单位、学校、社团、公益组织、各级管理人员、广大医务工作者、公务人员、教师、市民及群众等单位、团体和个人，提供有关 CPR 科学的专业指引和参考[16]。

一、CA 前期的“三预”方针

CA 前期是指患者未发生心搏、呼吸骤停前的时段。狭义的理解是指发生 CA 前极短暂的先兆症状时间，往往只有数分钟至数小时。这里定义的 CA 前期应该涵盖患者真正出现 CA 前的整个时间过程，这期间从个人到家庭、社区和医疗卫生服务系统乃至整个社会，每个相关要素的构成都会成为决定 CA 患者生存与否的关键。CA 往往猝然发生，抢救过程中任何失误和延误均可导致不良预后，因此在 CA 发生之前应强调“三预”方针：预防、预识和预警。

（一）CA 前期的预防

CA 前期预防首要是应该建立相对全面的综合预防体系，“预”强调的是意识，“防”侧重的是措施。CA 前期预防体系是指组建专家委员会制定相应的方案，相关部门配备防治器材，普及培训志愿者，筛选 CA 前期高危患者，评估其风险后及时采取干预措施，从而建立的一套有效运行的综合预防体系。该综合体系应该涵盖从个人到家庭，从社区到社会，从医院到整个医疗服务体系，从救护到医疗，从群体到个人，从健康个体到冠心病（CHD）患者的多维立体预防体系。建立“家庭初级预防、社区中级预防、医院高级预防”的三位一体院外心搏骤停（OHCA）预防急救新模式。

1. CA 前期的家庭预防　对于每个家庭来说，每个年龄段的成员都有出现猝死的风险和可能。婴幼儿缺乏自我保护能力，容易因为各种意外和环境因素导致 CA[17]。冬季容易发生的婴儿猝死综合征、气道异物窒息和环境温度过高 / 过低等都是婴幼儿出现CA的常见原因[18]。儿童CA多因为感染、癫痫、各种意外、哮喘或先天性心脏病等病因引起[19]。各种意外、毒物接触、过劳猝死、激动猝死、房事猝死等都可能是导致成人CA的原因[20]。然而，对于成年人，尤其是中老年人，发生CA的首要病因还是CHD等各种心血管疾病[21]。60岁以上老年人一般存在慢性基础疾病，加之自身特殊的生理改变以及自我防护能力降低，容易因为慢性疾病的急性发作、气候、窒息以及心理刺激引发CA[22]。因此，每个家庭应该树立健康、和谐的家庭文化，彼此关心健康问题；定期进行健康体检，掌握个人健康状况；及时就医治疗，相互督促规范治疗；积极配合社区慢性疾病的管理。首先，家庭中每一个成员都应学习急救，特别是CA的相关科学知识，知晓不同年龄段的家庭成员可能出现的CA高危因素，采取措施避免和预防其可能受到的伤害和意外。其次，每个家庭应该掌握力所能及的急救技能，制定家庭急救预案或计划，拟定转运路线[23]。第一，要学会正确启动EMSS，正确拨打“120”急救电话，学会启动、利用当地社区或单位的辅助应急救护资源。第二，要掌握哈姆立克（Heimlich）手法，能够为气道阻塞（食物嵌顿或窒息）的家庭成员进行现场急救。第三，要掌握正确的CPR技术，学会AED的使用，最好是参加规范的CPR技术学习班（医疗机构、社区或各种公益组织开办），在专业人员的指导下掌握正确的CPR技术，也可以利用网络和视频等形式开展自学。第四，要根据家庭成员的健康和疾病状况掌握特殊的健康监测和急救知识，例如监测体温、血糖和血压，应用家庭远程生命监测装置等。最后，应该配备适当的急救装备，以防万一，例如建立家庭急救信息卡，包括家庭具体住址及附近地标建筑、联系人电话、家庭主要成员既往慢性疾病史、药敏史等，放置于固定电话旁或固定位置，便于拨打急救电话时快速、准确提供相关信息；设立家庭急救药箱，配备常见急救物品（乙醇、方纱、绷带、手套等）和慢性疾病家庭成员可能需要的急救药品（如硝酸甘油、卡托普利、安宫牛黄丸、止喘药等）；特殊的抢救设备，如 AED、腹部提压心肺复苏仪、制氧机等。友好、互助的邻里关系不仅促进日常的心理、生理健康，也有助于在危急时刻相互扶持，共渡难关。

2. CA 前期的社区预防　OHCA 患者的生存依赖于社区内各种相互支持的要素，即旁观者第一时间识别 CA，呼救，启动 EMSS，立即实施 CPR 并及早电除颤，直到 EMSS 专业急救人员到达、接手，并将患者快速转运至医院急诊科或导管室，之后转入重症监护病房（ICU）进行复苏后治疗。理想情况下，所有 OHCA 患者都应该接受旁观者 CPR 和除颤，否则等到专业急救人员到达后才实施 CPR 和除颤，患者生存的概率极低[24]。因此，秉承王一镗教授“三分提高、七分普及”的“三七”理念，在社区建立完整、有效的预防体系是 OHCA 防治的关键[25-27]。

不同社区 CA 者的复苏效果有明显差异，这与患者的基本健康状况、并发症严重程度和社区条件差异有关，后者关系到院前急救生命链各个环节的细节差异，涉及社区是否有经过培训的非专业“急救员”及其数量和实施 CPR 的质量、社区医疗转运人员和工具、社区有无除颤设备、呼叫系统、应急预案、反应策略、经常性的急救演练和社区生命关爱文化氛围等[28]。理想的社区 CA 预防体系建设应包括以下几个方面。

（1）科普：全面、全员宣传动员，普及 OHCA 的科学和知识，提高居民健康和急救意识，营造互助和谐、关爱生命的文化氛围。科普教育应该利用全媒体（广播、电影、电视、报纸、海报、宣传单张、手册、微信、微视频、流媒体等）进行广泛、持续的宣传，内容应该科学、准确，形式多样，充分利用社区医疗的一级预防和健康教育平台。

（2）培训：开展形式多样、群众喜闻乐见、讲求实效的 CPR 普及培训。首先从社区医务人员、工作人员、公安干警、消防警察、教师、公共交通系统（机场、车站、地铁等）工作人员、安保人员、导游等开始，逐步扩展到慢性病（心血管疾病）患者家属、大中小学生、公司白领、职员、普通百姓等广大社区人群。同时广泛开展志愿者、企事业单位、公司、工矿企业、社团机构、公益组织等社会团体和个人的 CPR 技能培训。广大医疗卫生机构、专业学（协）会、红十字会组织、专业医务人员等专业机构提供必要的科学技术支持和咨询，指导并带领社区的各种机构、团体开展有偿、无偿的培训活动。培训活动形式、规模可灵活多样，但一定要理论结合实践，真正使参加培训的人员掌握正确的 CPR 技能并敢于在必要时实施。鼓励学校、机关、企事业单位等机构将 CPR 纳入教育对象、成员的基本安全技能教育和培训[29]。

（3）人员：经过培训的各类社会人员都是第一反应者的最佳人选，培训人员的数量越大，第一反应者 CPR 的比例就会越高。针对我国 CPR 普及率低于 1%，医务人员向家庭成员传授 CPR 技术低于 1%，院外突发 CA 患者复苏成功率低于 1% 的“三低”窘境，中华医学会科学普及分会与中国研究型医院学会心肺复苏学专业委员会启动了“全国心肺复苏普及进亿家精准健康工程”——525＋（我爱我家）工程，即 5 年内 CPR 普及共 2 亿人，每人培训 5 户家庭，真正走出一条符合我国国情的精准 CPR 普及之路，以此提高公众的 CPR 意识和技能[29-30]。

（4）装备：AED 能够自动识别可除颤心律，适用于各种类别的施救者使用[31]。近年来欧美等国家能够迅速提升 OHCA 患者的抢救成功率，与 AED 在这些国家的广泛普及密切相关。基于此，本专家共识强烈推荐在 CA 高发的公共场所应该实施公众除颤（PAD）计划。PAD 计划是在很有可能有目击者、OHCA 发生率相对较高的公共场所，例如机场、火车站、地铁、商场、游乐场、宾馆、赌场、学校、写字楼等设置 AED，便于第一反应者能够快速获得并实施除颤。在欧洲以及美国、日本、新加坡、中国香港、中国台湾等国家和地区已广泛实施 PAD 计划，使得越来越多 CA 患者得以及时救治并存活出院[32]。我国仅在个别地区和场所（机场）配置 AED，但由于培训和相关法律等配套落后，这些 AED 也未能发挥应有的作用。同时，应积极推进基于胸外按压禁忌证应运而生的腹部提压 CPR 技术，该项技术为切实执行高质量胸外按压 CPR，如保障按压深度、充分的胸廓回弹及不中断胸外按压，并协同 AED 发挥了积极作用[33]。鼓励有条件的地区、社区、机关单位、家庭配备 AED 和腹部提压心肺复苏仪等急救装备。

（5）预案：各企事业单位、公司、工矿企业、学校等机构应该建立灾害防范、急救应对的规章和制度，落实安全救护员制度并配备急救装备，保障员工安全，明确机构范围内突发事件的第一时间应急救护的责任和义务。除了第一反应者启动 EMSS 外，社区医疗卫生机构、学校、公共场所（公交系统、公园、广场、商场、娱乐场所等）、公司、企事业单位、工矿企业等机构，都应该结合各自的实际情况制定针对 CA 等紧急事件的应急处置预案和流程，组织开展应急演练并持续改进，确保 EMSS 急救人员能够迅速到达现场，与现场施救人员快速衔接。

（6）文化：在 CA 普及教育、CPR 普及培训中应该始终贯穿和培养公众勇于施救、互助互爱的急救文化。及时表彰并宣传报道第一反应者对 OHCA 的急救案例，弘扬社会主义的精神文明风尚，宣扬关爱生命、乐于助人社会主义先进文化。逐步营造积极、和谐、互助的社会环境和急救文化。

（7）其他：为保障社区预防体系的建设和有效运行，应同步加快相关的法律配套，例如保护施救者的“好心人法”，规范 EMSS 的“院前急救法”，推动公共场所配备必要急救装备（AED 和急救箱等）的相关法律或条文。应该充分鼓励和引导社会慈善、公益团体和知名公司企业加入到 CA 社区预防体系的建设当中，重点支持我国西部、偏远和经济落后地区的社区预防体系建设，推动全国性社区预防体系的建立和完善。

3. CA 前期的医院预防　医院是 CA 救治的关键主体，既是对 OHCA 患者高级生命支持和复苏的终点站，也是院内心搏骤停（IHCA）整体防治的主战场[34]。医院是 CA 救治医疗卫生应急救援体系的终极环节和代表，对 CA 前的医院预防也包括了与之紧密相连的院前急救反应系统的建设和发展。

（1）院前急救反应体系：对于 OHCA，除了有效的社区预防体系，还应该建立完善、高效的 EMSS。EMSS 是包含了院前急救（“120”急救中心）、院内急诊（医院急诊科）和危重症监护［ICU 或急诊重症监护病房（EICU）］一体的应急医疗救援体系。无论城市还是乡村，都应该创造条件，建立具有有效院前急救能力的急救中心、站和点，为民众提供基础的急救服务。我国院前急救模式多样，但各急救（指挥）中心、站和点要建立从调度指挥、现场急救、安全转运和交接、培训质控等涵盖院前急救全程，提高抢救水平的 CA 综合救治规范，并通过质量控制体系进行持续质量改进。首先，要提升科学指挥调度能力，院前急救调度人员在快速派遣急救任务的同时，要能够指导和帮助电话求救的市民对 CA 做出识别[35-36]；能够通过电话指导市民对 OHCA 患者进行现场 CPR（即调度员指导下的 CPR）[37-38]。有条件的地区，还应该积极尝试通过现代信息技术呼救、调度 CA 现场附近的社会急救资源参与第一时间的 CPR 和电除颤等急救[39-41]。高水平的院前急救队伍是高效 EMSS 的一个关键环节，应强化院前急救人员培训，制定院前急救规范和流程，提高对急性冠脉综合征（ACS）、脑卒中、创伤等急危重症的现场快速诊断和施救能力，减少 CA 的发生，改善患者预后。有条件的地区和单位可在院前环境下保证高质量 CPR 的同时，开展实施高级心血管生命支持（ACLS）[42]。急救中心应该加强和规范院前病历的记录，逐步完善信息化建设，并建立持续质量改进的机制，不断提升院前急救能力和水平[43]。院前急救系统与医院急诊科要建立一体的无缝连接抢救流程和体系，保障患者的快捷、安全转运和交接。

（2）IHCA 预防体系：我国 IHCA 发生的情况与国外大致相同，但复苏成功率同样不理想[44]。不管是成人还是儿童，大部分（超过 60%）的 IHCA 发生在 ICU、急诊科、手术室或操作治疗单元（导管室、腔镜室等）[45-46]，这就要求这些部门的医疗团队能够提供最高水平的医疗救治。一旦有 CA 发生，应立即识别，启动院内反应系统，复苏团队实施高质量 CPR，快速除颤，有效的 ACLS 及综合的复苏后治疗。与社区预防体系一样，医院内不同专业之间能否紧密协调配合决定患者的生死。无论在院内的任何地方，IHCA 现场的医护人员还必须面对人群拥挤、家属在场、空间局限、转运等复杂的环境，是否能够立即获得像急诊科或 ICU 一样额外的 CPR 抢救资源，保证高质量的 CPR 和有效的 ACLS 实施，是 IHCA 预防系统建设的关键[24]。与 OHCA 相反，IHCA 患者的生存依赖于医院内有效的监测和预防体系。IHCA 预防体系包括建立早期预警系统（EWSS）和快速反应系统（机制），组建院内快速反应小组（RRT）或紧急医疗小组（MET）。组建 RRT 和 MET 的目的是为了早期对病情恶化的患者进行干预，预防 IHCA 的发生[47-48]。RRT 和 MET 由 ICU 或急诊医师、护士、呼吸治疗师组成，携带监护和复苏的装备和药物。当院内其他医务人员（尤其是普通病房）发现患者病情恶化时应立即通知 RRT 和 MET 到达现场进行救治。RRT 和 MET 能够显著降低 IHCA 的发生率和病死率，尤其是在普通病房[49-51]。

（3）CPR 培训与质量控制：预防措施是否有效，最终还是要看 CA 发生时是否有人及时实施了高质量 CPR。CA 患者的生存率取决于是否有经过培训的医务人员和第一反应者在场施救，以及功能良好、环环相扣的生存链。科学与实践之间总存在一定的差距，要弥合反应者和医务人员在实施 CPR 实践与科学之间的差距，真正提高复苏成功率，必须建立科学、完善的 CPR 培训机制[52]。运用科学、先进的培训方法（例如模拟培训教育等），强化培训的质量和效果，则是将科学知识转化为实际操作，以提升 CPR 质量和效果的根本途径；建议使用 CPR 反馈装置帮助学习 CPR 的实践技能[53]。对于专业人员而言，以团队形式实施的 CPR 仍然是临床实践的首选[54]。鼓励在具备基础设施和培训师资的培训机构及部门（国家级、省级急诊、全科医师住院医师规范化培训基地）中，使用高仿真模型。在ACLS课程中，应该融入对领导能力和团队合作原则的强化培训，以提升受训人员的实际抢救水平和能力[55]。对于学习的形式可采用标准的、科学的手段和灵活多样的方式进行。为保持专业人员高质量的CPR水平，应该建立定期的培训考核和认证体系，将CPR的专业技能纳入医学执业的基本资质条件[52]。

对于院内医务人员的教育培训内容应该包括对IHCA患者的早期识别和处理，例如急性致命性突发事件的识别和治疗课程，增加CA前的处理，减少IHCA数量，最终提高IHCA患者的出院生存率[56]。应不定期对医护人员进行IHCA患者病情恶化早期识别能力的培训，除了标准的ACLS课程外，还应模拟院内场景进行培训和演练，不断提高院内反应的速度和效能。要建立院内CPR的质量监测和控制体系，不断改进和提升院内团队的复苏质量和能力[29]。

（二）CA前期的预识

CA前期预识是指对于针对可能发生CA的高危患者进行预先性识别，及时采取可能的干预措施，预防CA或及早启动CPR流程。预识包括3个方面，对可能发生CA的高危患者进行溯源性预识；院内危重症及高危患者的动态性预识，以及对OHCA患者发作前的即时性预识。

1. CA前期的溯源性预识　溯源性预识就是要抓住CA的病原和病因，明确高危患者存在的危险因素，采取有针对性的预防措施。成人OHCA多为心源性CA[57]。心血管疾病是CA最常见且最重要的原因[25]，其中以CHD最为常见，尤其是急性心肌梗死（AMI）早期。因此，对CHD患者实施积极、有效的一级和二级预防措施意义重大。规范使用β受体阻滞药、抗血小板药物、血管紧张素转化酶抑制药（ACEI）类药物和调脂药物，及时行冠状动脉（冠脉）造影及经皮冠脉腔内成形术或冠脉旁路移植术，适时进行射频消融治疗，使用埋藏式心脏复律除颤器（ICD）能够预防和（或）减少 CA 的发生[58-59]。除了 CHD，其他心血管疾病也会引起 CA，如先天性冠脉异常、马方综合征、心肌病（扩张型心肌病、肥厚性心肌病等）、心肌炎、心脏瓣膜损害（如主动脉瓣病变及二尖瓣脱垂）、原发性心电生理紊乱（如窦房结病变、预激综合征、Q-T 间期延长综合征和 Brugada 综合征）、遗传性心律失常性疾病、中重度慢性心功能不全、心震荡等。对这些患者也应该积极采取预防性措施，ICD 较其他方法能更好地预防心源性猝死的发生。基础疾病的治疗及抗心律失常药物（β 受体阻断药和胺碘酮）的应用也十分重要[58, 60]。此外，对有心源性猝死家族史、既往有 CA 发作史的患者也应该高度重视，采取必要的防护措施[61]。

2. CA 前期的动态性预识　动态性预识是对 CA 高危患者院内观察、监测的重要方法。CA 前的动态性预识依赖于院内 EWSS 的建立。超过半数的 IHCA 继发于呼吸、循环衰竭和各种原因所致的休克，这些事件发生前都会有生理变化的早期表现，例如气促、心动过速以及低血压等。IHCA 患者会出现生理不稳定状态的恶化，且难于及时发现并处理。这种状况多发生于普通病房，不同于 ICU 或手术室，普通病房由于缺乏足够高的患者护士比例以及监护的警惕性，对生命体征的手动监测和医护人员对患者巡视频次的减少，往往会因延误对病情的识别而更易出现 IHCA。因此，要建立动态性预识机制，这可以通过增加对高危患者的远程心电监测，包括对呼吸频率和心律的监测，或者增加巡视的频率来实现。临床也可以通过应用和组合各种评分系统对危重患者进行病情评估，早期识别潜在的危重患者[24]。对早期临床表现不明显或症状不典型的患者，应该坚持动态、连续和反复的监测，多次评估，及早发现。对已经被识别出的高危患者，经过治疗处理后还应进行持续地严密监测和观察，评价治疗效果和病情恶化风险，直至病情稳定。

3. CA前期的即时性预识　部分患者在发生CA前有数天或数周，甚至数月的前驱症状，如心绞痛、气急或心悸的加重，易于疲劳，以及其他主诉。但这些症状无特异性，并非心源性猝死所特有。前驱症状仅提示有发生心血管疾病的危险，而不能预测心脏性猝死的发生。部分患者可无前驱症状，瞬即发生CA。如此时能够意识到发生CA的风险而尽早就医、诊治，有可能避免恶性事件的发生[62]。

部分CA患者从心血管状态出现急剧变化到CA发生前的时间为瞬间至持续1 h不等；由于猝死的病因不同，发病期的临床表现也各异；典型的表现包括严重胸痛、急性呼吸困难、突然心悸、持续心动过速或头晕目眩等[63]。若CA瞬间发生，事先无预兆，则大部分是心源性的。在猝死前数小时或数分钟内常有心电活动的改变，其中以心率加快及室性异位搏动增加最常见；另有少部分患者以循环衰竭发病[59]。此时尽快启动急救反应系统，采取一定的自救措施（休息、平卧、口服硝酸甘油等急救药物），或许能够争取部分宝贵的院前急救时间。

（三）CA前期的预警

CA前期预警是基于循证医学为依据的易发生CA的病症，基于现代医学检测筛查的高危个体，通过现代医学大数据分析而得出的预警模式。通过有效、规范地实施可能发生CA个体的“精准定位”，而发出预先警告信息，达到防患于未然的目的。

1. 机体预警　OHCA多为心源性疾病所致，年轻人和年长者发生CA的原因不同。年轻人多表现为遗传性离子通道疾病和心肌病变引发的恶性心律失常，还有心肌炎和药物滥用等原因。而年长者则表现为慢性退行性心脏改变，如CHD、心脏瓣膜病变及心力衰竭（心衰）。所以作为不同的个体和人群，可供预测CA发生的机体特征也不尽相同。对没有已知心脏病的人群，筛查并控制缺血性心脏病的危险因素（血脂、血压、血糖、吸烟、体重指数）

是最有效的 CA 预防措施。家族性猝死的研究成果提示基因学检测将成为预测 CA 的重要手段。在缺血性心脏病患者中，尽管曾提出一系列包括晚电位、Q-T 间期离散度、微伏级 T 波电交替等预测因子，但未获得欧洲心脏协会（ESC）指南的推荐，左心室射血分数（LVEF）仍是目前唯一临床常用的 CA 预测指标。遗传性心律失常疾病的预测因子则有高度异质性，不同类型的遗传性心律失常预测因子不同[64]。

IHCA 主要由非心源性病因所致，包括严重电解质紊乱和酸碱平衡失调、窒息、各种原因所致的休克、恶性心律失常、药物过敏反应、手术、治疗操作、麻醉意外、脑卒中、药物过量、呼吸衰竭（呼衰）等。虽然 IHCA 也突然发生，但起病前往往存在基础疾病的恶化和演变过程，也会出现特异性的血流动力学不稳定改变，因此重视 CA 前疾病和主要生命体征（心电图、血压、心率、呼吸频率、血氧饱和度等）的监测，建立预警机制，早期干预、处理，也能够有效降低 IHCA 的发生率。

2. 心理预警　在院外条件下，CA 的诱因还有一个不可忽视的心理因素——情绪，即指因为情绪（喜、怒、哀、思、悲、恐、惊）、精神因素而引发的 CA。资料表明，情绪因素能显著地影响和改变心、肺、脑疾病的发生率。情绪因素可以是发病的病源性因素，也可以是促发因素，或者使疾病加剧的因素[65]。近年来在临床上也常常见到，由于情绪波动而引起的 CA。

过度情绪（喜、怒、哀、思、悲、恐、惊）、精神因素可引发交感神经兴奋和迷走神经抑制导致的原发性 CA，也可通过影响呼吸中枢调节，引发呼吸性碱中毒导致心搏、呼吸骤停，还可诱发原有心脑血管疾病，引发的继发性心搏、呼吸骤停[66]。临床上与心理因素关系比较密切，且容易引发 CA 的几种高危情况应引起大家的警惕，提前做好预防工作。儿茶酚胺敏感性多形性室性心动过速（CPVT）是一种常见的遗传性心脏病，多发生于无器质性心脏病、Q-T 间期正常的青少年，以运动或情绪激动时出现双向性或多形性室性心动过速，导致晕厥和猝死为特征[67]。章鱼壶心肌病又称为心碎综合征或心尖球形综合征，因发作时左心室心尖呈气球样，与传统日本章鱼鱼篓的圆形底部和窄口相似而得名[68]。近1/3 的章鱼壶心肌病患者是因为受到精神因素的影响（如悲伤、惊恐、焦虑、人际冲突、愤怒、挫折等）而发病。有些患者会发生多灶性的冠脉痉挛或短暂的心肌灌注不良，甚至有部分诱发 VF 而出现心搏、呼吸骤停。Q-T 间期延长综合征（LQTS）也是一种与情绪改变及其心脏事件发生相关的遗传性心脏疾病[69]。这一类疾病的治疗都是以 β 受体阻断药为代表的抗心律失常药物和 ICD 治疗为主，同时应该避免剧烈运动、过度情绪改变以及远离令人产生应激的环境等[70]。另外，对于有 CHD 及心脑血管异常（主动脉瘤、脑动脉瘤、主动脉夹层）基础病的患者，在情绪失调等应激状态时儿茶酚胺分泌量明显增加。儿茶酚胺除可引起恶性心律失常外，还可使血压增高、微血管内血小板聚集作用增加，导致心脑血管恶性事件的发生，严重者可致心搏、呼吸骤停[60]。

3. 仪器预警　对于已知的高危患者，应用适当的仪器设备进行检查分析，对 CA 发生的风险进行筛查是有意义的。不主张对普通人群进行常规筛查，但建议对年轻的竞技体育运动员进行赛前 CA 风险筛查。对猝死患者直系亲属筛查是识别风险个体、积极防治 CA 的重要手段[71]。

对于室性心律失常（VA）患者，首先要准确采集病史，再根据患者的具体情况选择最佳的检查方式[60]。对于陈旧性心肌梗死合并心悸、晕厥或接近晕厥、晕厥可疑为缓慢或快速心律失常所致以及鉴别致心律失常性右室心肌病（ARVC）和右心室流出道心动过速，推荐使用冠脉造影和电生理检查这一类有创性检查。而致死性 VA 或 CA 生还者合并中、高危 CHD 风险的患者则推荐使用无创性检查，具体包括：静息 12 导联心电图适用于可疑或已知 VA 的患者；动态心电图用于检测和诊断心律失常，12 导联动态心电图用于评估 Q-T 间期或 ST 段的变化；心脏事件记录器用于症状偶发者，判断是否与短暂心律失常相关；埋藏式心电记录器用于偶发症状可疑与心律失常相关，而应用现有手段无法明确者；信号叠加心电图用于合并 VA 或致命 VA 风险的 ARVC 人群的诊断；运动负荷试验可用于年龄、症状提示为中高风险的 CHD 患者诱发心肌缺血或 VA，用于已知或可疑运动诱发的 VA，包括 CPVT 的诊断及预后评估，运动诱发的 VA 进行药物或消融治疗的效果评估；建议超声心动图均适于可疑或确诊 VA 的所有患者以评估左心室功能，检出心脏结构异常；对严重 VA 或 SCD 高危患者应行超声心动图评价左心室和右心室功能并检出结构性心脏病，如扩张型、肥厚型或右室心肌病患者，AMI 存活者，SCD 生还有遗传基因异常患者的亲属；运动试验＋影像（运动负荷超声心动图或心肌灌注显像，SPECT）用于心电图诊断缺血不可靠［应用地高辛、左心室肥厚、静息时心电图 ST 段压低＞1 mm，预激综合征或左束支传导阻滞（LBBB）］，中度罹患 CHD 风险合并 VA 的患者以检出潜在缺血；药物负荷＋影像用于不能进行运动负荷试验，中度罹患 CHD 风险的 VA 人群以检出潜在缺血；当超声心动图不能准确判断 VA 患者的左心室和右室功能和（或）结构异常时，可考虑行 CMR 或 CT 检查。

二、CA 中期的“三化”方法

CA 中期是指针对患者心搏、呼吸骤停期间进行初级或高级生命支持的时段，应采用标准化、多元化和个体化并重的“三化”方法，借以最大限度提高 CPR 的抢救成功率与生存率。自 1960 年现代 CPR 诞生之日起，胸外按压（产生并维持人工循环，前向血流）、人工呼吸（保持人工通气）和电除颤（尽快终止可除颤心律失常）就是 CPR 的基本核心技术，也是 CPR 技术不断优化和发展的目标。在复杂多变的临床条件下，要获得最佳的复苏治疗与复苏效果应切实执行“三化”方法。

（一）CA 中期的标准化

传统的徒手 CPR 不受装备和条件限制，能够快速实施，仍然是当今 CPR 的首选复苏策略，我们也称之为标准 CPR（STD-CPR）。受制于施救者的身体条件和疲劳产生，施救者的复苏质量会存在明显差异。因此，要确保高质量的人工循环产生，便于培训、推广和质量控制，必须建立标准化的 CPR 方法学[72]。

1．成人 CPR［基础生命支持（BLS）］标准

（1）判断患者意识：只要发病地点不存在危险并适合，应就地抢救。急救人员在患者身旁快速判断有无损伤和反应。可轻拍或摇动患者，并大声呼叫"您怎么了"。如果患者有头颈部创伤或怀疑有颈部损伤，要避免造成脊髓损伤，对患者不适当地搬动可能造成截瘫[35]。

（2）判断患者呼吸和脉搏（非医务人员只判断呼吸即可）：患者心脏停搏后会出现呼吸减慢、停止，甚至出现濒死叹气样呼吸或称为喘息，而部分 CA 的原因正是呼吸停止或窒息[35，73-74]。因此，一旦患者呼吸异常（停止、过缓或喘息），即可认定出现 CA，应该立即予以 CPR。通常，我们通过直接观察胸廓的起伏来确定患者的呼吸状况；也可以通过患者鼻、口部有无气流或在光滑表面产生雾气等方法来参考判断。对于经过培训的医务人员，建议判断呼吸的同时应该判断患者的循环征象。循环征象包括颈动脉搏动和患者任何发声、肢体活动等[75-76]。检查颈动脉搏动时，患者头后仰，急救人员找到甲状软骨，沿甲状软骨外侧 0.5～1.0 cm 处，气管与胸锁乳突肌间沟内即可触及颈动脉[77]。同时判断呼吸、脉搏的时间限定在 5～10 s[72]。

（3）启动 EMSS：对于第一反应者来说，如发现患者无反应、无意识及无呼吸，只有 1 人在现场，对成人要先拨打当地急救电话（"120"），启动 EMSS，目的是求救于专业急救人员，并快速携带除颤器到现场。现场有其他人在场时，第一反应者应该指定现

场某人拨打急救电话，获取 AED，自己马上开始实施 CPR。EMSS 是贯穿 OHCA 患者抢救全程的关键，是整个生存链串联、稳固的核心[35]。对于 OHCA 患者，高效、完善的 EMSS 应该包括专业的调度系统、快速反应的院前急救队伍和优秀的转运、抢救体系。专业的调度系统在能够快速派遣专业的院前急救队伍的同时，通过辅助呼救者正确、及时识别 CA，鼓励并指导报警者实施 CPR[78-79]。对于 IHCA 患者，启动院内应急反应体系包括呼救、组织现场医务人员 CPR 的同时，启动院内专有的应急体系代码，呼叫负责院内 CPR 的复苏小组或团队。需要特别注意的是，有时短暂的、全身性的抽搐可能是 CA 的首发表现[80-81]。

（4）实施高质量的 CPR：①胸外按压技术标准：CPR 时为保证组织器官的血流灌注，必须实施有效的胸外按压。有效的胸外按压必须快速、有力。按压频率 100～120 次 /min，按压深度成人不少于 5 cm，但不超过 6 cm，每次按压后胸廓完全回复，按压与放松比大致相等[82-87]。尽量避免胸外按压中断，按压分数（即胸外按压时间占整个 CPR 时间的比例）应≥60%[88-91]。在建立人工气道前，成人单人 CPR 或双人 CPR，按压 / 通气比都为 30∶2；建立高级气道（如气管插管）以后，按压与通气可能不同步，通气频率为 10 次 /min[92]。②胸外按压实施标准[93-98]：患者应仰卧平躺于硬质平面，术者位于其旁侧。若胸外按压在床上进行，应在患者背部垫以硬板。按压部位在胸骨下半段，按压点位于双乳头连线中点。用一只手掌根部置于按压部位，另一手掌根部叠放其上，双手指紧扣，以手掌根部为着力点进行按压。身体稍前倾，使肩、肘、腕位于同一轴线上，与患者身体平面垂直。用上身重力按压，按压与放松时间相同。每次按压后胸廓完全回复，但放松时手掌不离开胸壁。按压暂停间隙施救者不可双手倚靠患者。③仅胸外按压的 CPR：如果旁观者未经过 CPR 培训，则应进行单纯胸外按压 CPR，即仅为突然倒下的成人患者进行胸外按压并强调在胸部中央用力快速按压，或者按照急救调度的指示操作。施救者应继续实施单纯胸外按压 CPR，直至 AED 到达且可供使用，或者急救人员或其他相关施救者已接管患者。所有经过培训的非专业施救者应至少为 CA 患者进行胸外按压[97-98]。另外，如果经过培训的非专业施救者有能力进行人工呼吸，应按照按压：人工呼吸为 30：2 进行[99-101]。单纯胸外按压（仅按压）CPR 对于未经培训的施救者更容易实施，而且更便于调度员通过电话进行指导。另外，对于心脏病因导致的 CA，单纯胸外按压 CPR 与同时进行按压和人工呼吸 CPR 的生存率相近。

（5）人工通气

①开放气道：如果患者无反应，急救人员应判断患者有无呼吸或是否异常呼吸，先使患者取复苏体位（仰卧位），即先行 30 次心脏按压，再开放气道。如无颈部创伤，可以采用仰头抬颏或托颌法，开放气道，对非专业人员因托颌法难于学习，故不推荐采用，专业急救人员对怀疑有颈椎脊髓损伤的患者，应避免头颈部的延伸，可使用托颌法。

a. 仰头抬颏法：完成仰头动作应把一只手放在患者前额，用手掌把额头用力向后推，使头部向后仰，另一只手的手指放在下颌骨处，向上抬颏，使牙关紧闭，下颏向上抬动，勿用力压迫下颌部软组织，以免可能造成气道梗阻[102]，也不要用拇指抬下颌。气道开放后有利于患者自主呼吸，也便于 CPR 时进行口对口人工呼吸。如果患者假牙松动，应取下，以防其脱落阻塞气道。

b. 托颌法：把手放置于患者头部两侧，肘部支撑在患者躺的平面上，托紧下颌角，用力向上托下颌，如患者紧闭双唇，可用拇指把口唇分开。如果需要行口对口人工呼吸，则将下颌持续上托，用面颊贴紧患者的鼻孔。此法效果肯定，但费力，有一定技术难度。对于怀疑有头、颈部创伤患者，此法更安全，不会因颈部活动而加重损伤[103-107]。

②人工通气：采用人工呼吸时，每次通气必须使患者的肺脏膨胀充分，可见胸廓上抬即可，切忌过度通气。在建立高级气

道后，实施连续通气的频率统一为每 6 秒 1 次（10 次 /min）[72]。但应该强调，在人工通气时应该使用个人保护装置（如面膜、带单向阀的通气面罩、球囊面罩等）对施救者实施保护。

a. 口对口呼吸：口对口呼吸是一种快捷有效的通气方法，呼出气体中的氧气足以满足患者需求。人工呼吸时，要确保气道通畅，捏住患者的鼻孔，防止漏气，急救者用口把患者的口完全罩住，呈密封状，缓慢吹气，每次吹气应持续 1 s 以上，确保通气时可见胸廓起伏。口对口呼吸常会导致患者胃胀气，并可能出现严重并发症，如胃内容物反流导致误吸或吸入性肺炎、胃内压升高后膈肌上抬而限制肺的运动。所以应缓慢吹气，不可过快或过度用力，减少吹气量及气道压峰值水平，有助于减低食道内压，减少胃胀气的发生。对大多数未建立人工气道的成人，推荐 500～600 mL 潮气量，既可降低胃胀气危险，又可提供足够的氧供[108]。

b. 球囊面罩通气：使用球囊面罩可提供正压通气，但未建立人工气道容易导致胃膨胀，需要送气时间长，潮气量控制在可见胸廓起伏[109]。但急救中挤压气囊难保不漏气，因此，单人复苏时易出现通气不足，双人复苏时效果较好。双人操作时，一人压紧面罩，一人挤压皮囊通气。如果气道开放不漏气，挤压 1 L 成人球囊 1/2～2/3 量或 2 L 成人球囊 1/3 量可获得满意的潮气量[110]。如果仅单人提供呼吸支持，急救者位于患者头顶。如果没有颈部损伤，可使患者头后仰或枕部垫毛巾或枕头，使之处于嗅闻位，便于打开气道，一手压住面罩，一手挤压球囊，并观察通气是否充分，双人球囊面罩通气效果更好。

（6）电除颤：大多数成人突发非创伤性 CA 的原因是 VF，电除颤是救治 VF 最为有效的方法[31]。研究证实，对于 VF 患者每延迟 1 min 除颤，抢救成功率降低 7% ～10%，因此早期电除颤是 CA 患者复苏成功的关键之一[111-112]。心律分析证实为 VF/ 无脉性 VT 应立即行电除颤，之后做 5 组 CPR，再检查心律，必要时再次除颤[113-114]。单相波除颤器首次电击能量选择

360 J，双相波除颤器首次电击能量选择应根据除颤仪的品牌或型号推荐，一般为 120 J 或 150 J[115]。对心室静止（心电图示呈直线）与 PEA 患者不可电除颤，而应立即实施 CPR[116]。

AED 能够自动识别可除颤心律，适用于各种类型的施救者使用。如果施救者目睹发生 OHCA 且现场有 AED，施救者应从胸外按压开始 CPR，并尽快使用 AED。在能够使用现场 AED 或除颤器治疗 CA 的医院和其他机构，医务人员应立即先进行 CPR，并且尽快使用准备好的 AED/ 除颤器[117-118]。以上建议旨在支持尽早进行 CPR 和早期除颤，特别是在发生 CA 时现场有 AED 或除颤器的情况下。如果 OHCA 的反应者不是院前急救人员，则急救人员可以先开始 CPR，同时使用 AED 或通过心电图检查节律并准备进行除颤。在上述情况下，可以考虑进行 2 min 的 CPR，然后再尝试除颤。如果有 2 名或 3 名施救者在现场，应进行 CPR，同时拿到除颤器。对于 IHCA，没有足够的证据支持或反对在除颤之前进行 CPR。但对于有心电监护的患者，从 VF 到给予电击的时间不应超过 3 min，并且应在等待除颤器就绪时进行 CPR[119]。电除颤的作用是终止 VF 而非起搏心脏，因此，在完成除颤后应该马上恢复实施胸外按压直至 2 min 后确定 ROSC 或患者有明显的循环恢复征象（如咳嗽、讲话、肢体明显的自主运动等）。

（7）CPR 的药物应用：迄今为止，未能证实任何药物应用与 CA 患者生存预后有关。CPR 时，用药应考虑在其他方法之后，如急救人员应首先开展 BLS、电除颤、适当的气道管理，而非先应用药物。开始 BLS 后，尽快建立静脉通道，同时考虑应用药物抢救，抢救药物的给药途径限于静脉通道（IV）或经骨通道（IO）。①肾上腺素：肾上腺素作为血管收缩药已有 100 年的历史，作为 CPR 基本用药已有 40 多年的历史。主要药理作用：增强心肌收缩力；增加冠脉及脑血流量；增加心肌自律性和使 VF 易被电复律等。肾上腺素仍被认为是复苏的一线选择用药，可用于电击无效的 VF/ 无脉性 VT、心脏静止或 PEA。肾上腺素用法：1 mg 静脉推注，每 3～5 min 重复 1 次。每次从周围静脉给药后应该使用 20 mL 9% 氯化钠等渗盐水冲管，以保证药物能够到达心脏。因心内注射可增加发生冠脉损伤、心脏压塞和气胸的危险，同时也会延误胸外按压和肺通气开始的时间，因此，仅在开胸或其他给药方法失败或困难时才考虑应用[120-121]。②胺碘酮（可达龙）：胺碘酮属Ⅲ类抗心律失常药物。胺碘酮仍是治疗各种心律失常的主流选择，更适宜于严重心功能不全患者的治疗，如射血分数<0.40 或有充血性心衰征象时，胺碘酮应作为首选的抗心律失常药物。因为在相同条件下，胺碘酮作用更强，且比其他药物致心律失常的可能性更小。当 CPR、2 次电除颤以及给予血管加压素后，如 VF/ 无脉性 VT 仍持续时，应考虑给予抗心律失常药物，优先选用胺碘酮静脉注射（静注）；若无胺碘酮时，可使用利多卡因 75 mg 静注。胺碘酮用法：CA 患者如为 VF/ 无脉性 VT，初始剂量为 300 mg 溶入 20～30 mL 葡萄糖液内快速推注，3～5 min 后再推注 150 mg，维持剂量为 1 mg/min 持续静脉滴注（静滴）6 h。非 CA 患者，先静推负荷量 150 mg（3～5 mg/kg），10 min 内注入，后按 1.0～1.5 mg/min 持续静滴 6 h。对反复或顽固性 VF/VT 患者，必要时应增加剂量再快速推注 150 mg。一般建议每日最大剂量不超过 2 g。胺碘酮的临床药物中含有负性心肌收缩力和扩血管的作用的成分，可引起低血压和心动过缓。这常与给药的量和速度有关，预防的方法就是减慢给药速度，尤其是对心功能明显障碍或心脏明显扩大者，更要注意注射速度，监测血压[122-123]。③利多卡因：利多卡因仅作为无胺碘酮时的替代药物。初始剂量为 1.0～1.5 mg/kg 静推。如 VF/VT 持续，可给予额外剂量 0.50～0.75 mg/kg，5～10 min 1 次，最大剂量为 3 mg/kg[124]。④硫酸镁：硫酸镁仅用于尖端扭转型 VT（Ⅱb 类推荐）和伴有低镁血症的 VF/VT 以及其他心律失常两种情况。用法：对于尖端扭转型 VT，紧急情况下可用硫酸镁 1～2 g 稀释后静注，5～20 min 注射完毕；或 1～2 g 加入 50～100 mL 液体中静滴。

必须注意，硫酸镁快速给药有可能导致严重低血压和CA[122]。⑤碳酸氢钠：在CA和复苏后期，足量的肺泡通气是控制酸碱平衡的关键。CA和复苏时，由于低血流造成的组织酸中毒和酸血症是一动态发展过程。这一过程的发展取决于CA的持续时间和CPR时血流水平。目前关于在CA和复苏时酸碱失衡病理生理学的解释是，低血流条件下组织中产生的CO_2发生弥散障碍。所以在CA时，足量的肺泡通气和组织血流的恢复是控制酸碱平衡的基础，这就要求首先要进行胸外心脏按压，然后迅速恢复自主循环。目前实验室和临床研究尚无肯定的共识，血液低pH值会影响除颤成功率、影响ROSC或短期的存活率[125-126]。交感神经的反应性也不会因为组织酸中毒而受影响。只有在一定的情况下，应用碳酸氢盐才有效，如患者原有代谢性酸中毒、高钾血症、三环类或苯巴比妥类药物过量。此外，对于CA时间较长的患者，应用碳酸氢盐治疗可能有益，但只有在除颤、胸外心脏按压、气管插管、机械通气和血管收缩药治疗无效时方可考虑应用该药。应根据患者的临床状态应用碳酸氢盐，使用时以1 mmol/kg作为起始量，在持续CPR过程中每15分钟给予1/2量，最好根据血气分析结果调整补碱量，防止产生碱中毒。

（8）CPR质量的监测与评估：对于CPR质量的监测，最简单、直接的方法就是施救者本人或团队成员通过观察，凭借训练和抢救的经验评估CPR的质量，再结合患者面色改变、大动脉搏动、瞳孔改变等情况综合评价CPR实施的质量，并通过相互提醒提供信息反馈。但这样的监测显然不够客观、准确，事实上效果也不佳。CPR质量监测技术已经成功转化为临床可用的成熟产品，而这些监测和反馈技术无论是在临床实践和培训中都被证实能够有利于对临床CPR过程的质量监控。这些监测、反馈技术虽然未被证实能够改善患者的生存预后[54]，但对于及时记录CPR的实施质量，并持续改善CPR的质量意义重大。

目前监测CPR质量的方法和技术主要包括三类：第一类是能

够直接反映 CPR 效果的技术。冠脉灌注压（CPP）是最经典的指标，也是 CPR 质量评价的“金标准”[127]，但在临床实践中常难以获得，通常建议以舒张期的有创动脉血压作为参考和替代。呼气末二氧化碳波形图是国际复苏指南的重点推荐，能够很好地反映人工循环时的心排血量（CO）水平，还可确定高级气道的放置位置和 ROSC，最新指南还推荐其可以作为复苏预后评价的指标，是不错的监测指标，但前提是需要建立高级气道。心电图波形分析也是经典的评价指标之一，可反映心肌灌注及电活动的状态，作为除颤时机的判断指标更为合适。脑部血氧饱和度监测提供了一种全新的无创监测 CPR 质量的方法，可以了解 CPR 过程中实时脑灌注及脑组织供氧情况，但还需进一步临床验证。第二类是目前最常用的对 CPR 实施技术的监测，包括按压深度、频率，胸廓回弹、按压分数等指标，系统还可提供实时的语音或图文的反馈提示。该类技术主要通过测量按压位置的加速度改变或者胸部阻抗等参数的改变来测算，精度和准确度也在不断提高。而且这类数据能够被完整记录，还可用于复苏后的小结和质量分析研究。第三类技术虽不能直接反映复苏质量，却能显著改善 CPR 的质量。例如心电滤波技术能够将按压干扰波形从心电监测的波形中滤除，在无须停止按压的情况下，即可判断心律失常类型，可显著提高按压分数以及除颤成功率。血氧饱和度监测易受环境温度、患者外周循环等条件影响，并不是良好的质量监测指标，但联合心电图协同分析，却能很好地判定复苏后 ROSC[1]。

强调对 CPR 操作的标准化，核心是要确保实施高质量 CPR 的实施。高质量 CPR 的内容包括：快速（按压速率 100～120 次 /min）、用力按压（成人按压深度 5～6 cm），胸廓充分回弹，尽量减少按压中断（按压分数>60%）和避免过度通气。对于专业的急救人员，建议以团队形式实施 CPR 作为基本原则，以最大限度保证高质量 CPR 的实施，减少抢救过程中的错误和疏漏[72]。

2. 儿童和婴儿 CPR（BLS）标准　界定儿童的年龄在 1 周

岁至青春期，婴儿则是指出生后至年满 1 周岁。不同于成人患者，儿童和婴儿患者出现 CA 多由于各种意外和非心脏原因（特别是窒息）。因此，注重预防是儿童和婴儿 CPR 的首要原则。在 CPR 实施过程中，相对于成年人，对儿童和婴儿的复苏应该更加重视人工通气的重要性，不建议对儿童实施单纯胸外按压的复苏策略。此外，对年轻患者，包括儿童和婴儿，应该延长 CPR 的时间，不轻易终止 CPR。

儿童 CPR 标准的操作流程与成人大致相同，主要的差别是胸外按压的深度，儿童应控制在 5 cm 左右，在实施双人儿童 CPR 时，按压 / 通气比例应该为 15：2（成人为 30：2）。高质量 CPR 的标准与成人相同。为婴儿实施 CPR 时，判断患儿意识采用拍打足底的方法，胸外按压时采用二指垂直按压（单人）或双拇指环抱法（双人），按压深度约为 4 cm，按压 / 通气比与儿童一致[128]。

（二）CA 中期的“多元化”

CA 发生时间无法预测，发病起点和情况也千差万别，采用 STD-CPR 有时难以应对特殊的条件和环境。“多元化”的 CPR 方法学和装备为特殊情况下的 CPR 提供重要的途径，为特殊的患者带来生的希望。目前临床和基础研究证实一些非传统 CPR 方法与装备能够提高患者的生存率和改善神经功能预后，但尚需掌握好适应证并充分发挥各自的优势和长处，多元化的 CPR 手段尤其为特殊情况下 CA 患者提高了生存概率。

1. 单纯胸外按压 CPR　单纯胸外按压 CPR 是指只进行胸外按压而不进行人工通气的复苏方法，适用于非专业医务人员无能力或不愿意进行人工呼吸时对 OHCA 患者实施的 CPR[129]。与 STD-CPR 相比，该方法能获得较好的 CPP、肺通气 / 灌注比值和存活率[98]；另外能减少因直接接触患者而传染疾病等个人顾虑，并能提高院外环境下第一反应者进行 CPR 的比例[24]。对于医务人员或经过培训的非专业施救者，建议实施 STD-CPR。

2. 腹部提压 CPR　腹部提压 CPR 是一种突破传统复苏理念，我国自主研发的创新性复苏技术[130]。该技术依据“腹泵”“心泵”“肺泵”和“胸泵”的原理，采用腹部提压心肺复苏仪对腹部进行提拉与按压，通过使膈肌上下移动改变胸腹内压力，建立有效的循环和呼吸支持。实施时通过底板吸盘吸附于患者中上腹部，以 100 次 /min 的频率连续交替对腹部实施向下按压（按压压力 40～50 kg）和向上提拉（提拉拉力 20～30 kg），达到同步建立人工循环和通气，以实现 ROSC。该技术需要施救者持续循环往复，直至患者 ROSC 或复苏终止。其适应证包括：①开放性胸外伤或心脏贯通伤、胸部挤压伤伴 CA 且无开胸手术条件。②胸部重度烧伤及严重剥脱性皮炎伴 CA。③大面积胸壁不稳定（连枷胸）、胸壁肿瘤、胸廓畸形伴 CA。④大量胸腔积液及严重胸膜病变伴 CA。⑤张力性及交通性气胸、严重肺大疱和重度肺实变伴 CA。⑥复杂先天性心脏病、严重心包积液、心脏压塞以及某些人工瓣膜置换术者（胸外按压加压于置换瓣环可导致心脏创伤）。⑦主动脉缩窄、主动脉夹层、主动脉瘤破裂继发 CA。⑧纵隔感染或纵隔肿瘤伴 CA。⑨食管破裂、气管破裂和膈肌破裂伴 CA。⑩胸椎、胸廓畸形，颈椎、胸椎损伤伴 CA。⑪ STD-CPR 过程中出现胸肋骨骨折者。腹部外伤、腹主动脉瘤、膈肌破裂、腹腔器官出血、腹腔巨大肿物为禁忌证[131]。鉴于 STD-CPR 通常并发胸肋骨骨折，而影响到胸外按压深度及胸廓回弹幅度，不能保证高质量的 CPR，腹部提压 CPR 弥补了 STD-CPR 的不足，尤其在创伤、灾害及窒息等特殊条件下的 CA 抢救中已逐步显现出特别的优势[132-133]，与 STD-CPR 协同在完善高质量 CPR 中发挥重要作用。

3. 开胸直接心脏挤压 CPR　直接心脏挤压是一种特殊的 CPR 方法，可能会为脑和心脏提供接近正常的血流灌注[134]。该方法多在胸部外伤、心脏压塞、心胸外科手术等特殊的条件下才使用[135-136]。研究表明，CA 早期，经短期体外 CPR 无效后，直接心脏挤压可提高患者的存活率；急诊开胸心脏挤压是有创的，可能会导致部分患者死亡，因此进行这一操作需要有经验的抢救团队，并能在事后给予最佳护理[137]。故不提倡常规实施开胸直接心脏挤压的CPR。今后，有必要进行相关的临床研究以评价其CA复苏效果。

开胸心脏挤压CPR可用于某些特殊情况，但不应作为复苏后期的最后补救措施。目前CA开胸的指征包括：胸部穿透伤引起的CA；体温过低、肺栓塞或心脏压塞；胸廓畸形，体外CPR无效；穿透性腹部损伤，病情恶化并发CA。

4. 膈下抬挤CPR　膈下抬挤CPR在规避徒手胸外按压和开胸心脏按压不足的同时，结合临床实际针对不同境遇下出现的CA，依据只有贴近心脏的挤压才能保证较好心搏出量的原则，由我国医生设计的开腹经膈肌下向上向前抬挤心脏的CPR方法[138]。如果患者开腹手术时出现CA，常规应用胸外按压进行CPR，由于腹部切口敞开，胸外按压难以充分发挥"心泵"和"胸泵"的作用，使临床CPR成功率大幅降低。使用经膈肌下抬挤CPR法，可以用手经腹部切口自左侧膈肌将心脏直接挤压至胸壁内侧，实现对心脏的挤压，产生CPR的效果。具体操作方法：施救者将右手从手术切口伸入膈肌下方，将2～5指并拢，放置于心脏后下方膈肌贴附面处，左手掌置于胸骨中下1/3处固定后，双手配合以右肘关节协调带动右手2～5掌指有节律冲击性地向胸骨处抬挤，使膈肌上移4～5 cm，然后迅速放松使膈肌回至原位，如此交替进行，抬挤心脏频率为100～120次/min。

5. 体外膜肺CPR（ECPR）　体外膜肺氧合（ECMO）已经是非常成熟的常规心肺重症治疗技术。通过紧急建立急诊体外循环也可作为CA治疗的循环辅助措施，该方法是通过股动脉和股静脉连接旁路泵而不必开胸。实验和临床研究已经证实，救治延迟的CA时，ECPR可改善血流动力学状况及存活率和神经功能预后[139-141]。鉴于该项复苏技术的复杂性以及昂贵的使用成本，

ECPR 不能作为一种常规复苏选择，只有在可能对患者很有利的情况下才考虑使用，例如存在可逆的病因（急性冠脉闭塞、大面积肺栓塞、顽固的 VF、深低温、心脏损伤、重度心肌炎、心肌病、充血性心衰和药物中毒）或等待心脏移植[142]。

6. 机械复苏装置 CPR　机械复苏装置的一个优点是始终保持一定的按压频率和按压幅度，从而消除了施救者疲劳或其他因素引起的操作变动，延长了高质量胸外按压的时间，但仅限于成人使用[143]。然而所有机械复苏装置都有一个缺点，即在安装和启动仪器时需中断胸外按压，这也是多项大规模随机对照临床研究未能获得较理想的实验结果支持机械复苏的主要原因[144-145]。目前尚无证据显示机械复苏在改善血流动力学指标和存活率方面比 STD-CPR 更有优势，因此不推荐常规使用，但在进行人工胸外按压困难时或危险时的特殊条件下（如转运途中在救护车内、野外环境、长时间的 CPR、人员不足或者在血管造影室内 CPR 等），机械复苏可以替代 STD-CPR[142]。目前较成熟的机械复苏装置有活塞式机械复苏装置、主动式胸部按压减压复苏装置、压力分布带式复苏装置和微型机械复苏装置。

（1）活塞式机械复苏装置：虽可以模拟徒手按压的手法，但此类仪器放置或操作不当，会造成通气和（或）按压不充分。此外，按压器加在胸部的重量会限制减压时胸部回弹和静脉回流，尤其在发生单根或多根肋骨骨折时更为明显。

（2）主动式胸部按压减压复苏装置：按压时与传统按压类似，而放松时因上提手柄而使胸壁主动上提。与 STD-CPR 相比，主动式胸部按压减压装置 CPR 可改善 CPR 时血流动力学，临床应用的长期预后也优于 STD-CPR，因此在欧美该类装置已在临床上被广泛使用。但这两类机械复苏装置本身也存在一些问题，例如 CPR 过程中按压位置的移动可造成胸骨骨折、价格昂贵、难以搬动（因体积重量的限制）及活塞脱位等；另外，按压部位可能移动的风险也限制了其在转运中的应用。

（3）压力分布带式复苏装置：是一类特殊设计的机械复苏装置，该装置的按压板作用于胸前壁大部分区域，胸部加压时两条拉力带可防止胸廓向两边扩张，从而提高了按压效率。与传统复苏技术相比，压力分布带式复苏装置是一种安全有效的 CPR 机械复苏装置，因为它可以保证持续有效的胸部按压。该复苏装置的独特设计使按压位置不易移位，甚至是在转运过程之中仍能保持高质量的 CPR，这使该装置可作为野外救援、转运和 CT 检查中维持 CPR 的首选推荐[146]。另外，该装置在急诊经皮冠脉介入治疗（PCI）时不遮挡视野，因此它也是 CA 患者在急诊 PCI 时实施 CPR 唯一可行的方案。

（4）微型机械复苏装置：也称 Weil MCC 装置，该装置采用第三代 3D 按压技术，通过 CPR 的“胸泵”和“心泵”机制，高效率地改善血流动力学效应，减少复苏过程引起的损伤[147]。由于采用微型化技术，使用该装置时能够缩短设备准备和转换的时间窗，能够进一步提高机械复苏的抢救效能，但其仍需更多的临床数据支持。

7．其他 CPR 技术　一些新的 CPR 辅助机械装置作为复苏时的辅助手段，虽然不能替代传统 CPR 技术，但可与各种 CPR 方法联合使用，如主动式胸部按压减压装置、气背心 CPR 和机械 CPR 等。但目前这些技术仍缺乏足够的临床数据支持，不推荐常规应用[142]。

（三）CA 中期的“个体化”

对于 CA 患者具体实施 CPR 时，要充分考虑到不同国家、不同地区、不同社会、不同人群等诸多差异，并结合 CA 时的多重因素加以灵活运用。怎样针对不同个体在不同境遇下出现的心搏、呼吸骤停，因地制宜、因人而异地进行个体化 CPR，在标准 CPR 的基础上进行适当调整，根据“个体化”的治疗原则对这些患者采用更为有效的 CPR 策略和流程，借以提高 CPR 的抢救成功率。

1. 特殊程序　自 1960 年现代 CPR（由 Peter Safar 提出）诞生以来的 50 年里，A-B-C 抢救程序（A—airway 打开气道、B—breath 人工呼吸、C—circulation 人工循环）一直为人们所遵循。2010 版和 2015 版 CPR 指南特别强调了高质量胸外按压的重要性，将成人和儿童（不包括新生儿）BLS 中的 A-B-C 流程更改为 C-A-B 流程。这是对 CPR 认识上的一次飞跃，然而临床实践中每次 CPR 实施的对象有不同的特点，如果不顾实际需求“刻板化”地采用 A-B-C 或 C-A-B 流程则有可能达不到最佳复苏效果而致使复苏失败。所以，实施 CPR 步骤应根据实际情况遵循“个体化”原则[148-149]。

（1）救助对象的状况：由于儿童和成人 CA 病因不同，对婴儿和儿童患者复苏程序的推荐不同于成人患者。成人 CA 大多由 VF 引起，而儿童 CA 大多数由窒息导致。以往对原发性和继发性 CA 者都推荐同样的复苏程序，但前者因心跳停止时体内动脉血氧含量丰富，故可首先采用胸外按压（C-A-B 流程）；后者多因呼吸停止导致体内动脉血严重缺氧继发 CA，应先进行口对口人工呼吸（A-B-C 流程），以提高患者动脉血中的血氧含量。

（2）救助人员的能力：由于专业和非专业救助人员的技能水准不同，两者在 CPR 操作程序上有相应改变。如不再教授非专业救护人员在实施 CPR 时如何评估患者的脉搏和循环；在院外 CPR 时，如果救助人员不会人工呼吸或是因惧怕传染不愿施行口对口人工呼吸，则可不受 C-A-B 流程限制，立即开始不间断的胸外按压。即使在院内 CPR 时，也可首先仅进行胸外按压，而不必一味等待专业人员进行气管插管。因此，在遇到 CA 患者时，不要被口对口人工呼吸的步骤所误导，高质量的徒手胸外按压才是最重要的。

（3）救助环境的设施：在院外大多数患者发生 CA 是由 VF 引起的，如果能在倒下的 5 min 之内完成除颤，复苏的成功率非常高。随着 AED 的问世，救助者能够便捷地对 VF 患者率先实施紧急除颤，以及时转复心律，恢复循环。

2. 特殊原因　除了心脏本身的原因，引起CA的常见病因还包括：缺氧、高/低血钾、高/低体温、低血容量、创伤、张力性气胸、心脏压塞、血栓、中毒等[150]。

（1）缺氧：单纯因为低氧血症导致的CA不常见，但临床上最常见的因缺氧导致CA的原因是窒息。窒息性CA可由多种原因（气道梗阻、贫血、哮喘、淹溺、自缢、肺炎、张力性气胸、创伤等）导致，且发现时初始心律多为不可除颤心律（心搏停止或PEA），此类患者复苏后神经功能损害较重，预后较差。CPR的关键是保证高质量胸外按压的同时优先补充氧气，有效通气[97-98，151]。

（2）高/低血钾及其他电解质异常：电解质异常可诱发恶性心律失常，引起CA。致命性心律失常多与血钾有关，尤其是高血钾。所以，对肾衰竭（肾衰）、心衰、严重烧伤和糖尿病患者应警惕电解质紊乱。高血钾是诱发CA的最常见病因，可通过心电图检查早期发现，以血中钾离子浓度高于5.5 mmol/L确诊。CPR时高血钾的处理包括心肌保护，转移钾离子进入胞内，排钾，监测血钾、血糖以及预防复发[152-153]。CPR低血钾也是临床常见的恶性心律失常和CA的诱因，可以通过心电图早期识别。CPR时低血钾处理的关键是快速补钾，同时也应补镁[154]。

（3）高/低体温：①低体温。意外低温（核心体温<35℃）也会导致CA，由于低温对大脑和心脏具有保护作用，所以对低温患者CPR时间应该延长，不能轻易宣布患者临床死亡。院前条件下，除非确认患者CA是因为致命伤、致死疾病、长时间窒息而引起，或者胸廓无法按压，否则CPR不应该停止。如按压困难可以考虑使用机械复苏装置。如有指征应该及时气管插管，但要小心插管刺激引起VF。检查生命体征的时间不少于1 min，可结合心电监护、心脏彩超等判断心脏血流情况，有疑问应当立即CPR。低温条件下的心脏对电治疗（起搏和除颤）以及

药物不敏感，因此，当核心体温<30℃时不考虑上述治疗。复温超过 30℃但仍未正常（<35℃）时，用药间隔时间应该翻倍。复温是对该类患者抢救的重要措施，复温可采用皮肤保暖的被动复温方式，也可采用温盐水输注、体腔灌洗、体外循环装置等主动复温方式[155-157]。②高体温。高体温多继发于外界环境及内源性产热过多。高体温患者出现 CA 常预后不良，神经功能损害较重[158]。对此类患者 CPR 时除遵循标准方法外，应进行持续降温，方法与复苏后温度管理相同[159]。

（4）低血容量：低血容量是 CA 的可逆病因，多由于血管内血容量减少（如出血）或严重血管扩张（如脓毒症和过敏反应）导致。过敏源激发的血管扩张以及毛细血管通透性增加是严重过敏反应引起 CA 的主要原因。外出血通常显而易见，例如外伤、呕血、咯血等，有时出血较隐匿，例如消化道出血或主动脉夹层破裂。大手术患者可能因为术后出血而存在低血容量风险，易出现围术期 CA。无论什么原因引起的低血容量，复苏时首要的是尽快恢复有效循环容量（大量常温血制品或晶体液快速输注）的同时，立即针对病因治疗及控制出血。①过敏反应：过敏反应是指严重的、致命的广泛或全身性超敏反应，表现为快速进展的威胁生命的气道、呼吸和循环障碍，通常伴有皮肤黏膜改变，如抢救及时，患者预后良好。在过敏反应人群中，儿童的过敏反应多见于食物源性过敏，成人过敏反应多见于临床用药或昆虫蜇伤。对于过敏反应的抢救措施包括：a. 体位。存在呼吸困难时坐位，存在低血压时平卧且下肢抬高。b. 去除诱发因素，例如停止补液，拔出昆虫的螯针等。c. 出现 CA 立即 CPR，同时立即给予肾上腺素（一线药物）。1∶1000 肾上腺素 0.3～0.5 mL 肌内注射，注射最佳部位为大腿前外侧 1/3 中部。d. 开放堵塞的气道（气管插管、切开等），高流量吸氧。e. 尽快补液。成人 500～1000 mL，儿童 20 mL/kg 起，必要时增加。f. 监测。心电图、血压、血氧饱和度等。g. 糖皮质激素（初始复苏措施后）。甲泼尼龙或地塞米松。h. 抗组胺药物（二线药物），苯海拉明等。i. 其他药物，支气管扩张药、血管活性药物等。过敏反应抢救的关键在于早期发现诊断及正确处理[160-162]。②创伤性心搏骤停（TCA）：TCA 虽然病死率较高，但一旦 ROSC，患者预后较其他原因 CA 患者要好。TCA 出现前会有一系列表现，例如心血管不稳定、低血压、外周脉搏消失以及非中枢神经系统原因引起的意识状态恶化[163]。为 TCA 患者行 CPR 时，除了按照标准复苏流程，同时应快速处理各种可逆病因（低血容量、心脏压塞、张力性气胸等）[164]。如胸外按压无法有效实施，也可以酌情考虑其他有效的复苏方法学（如腹部提压 CPR）。纠正低血容量的措施包括对可压迫的外出血加压包扎或应用止血带，对不可压迫的出血使用骨盆夹板、血制品（早期应用混合浓缩红细胞、新鲜冰冻血浆和血小板按 1∶1∶1 配比的血制品）、输液和氨甲环酸（TXA）[165-167]。同步的损伤控制性手术、止血剂复苏和大容量输注策略（MTP）是对大出血患者损伤控制性复苏的治疗原则。尽管容许性低血压在 CPR 领域的证据有限，但 CPR 成功后容许收缩压的目标是 80～90 mmHg（1 mmHg＝0.133 kPa），但维持时间不应超过 60 min[168]，颅脑损伤患者因颅内压升高而对血压要求应更高。TXA（前 10 min 1 g 的负荷量，接 8 h 1 g 的维持量）能够提高创伤性出血的生存预后，建议院前就开始使用[169]。创伤患者易因为气道堵塞和创伤性窒息引起缺氧而诱发 CA，因此应该早期进行有效的气道管理和通气。对于引发 TCA 的张力性气胸，建议采用在第 4 肋间隙行双侧胸廓造口术，保证快速、有效。对存在心脏压塞引起 TCA 的患者应该实施复苏性开胸术，包括钝性创伤且院前 CPR 时间＜10 min 的患者或者穿通伤且院前 CPR 时间＜15 min 的患者，开胸手术越快效果越好[170]。存在以下情况建议终止复苏尝试：所有可逆病因纠正后仍无法恢复自主循环；心脏超声无法探测到心脏活动。TCA 时存在以下情况可以放弃复苏：在最初的 15 min 内已无生命迹象；严重创伤无法存活（如断颅、心脏贯通伤、脑组织损失）。院前急救的时间与严重创伤和 TCA 的预后呈负相关，故快速转运至关重要。

（5）张力性气胸：张力性气胸的病因包括创伤、哮喘或其他呼吸道疾病，有创性操作不当，或者持续正压通气等。紧急处理常使用针刺减压法，随后尽快行胸腔闭式引流[171-172]。TCA时如胸外按压无法有效实施也可以酌情考虑其他有效的 CPR 方法（如开胸直接心脏挤压）。

（6）心脏压塞：心脏压塞多见于穿通伤和心脏外科患者，针对不同的病情采用复苏性开胸术或心包穿刺术（超声引导下）处理[173-174]。胸外按压无法有效实施也可以酌情考虑其他有效的 CPR 方法（如开胸直接心脏挤压）。

（7）血栓：①肺栓塞。肺栓塞起病隐匿，可表现为突发的气促、胸痛、咳嗽、咯血或 CA 等；多有深静脉血栓、近 4 周手术或制动史、肿瘤、口服避孕药或长途飞行的病史[175]；可有特征性的心电图表现等。出现 CA 时多表现为 PEA，CPR 时呼气末二氧化碳分压（$PETCO_2$）降低。肺栓塞引起 CA 的总体生存率不高，CPR 的同时可考虑静脉溶栓治疗。溶栓治疗可能有效，但不能延误。一旦开始溶栓治疗，CPR 的时间应该维持至少 60～90 min。为保证持续的 CPR 质量，可以考虑机械复苏[176-177]。如果有条件和团队，可以考虑应用 ECPR。可以采用，但不建议手术取栓或机械取栓；经皮取栓术的效果缺乏数据支持。复苏成功后应该注意长时间复苏后复苏相关性损伤[150]。②冠状动脉栓塞。OHCA 绝大多数是由 CHD 引起的。如果初始心律为 VF，诱发 CA 的原因最有可能是冠脉血栓形成。CPR 成功后应尽快安全转运到能进行 PCI 的医院实施介入治疗；如大血管堵塞，可考虑在机械复苏装置的协助下尽快转运患者，并在导管室完成冠脉的再灌注治疗。考虑在机械复苏装置（A-CPR）的协助下尽快转运患者，并在导管室完成冠脉的再灌注治疗。如果条件具备，甚至可以在 ECPR 的支持下将患者尽快转运到院内实施冠脉再通的治疗[139]。保证高质量

CPR 的同时快速转运并能迅速将患者送入导管室需要极佳的院内、院外无缝隙连接和配合，这能提高抢救成功率[119]。

（8）中毒：总体上来说，因中毒导致的 CA 发生率不高，但临床常见因中毒入院者[178]。中毒的主要原因包括药物，家用或生产用品中毒，也少见于工业事故、战争和恐怖袭击。近年来，还应警惕毒品中毒的可能。对于考虑中毒引起的 CA，立即 CPR，怀疑阿片类中毒的患者应及时给予纳洛酮（肌内注射 0.4 mg，或鼻内使用 2 mg，可在 4 min 后重复给药）[174]。对中毒引起的 CA 患者复苏时还应注意：当遇到原因不明的 CA，特别是不止一例患者时，应警惕中毒可能，且应注意施救者个人安全；避免为化学品中毒患者实施口对口人工通气；使用电治疗方式处理致命性心律失常；尝试鉴别中毒类型；测量体温；做好长时间复苏的准备，尤其对年轻患者；对于严重中毒的患者特殊治疗（超剂量用药，非标准药物治疗、长时间 CPR、ECPR、血液透析等）可能有效；向当地中毒中心咨询；利用网络资源[150，179]。

3．特殊环境

（1）医疗场所内 CA：①围手术期 CA。过去几十年间，尽管常规手术的安全性提高很多，但围手术期 CA 仍不可避免，尤其在老年患者和急诊手术时发生[180]。此外，2 岁以下幼儿，心血管呼吸系统并发症、术前休克状态和手术部位都被认为是围手术期 CA 的危险因素。麻醉意外也是围手术期 CA 的原因之一，但总体比例不高。围手术期 CA 的生存预后较好。针对围手术期 CA 应采取的措施包括：a．术前管理。严密监测生命体征，高风险患者监测有创血压，及时发现 CA；诱导麻醉前使用粘贴式电极片；确保足够的静脉通道，备好复苏药物；监测患者体温，加温输注液体。b．CPR 时遵循标准复苏流程；调节手术台至最佳的 CPR 位置；辨识 CA 原因并处理；若局部麻醉药中毒，立即静脉输入 20% 的脂肪乳；监测 CPR 质量；团队复苏原则[150]。②心导管室内 CA。心导管室内 CA 的主要原因是 AMI，也可能是血管造影时的并发症。处理的关键在于及时通过心电监测等发现 VF 并快速反应——除颤。要求高危患者进入心导管室就应该采用粘贴式电极片监测并准备除颤。与标准复苏流程不同，在心导管室的严密监测下，可采用连续除颤策略，即首次除颤后仍为 VF，可立即再次除颤。如果连续 3 次除颤不成功，则应立即实施 CPR，同时尽快并继续完成介入检查和治疗，开通堵塞的血管后再予电除颤。如果心电监测是 PEA，则应立即使用心脏超声确认是否发生了心脏压塞[119]。③透析室内 CA。血透室内发生 CA，应遵循以下步骤：呼叫复苏团队或寻找专业人士；遵循标准复苏流程；指挥受训的护士操作血透机；停止超滤，给予容量负荷；将机器内血回输患者体内，脱机；保留透析用通道畅通，可用于给药；小心潮湿的表面；尽量减少除颤延误的时间。复苏时应考虑电解质紊乱等可逆的病因[34, 181]。④牙科诊室内 CA。牙科诊室内出现 CA，应遵循以下步骤：一旦患者突发意识丧失，立即呼救；检查患者口腔，移出所有固态物体，防止气道堵塞；调节诊床至水平位，便于实施 CPR；保持气道通畅，使用球囊面罩保持通气[182-183]。

（2）转运途中的 CA：当在商业航班遇到 CA 时，应该遵循以下步骤：主动向乘务员介绍个人的职业资历；一旦发生 CA，飞机座椅处的局限空间不能满足 CPR，将患者移至过道或紧急出口处立即胸外按压；CPR 时给复苏球囊供氧；要求备降附近的机场，转送患者至当地医院；询问空乘人员是否有空中医疗咨询支持；带监视器的 AED 可用于心律监测；在法律上只有医师能够宣布飞机上患者死亡[184-185]。

（3）体育赛事的 CA：心脏性猝死是运动员训练和比赛期间最常见的原因[186]。肥厚性心肌病、右心室心肌病和先天性冠脉异常是常见的原因，还有部分患者是由于直接的心前区撞击后引起的 CA，也称之为心震荡[187]。无论什么原因引起的 CA，都应立即反应：要有专用通道，可以快速到达现场提供救治；施救者立即进行高质量的胸外按压；呼救帮助，取到 AED，快速除颤，为运动员的生存提供最佳机会，运动场馆应该有救护车专用通道；运动员 ROSC 后，应该将患者尽量转送到最近的心脏中心[188]。

（4）淹溺引起的 CA：遵循标准 CPR 流程的同时，对溺水者复苏还应该注意：确认患者没有意识和呼吸后，启动应急反应系统；开放气道；给予抢救性呼吸：连续给予 5 次通气，如有可能给氧；实施高质量 CPR；在使用 AED 前擦干患者胸部；CPR 过程中患者口部会有大量泡沫产生，不用急于清除，待急救人员到达气管插管后，再使用吸引器清除口腔异物，有时需要持续吸引。临床中难于对溺水患者做出终止复苏的决定，没有单一的指标能够准确确定生存预后。因此，应该持续复苏，直到有明确证据证实复苏尝试无效（如严重的创伤、尸僵、腐烂等）或者无法将患者快速转交给医疗机构[189-191]。

4. 特殊人群

（1）孕妇：妇女怀孕时生理上会有显著的改变，包括 CO、血容量、分钟通气量和氧耗的增加，而且孕妇平卧时，增大的子宫会对髂部和腹部的血管产生明显压力，导致 CO 下降及低血压，最终容易引发 CA[192]。一旦孕妇出现 CA，复苏时应该注意：尽早寻求专家（产科和新生儿科）帮助；基于标准流程开始 CPR；确保高质量的按压并减少按压中断；胸外按压的部位位于比标准位稍高的位置；使孕妇平卧于质硬平面，双手将子宫移向产妇的左侧，减轻对腹腔的压迫；随时准备终止妊娠，剖宫产[193]。对于明确无法复苏的严重创伤孕妇，复苏措施明显无效，应该立即（4 min 内）行剖宫产。但对于临床行紧急剖宫产的决策往往较复杂，应该取决于病患因素（CA 的原因、胎龄等），抢救团队的临床能力以及系统资源[174]。

（2）老年人：在我国发生 CA 者大部分还是老年人，随着年龄的增长，其 CHD 和慢性心衰的发病率也逐渐增长，CA 的发生率也随之增长，而且起病时初始心律为 PEA 的比例也增加。重视对老年人围 CA 期的治疗，及时发现并处理可能引发 CA 的病因，如低血容量、休克、缺氧等，且年龄增大与生存预后呈负相关。对老年人实施 CPR 时采用标准流程，但更容易出现肋骨骨折等复苏相关并发症[194-197]，为保证高质量 CPR 可选择腹部提压 CPR 方法。

5. 常规终止时限与超长 CPR　一般情况下，患者 CA 行 CPR 30 min 后，未见 ROSC，评估脑功能有不可逆表现，预测复苏无望，则宣告终止 CPR[198]。对于部分特殊 CA 患者，应该根据患者具体情况，充分认识到适当延长 CPR 时间，有可能获得成功。生物机体在假死状态下能量的产生和能量的消耗都会发生戏剧性的减少，甚至会具有一些特殊的抵抗环境压力的能力，例如极端的温度、缺氧以及一些物理损伤。尤其是随着对疾病的认识和现代科技的进步，对部分 CA 患者，通过适当延长 CPR 时间，可成功挽救患者的生命。考虑实施超长时限 CPR 的情况包括：CA 的产生是由于特殊的病因，例如淹溺、低温、强光损伤、药物中毒等。患者为特殊的群体，尤其是 5 岁以下儿童终止 CPR 时需特别谨慎。因小儿对损伤的耐受力较成人强，即使神经系统检查已经出现无反应状态，某些重要的脑功能仍可恢复。CA 发生在特殊的条件下，例如手术室内在手术麻醉的状态下实施 CPR，CA 患者一直使用机械复苏装置保持高质量的 CPR，使用 ECPR 等。

目前，对于 CPR 的持续时间没有严格的规定。从某种意义上说，不应该仅根据复苏的持续时间来决定继续或停止 CPR，影响 CPR 患者预后的因素包括患者的一般状况、CA 病因的可逆性、CPR 开始的时间、CPR 质量以及 ECMO 技术等的应用。患者低龄、原发病为 AMI、能够去除引发 CA 的病因（如低体温、肺栓塞）等特征预示患者预后良好，故因人而异或“超长 CPR”也可以抢救成功并康复。

三、CA 后期的“三生”方略

CA 后期是指 CA 患者经过初级或者高级生命支持 ROSC 或复

苏终止后的时段，应遵循复生、超生及延生的“三生”方略，以使 CA 患者获得最佳生命之转归[199]。

（一）CA 后期的复生

ROSC 后的首要目标包括稳定复苏后血流动力学、优化生命参数及解除 CA 病因和诱因，我们称之为“复生”。由于复苏后综合征（PRS）和原发病诊治困难等因素，中国 OHCA 患者的出院存活率约 1%[6]。CA 复苏后治疗涉及重症医学、神经科学、心血管医学和康复医学等多个专业，对 CA 患者的预后至关重要，因此 CA 患者 ROSC 后应尽快转入 ICU 进行综合治疗。复生阶段的评估和处理围绕 ABCDE 原则进行。

1. 气道管理（airway，A） CA 患者 ROSC 后，首先应评估气道是否开放，可用仰头提颏法、托下颌法、口咽通气道和鼻咽通气道等方法维持气道通畅。对于尚未恢复自主呼吸或处于昏迷状态的患者，可选择气管插管、喉罩及食道气道联合插管等方法建立高级气道，以维持气道通畅及通气氧合[200-201]。建立高级气道后，建议使用体格检查（五点听诊法等）和 $ETCO_2$ 监测等方法确认高级气道位置，并对气道位置进行连续的监测。妥善固定通气导管，防止导管滑脱，同时给予必要的气道清洁和管理。

2. 呼吸氧合（breathing，B） 如建立高级气道后仍无法维持足够的通气氧合，可给予球囊辅助通气或呼吸机支持，通气的目标是维持正常的通气［动脉血二氧化碳分压（$PaCO_2$）35～45 mmHg］和氧合指标，$ETCO_2$ 维持于 30～40 mmHg[202]。呼吸机参数应根据患者的血气分析、$ETCO_2$ 及是否存在心功能不全等因素进行设置和调节，避免出现过度通气。对于 CA 患者先给予 100% 吸入氧浓度，然后根据患者的脉搏血氧饱和度（SpO_2）调整吸入氧浓度，直至可维持 SpO_2≥94% 的最小吸氧浓度[203]。如患者存在外周循环不佳导致的 SpO_2 测量误差，应参考血气分析的结果进行吸氧浓度的调节。

3. 循环支持（circulation，C） 患者ROSC后应该严密监测患者的生命体征和心电图等，优化患者的器官和组织灌注，尤其是维持血流动力学稳定。主要处理措施包括：①连续监护患者的血压，建议维持复苏后患者的收缩压不低于90 mmHg，平均动脉压（MAP）不低于65 mmHg[204-205]。②对于血压值低于上述目标值，存在休克表现的患者，应该积极通过静脉或骨通路给予容量复苏，同时注意患者心功能情况确定补液量，也应该及时纠正酸中毒。在容量复苏效果不佳时，应该考虑选择适当的血管活性药物，维持目标血压。③连续监测患者心率及心律，积极处理影响血流动力学稳定的心律失常。

4. 鉴别诊断（differential diagnosis，D） 复苏成功后，应尽快完善患者的临床资料，进行必要的实验室和辅助检查，有条件的还可尽快完成相关影像学检查和评价，尽快明确患者的诊断，特别注意鉴别是否存在诱发CA的“5H”和“5T”可逆病因，其中“5H”指低血容量（hypovolemia）、缺氧（hypoxia）、酸中毒（hydrogenion）、低钾血症/高钾血症（hypokalemia/hyperkalemia）和低体温（hypothermia）；“5T”指张力性气胸（tension pneumothorax）、心脏压塞（tamponade，cardiac）、中毒（toxins）、肺栓塞（thrombosis，pulmonary）和冠状动脉血栓形成（thrombosis，coronary），并对CA的病因和诱因进行积极的治疗和处理。

（二）CA后期的“超生”

研究表明，从CA患者的生命体征平稳的“复生”阶段到器官功能恢复的“超级生命支持”的“超生”阶段，CA患者复苏后脑损伤、心功能障碍、全身缺血/再灌注损伤（多器官功能损伤）及原发病的严重程度与其预后密切相关，积极处理复苏后器官功能障碍和原发病可提高CA患者的出院存活率及减少神经系统后遗症，因此超级生命支持对CA患者的最终预后至关重要。

1. 急诊冠脉血管造影 急性冠脉综合征（ACS）是成人CA

患者，尤其是OHCA的常见病因之一[206]。CA患者ROSC后应尽快完成12或18导联心电图检查，以帮助判断是否存在ST段抬高。研究表明对怀疑有心源性病因或心电图有ST段抬高的OHCA患者，无论昏迷抑或清醒都应尽快行急诊冠脉造影[207]。对怀疑有心源性病因的OHCA且昏迷的特定成人患者（如心电或血流动力学不稳定），即使心电图未见ST段抬高，急诊冠脉造影仍是合理的[208-209]。早期的急诊冠脉造影和开通血管治疗可显著降低心源性CA患者的病死率及改善神经功能预后[210]。

2. 目标温度管理（TTM） TTM治疗是公认的可改善CA患者预后的治疗手段之一。复苏成功后，如果患者仍处于昏迷状态（不能遵从声音指示活动），应尽快使用多种体温控制方法将患者的核心体温控制在32～36℃，并稳定维持至少24 h，复温时应将升温速度控制在0.25～0.5℃ /h[211-213]。目前用于临床的控制低温方法包括降温毯、冰袋、新型体表降温设备、冰0.9%等渗盐水输注、鼻咽部降温设备和血管内低温设备等，医务人员应根据工作条件和患者实际情况灵活选择。由于院前给予冰冻生理盐水快速输注降温可增加低体温治疗并发症的发生率，已不推荐该方法在院前条件下常规使用。TTM治疗期间的核心温度监测应该选择食道、膀胱或肺动脉等处，肛门和体表温度易受环境因素影响，不建议作为温度监测的首选部位。TTM治疗过程中患者会出现寒战、心律失常、水和电解质紊乱、凝血功能障碍和感染等并发症，应进行严密监测和对症处理，避免加重病情。TTM治疗存在需要有详细的实施方案和专业的团队才能进行，建议制定各医疗单位的TTM治疗预案并进行专业培训，以提高治疗效果和减少并发症。研究表明TTM复温后的发热可加重CA患者的神经功能损伤，因此TTM结束后72 h内应尽量避免患者再次发热[214]。

3. 神经功能的监测与保护 复苏后神经功能损伤是CA致死、致残的主要原因，应重视对复苏后CA患者的神经功能连续监测和评价，积极保护神经功能。目前推荐使用的评估方法有临床症状体征（瞳孔、昏迷程度、肌阵挛等）、神经电生理检查（床旁脑电图、体感诱发电位等）、影像学检查（CT、MRI）及血液标志物［星形胶质源性蛋白（SB100）、神经元特异性烯醇化酶（NSE）］等[215-222]。有条件的单位可以对复苏后CA患者进行脑电图等连续监测，定期评估神经功能，也可结合工作条件和患者病情，在保证安全的前提下进行神经功能辅助评估。对于实施TTM患者的神经功能预后的评估，应在体温恢复正常72 h后才能进行[223]。对于未接受TTM治疗的患者，应在CA后72 h开始评估，如担心镇静药、肌松药等因素干扰评估，还可推迟评估时间[224]。因此，在评价患者最终的神经功能预后时应特别慎重和周全。

4. ECMO　对于部分难治性心搏骤停（RCA）患者，如传统CPR无效可考虑采用ECMO和ECPR。CA患者主要使用静脉动脉（V-A）模式ECMO治疗，目前尚无足够证据支持CA患者常规使用ECMO。由于ECPR的实施需要建立大血管通路和专用设备，目前仅推荐用于为救治CA可逆性病因（如ACS、肺栓塞、难治性VF、深低温、心脏损伤、心肌炎、心肌病、充血性心衰和药物中毒等）赢得时机及为等待心脏移植的复苏后患者提供短期机械心肺支持治疗[140，225]。由于ECPR治疗操作和维护过程较为复杂，可能引起多种并发症，因由具有资质和接受过专业培训的团队进行。ECPR在CA和复苏后治疗中应用指征一直存在争议，尤其是如何正确选择患者以避免无意义的治疗。ECPR对于RCA患者的治疗效果还与无灌注时间（CA到开始胸外按压时间）和低灌注时间（胸外按压时间和质量）密切相关[225]。

（三）CA后期的“延生”

人的生命发生危急时，经过积极救治没能成功，或经过一系列生命支持也无生还可能而注定即将死亡；那么在死亡之后适当的时间内把尚有足够活力的器官（心脏）“嫁接到”其他人的身上，则死亡者的生命将会借助别人的身体得到不同程度的延续，即器官捐献与器官移植，也可以称之为生命接力，可谓CA后期“延生”的内涵。

1. 中国心脏死亡器官捐献（CDCD）概念　CDCD属于中国公民逝世后器官捐献三大类中的“中国二类（CⅡ）”，即国际标准化心脏死亡器官捐献（DCD）或无心跳器官捐献（NHBD）。DCD是一种医学上有效、伦理学可以接受的减少器官供求差距的良好方法。DCD分为控制性DCD和非控制性DCD两种。控制性DCD即在按标准抢救无效后，根据器官捐献准备状况有计划地进行撤除生命支持手段并行器官捐献，大部分发生在手术室；非控制性DCD是发生在突然的、没有事先准备下的死亡及捐献，例如在急诊室的死亡。

2. 中国心脏死亡诊断标准　根据《中国心脏死亡器官捐献工作指南（第2版）》，心脏死亡的判定标准，即呼吸和循环停止，反应消失。由于循环停止后心电活动仍可能存在，判定死亡时不应完全依赖于心电监测，可采用有创动脉血压和多普勒超声协助确认。DCD器官获取时，需要快速而准确地判断循环的停止。但为确认循环停止的不可逆性或永久性，应至少观察2 min再宣布死亡。死亡诊断必须由非移植团队的相关专业医师完成[226]。

3. CDCD要素　器官移植是治疗终末期器官功能衰竭的最有效手段，目前技术成熟的器官移植有肝移植、肾移植、心脏移植和肺移植等。捐献的器官必须在尽可能短的时间内移植给合适的受者，超过一定的时间范围，器官的活力将部分丧失或全部丧失而不再能够用于移植。所以，从生命出现危急、决定实施器官捐献之时起，到目标器官植入受者体内并重新获得血液循环为止，这段时间的尽可能缩短及在此期间对器官功能的有效保护，对术后移植物功能的发挥具有极为重要的意义。研究发现，与其他原因导致脑死亡患者相比，CA后脑死亡者捐献器官的短期和长期功能并未有明显区别，近年来CA后脑死亡患者成为器官捐献者的数量逐年上升，因此成人和儿童CA患者复苏后治疗失败死亡或脑死亡均可作为潜在的器官捐献者接受器官供体的评估；对于复苏失败的 CA 患者，时间允许的情况下可作为肝肾捐献者[227-229]。由于器官捐献和移植还涉及大量法律与伦理问题，CA 患者作为器官捐赠者的评估、器官移植等过程应在具有专业资质的人员和机构实施。

本共识着重强调 CA 前期的预防、预识、预警的“三预”方针，贯穿了 CPR 系统观这一主线；着重把握 CA 中期的标准化、多元化、个体化的“三化”方法，铸造了 CPR 整体观这一主体；着重关注 CA 后期的复生、超生、延生的“三生”方略，凸显了 CPR 发展观这一主题。本共识全方位、全过程、全立体诠释了中国特色 CPR 的内涵与外延，对指导 CPR 的理论研究和临床实践有重要意义。

参 考 文 献

[1] Ad hoc committee on cardiopulmonary resuscitation of the division of medical sciences, national academy of sciences national research council. Cardiopulmonary resuscitation [J]. JAMA, 1966, 198 (4): 372-379.

[2] 王立祥. 中国心肺复苏发展战略观 [J]. 中华危重病急救医学, 2015，27（3）：161-163.

[3] 陈伟伟，高润霖，刘力生，等.《中国心血管病报告 2015》概要 [J]. 中国循环杂志，2016，31（6）：521-528.

[4] Mozaffarian D, Benjamin EJ, Go AS, et al. executive summary: heart disease and stroke statistics-2016 update: a report from the american heart association [J]. Circulation, 2016, 133 (4): 447-454.

[5] Zhang S. Sudden cardiac death in China: current status and future perspectives [J]. Europace, 2015, 17 Suppl 2: ii14-ii18.

[6] Shao F, Li CS, Liang LR, et al. Outcome of out-of-hospital cardiac arrests in Beijing, China [J]. Resuscitation, 2014, 85 (11): 1411-1417.

[7] Hua W, Zhang LF, Wu YF, et al. Incidence of sudden cardiac death in China: analysis of 4 regional populations [J]. J Am Coll Cardiol, 2009, 54 (12): 1110-1118.

［8］张在其，陈文标，陈玮莹，等．广州市 97 823 例院前急救患者流行病学分析［J］．中华危重病急救医学，2011，23（2）：99-103．
［9］余涛，唐万春．清醒、积极地面对心肺复苏指南的改变［J］．中华急诊医学杂志，2012，21（1）：9-11．
［10］范国辉，张林峰．心源性猝死的流行病学研究进展［J］．中华流行病学杂志，2015，36（1）：87-89．
［11］Hazinski MF, Nolan JP, Aickin R, et al. Part 1: executive summary: 2015 international consensus on cardiopulmonary resuscitation and emergency cardiovascular care science with treatment recommendations [J]. Circulation, 2015, 132 (16 Suppl 1): S2-39.
［12］王一镗．为切实提高我国心肺复苏的成功率而努力［J］．急诊医学，2000，9（6）：363．
［13］黄子通．提高我国心肺脑复苏水平的措施与对策［J］．中华急诊医学杂志，2004，13（3）：153-154．
［14］王立祥，黄子通．心肺复苏的误区探讨［J］．临床误诊误治，2013，26（1）：1-4．
［15］沈洪，王一镗．中国心肺复苏的发展［J］．中华急诊医学杂志，2006，15（1）：13-14．
［16］孟庆义，王立祥．传承与发展：论立中国心肺复苏之言［J］．解放军医学杂志，2015，40（9）：693-698．
［17］Neuspiel DR, Kuller LH. Sudden and unexpected natural death in childhood and adolescence [J]. JAMA, 1985, 254 (10): 1321-1325.
［18］Winkel BG, Risgaard B, Sadjadieh G, et al. Sudden cardiac death in children (1-18 years): symptoms and causes of death in a nationwide setting [J]. Eur Heart J, 2014, 35 (13): 868-875.
［19］Chugh SS, Reinier K, Balaji S, et al. Population-based analysis of sudden death in children: the oregon sudden unexpected death study [J]. Heart Rhythm, 2009, 6 (11): 1618-1622.
［20］Baars HF, van der Smagt JJ, Doevendans PA. clinical cardiogenetics [M]. London: Springer, 2011: 401-412.
［21］Wu Q, Zhang L, Zheng J, et al. Forensic pathological study of 1656 cases of sudden cardiac death in southern China [J]. Medicine (Baltimore), 2016, 95 (5): e2707.

[22] Arntz HR, Willich SN, Schreiber C, et al. Diurnal, weekly and seasonal variation of sudden death. Population-based analysis of 24 061 consecutive cases [J]. Eur Heart J, 2000, 21 (4): 315-320.

[23] 王立祥，郑静晨. 从心源性猝死谈建立家庭自助急救体系 [J]. 中国急救医学，2009，29（5）：457-458.

[24] Kronick SL, Kurz MC, Lin S, et al. Part 4: systems of care and continuous quality improvement: 2015 American Heart Association guidelines update for cardiopulmonary resuscitation and emergency cardiovascular care [J]. Circulation, 2015, 132 (18 Suppl2): S397-413.

[25] Mozaffarian D, Benjamin EJ, Go AS, et al. Heart disease and stroke statistics-2015 update: a report from the American Heart Association [J]. Circulation, 2015, 131 (4): e29-322.

[26] 张澍. 我国心脏性猝死的防治前景 [J]. 中国社区医师，2011，27（12）：8.

[27] 余涛，唐万春. 心肺复苏 50 年：我们学到了什么？ [J]. 中华急诊医学杂志，2013，22（1）：6-8.

[28] 李春盛. 目前心肺复苏存在的问题及对策 [J]. 中华急诊医学杂志，2005，14（5）：362-363.

[29] 王立祥，王一镗. 医务者向家庭成员传授 CPR<1% 的反思 [J]. 中国急救医学，2013，33（11）：986-987.

[30] 王立祥，王发强. 开展心肺复苏普及进亿家健康工程的创新实践 [J]. 中国研究型医院，2016，3（4）：20-22.

[31] Hallstrom AP, Ornato JP, Weisfeldt M, et al.Public-access defibrillation and survival after out-of-hospital cardiac arrest [J]. N Engl J Med, 2004, 351 (7): 637-646.

[32] Travers AH, Perkins GD, Berg RA, et al.Part 3: adult basic life support and automated external defibrillation: 2015 international consensus on cardiopulmonary resuscitation and emergency cardiovascular care science with treatment recommendations [J]. Circulation, 2015, 132 (16 Suppl 1): S51-S83.

[33] 王立祥，郑静晨. 单纯腹部提压：一种心肺复苏的新方法 [J]. 中华危重病急救医学，2009，21（6）：323-324.

[34] Girotra S, Nallamothu BK, Spertus JA, et al.Trends in survival afterin-hospital cardiac arrest [J]. N Engl J Med, 2012, 367 (20): 1912-1920.

[35] Berdowski J, Beekhuis F, Zwinderman AH, et al.Importance of the first link: description and recognition of anout-of-hospital cardiac arrest in an emergency call [J].Circulation, 2009, 119 (15): 2096-2102.

[36] Roppolo LP, Westfall A, Pepe PE, et al. Dispatcher assessments for agonal breathing improve detection of cardiac arrest [J]. Resuscitation, 2009, 80 (7): 769-772.

[37] Stipulante S, Tubes R, El Fassi M, et al.Implementation of the ALERT algorithm, a new dispatcher-assisted telephone cardiopulmonary resuscitation protocol, in non-advanced medical priority dispatch system (AMPDS) emergency medical services centres [J]. Resuscitation, 2014, 85 (2): 177-181.

[38] Fujie K, Nakata Y, Yasuda S, et al. Do dispatcher instructions facilitate bystander-initiated cardiopulmonary resuscitation and improve outcomes in patients with out-of-hospital cardiac arrest? A comparison of family and non-family bystanders [J]. Resuscitation, 2014, 85 (3): 315-319.

[39] Ringh M, Rosenqvist M, Hollenberg J, et al.Mobile-phone dispatch of laypersons for CPR in out-of-hospital cardiac arrest [J]. N Engl J Med, 2015, 372 (24): 2316-2325.

[40] Ringh M, Fredman D, Nordberg P, et al. Mobile phone technology identifies and recruits trained citizens to perform CPR on out-of-hospital cardiac arrest victims prior to ambulance arrival [J]. Resuscitation, 2011, 82 (12): 1514-1518.

[41] Zijlstra JA, Stieglis R, Riedijk F, et al. Local lay rescuers with AEDs, alerted by text messages, contribute to early defibrillation in a Dutch out-of-hospital cardiac arrest dispatch system [J]. Resuscitation, 2014, 85 (11): 1444-1449.

[42] Lund-Kordahl I, Olasveengen TM, Lorem T, et al. Improving outcome after out-of-hospital cardiac arrest by strengthening weak links of the local Chain of Survival; quality of advanced life support and post-resuscitation care [J]. Resuscitation, 2010, 81 (4): 422-426.

[43] Perkins GD, Jacobs IG, Nadkarni VM, et al. Cardiac arrest and cardiopulmonary resuscitation outcome reports: update of the utstein resuscitation registry templates for out-of-hospital cardiac arrest: a statement for healthcare professionals from a task force of the international liaison

committee on resuscitation (American Heart Association, European Resuscitation Council, Australian and new zealand council on resuscitation, heart and stroke foundation of canada, interamerican heart foundation, resuscitation council of southern africa, resuscitation council of asia); and the American Heart Association Emergency Cardiovascular Care Committee and the Council on Cardiopulmonary, Critical Care, Perioperative and Resuscitation [J]. Circulation, 2015, 132 (13): 1286-1300.

[44] Shao F, Li CS, Liang LR, et al.Incidence and outcome of adult in-hospital cardiac arrest in Beijing, China [J]. Resuscitation, 2016, 102: 51-56.

[45] Berg RA, Sutton RM, Holubkov R, et al.Ratio of PICU versus ward cardiopulmonary resuscitation events is increasing [J]. Crit Care Med, 2013, 41 (10): 2292-2297.

[46] Girotra S, Cram P, Spertus JA, et al.Hospital variation in survival trends for in-hospital cardiac arrest [J]. J Am Heart Assoc, 2014, 3 (3): e000871.

[47] Peberdy MA, Cretikos M, Abella BS, et al.Recommended guidelines for monitoring, reporting, and conducting research on medical emergency team, outreach, and rapid response systems: an utstein-style scientific statement: a scientific statement from the international liaison committee on resuscitation (American Heart Association, Australian Resuscitation Council, European Resuscitation Council, Heart and Stroke Foundation of Canada, interamerican heart foundation, resuscitation council of southern africa, and the new zealand resuscitation council); the american heart association emergency cardiovascular care committee; the council on cardiopulmonary, perioperative, and critical care; and the interdisciplinary working group on quality of care and outcomes research [J]. Circulation, 2007, 116 (21): 2481-2500.

[48] Devita MA, Bellomo R, Hillman K, et al.Findings of the first consensus conference on medical emergency teams [J]. Crit Care Med, 2006, 34 (9): 2463-2478.

[49] Al-Qahtani S, Al-Dorzi HM, Tamim HM, et al. Impact of an intensivist-led multidisciplinary extended rapid response team on hospital-wide cardiopulmonary arrests and mortality [J]. Crit Care Med, 2013, 41 (2): 506-517.

[50] Chan PS, Khalid A, Longmore LS, et al.Hospital-wide code rates and mortality before and after implementation of a rapid response team [J]. JAMA, 2008, 300 (21): 2506-2513.

[51] Buist MD, Moore GE, Bernard SA, et al. Effects of a medical emergency team on reduction of incidence of and mortality from unexpected cardiac arrests in hospital: preliminary study [J].BMJ, 2002, 324 (7334): 387-390.

[52] 余涛. 高质量心肺复苏的实施——从指南到实践［J］. 中华急诊医学杂志，2015，24（1）：17-21.

[53] Yeung J, Meeks R, Edelson D, et al. The use of CPR feedback/prompt devices during training and CPR performance: a systematic review [J]. Resuscitation, 2009, 80 (7): 743-751.

[54] Hunziker S, Johansson AC, Tschan F, et al. Teamwork and leadership in cardiopulmonary resuscitation [J]. J Am Coll Cardiol, 2011, 57 (24): 2381-2388.

[55] Bhanji F, Donoghue AJ, Wolff MS, et al. Part14: Education: 2015 american heart association guidelines update for cardiopulmonary resuscitation and emergency cardiovascular care [J]. Circulation, 2015, 132 (18 Suppl 2): S561-573.

[56] Spearpoint KG, Gruber PC, Brett SJ.Impact of the Immediate Life Support course on the incidence and outcome of in-hospital cardiac arrest calls: an observational study over 6 years [J]. Resuscitation, 2009, 80 (6): 638-643.

[57] Zhang S, Singh B, Rodriguez DA, et al. Improve the prevention of sudden cardiac arrest in emerging countries: the Improve SCA clinical study design [J].Europace, 2015, 17 (11): 1720-1726.

[58] Priori SG, Blomström-Lundqvist C, Mazzanti A, et al. 2015 ESC Guidelines for the management of patients with ventricular arrhythmias and the prevention of sudden cardiac death: the task force for the management of patients with ventricular arrhythmias and the prevention of sudden cardiac death of the european society of cardiology (ESC). endorsed by: association for european paediatric and congenital cardiology (AEPC) [J]. Eur Heart J, 2015, 36 (41): 2793-2867.

[59] 郑智，李树生. 猝死防治学［M］. 北京：中国医药科技出版社，2004：520-573.

[60] 华伟，丁立刚. 心脏性猝死的预防与前景[J]. 中国循环杂志，2014，29(12)：961-963.

[61] 郭继鸿. 中国心脏性猝死现状与防治[J]. 中国循环杂志，2013，28(5)：323-326.

[62] 张文武. 急诊内科学[M]. 北京：人民卫生出版社，2015：624-625.

[63] 李法琦. 老年人猝死[J]. 中华高血压杂志，2007，15(5)：433-435.

[64] 郝素芳，浦介麟. 2015 年《ESC 室性心律失常治疗和心源性猝死预防指南》解读[J]. 中国循环杂志，2015，30(Z2)：37-47.

[65] 向晋涛，朱刚艳，朱志先. 心理社会因素与室性心律失常[J]. 中国心脏起搏与心电生理杂志，2008，22(3)：194-197.

[66] Sharma AK, Singh JP, Heist EK. Stress cardiomyopathy: diagnosis, pathophysiology, management, and prognosis [J]. Crit Pathw Cardiol, 2011, 10 (3): 142-147.

[67] Lieve KV, van der Werf C, Wilde AA. Catecholaminergic Polymorphic Ventricular Tachycardia [J]. Circ J, 2016, 80 (6): 1285-1291.

[68] Yoshikawa T. Takotsubo cardiomyopathy, a new concept of cardiomyopathy: clinical features and pathophysiology [J]. Int J Cardiol, 2015, 182: 297-303.

[69] Schwartz PJ, Priori SG, Spazzolini C, et al. Genotype-phenotype correlation in the long-QT syndrome: gene-specific triggers for life-threatening arrhythmias [J]. Circulation, 2001, 103 (1): 89-95.

[70] Priori SG, Wilde AA, Horie M, et al. Executive summary: HRS/EHRA/APHRS expert consensus statement on the diagnosis and management of patients with inherited primary arrhythmia syndromes [J]. Heart Rhythm, 2013, 10 (12): e85-108.

[71] Behr ER, Dalageorgou C, Christiansen M, et al. Sudden arrhythmic death syndrome: familial evaluation identifies inheritable heart diseasein the majority of families [J]. Eur Heart J, 2008, 29 (13): 1670-1680.

[72] Kleinman ME, Brennan EE, Goldberger ZD, et al. Part 5: adult basic life support and cardiopulmonary resuscitation quality: 2015 american heart association guidelines update for cardiopulmonary resuscitation and emergency cardiovascular care [J]. Circulation, 2015, 132 (18Suppl2): S414-435.

[73] Lerner EB, Rea TD, Bobrow BJ, et al. Emergency medical service dispatch cardiopulmonary resuscitation prearrival instructions to improve survival from out-of-hospital cardiac arrest: a scientific statement from the American Heart Association [J]. Circulation, 2012, 125 (4): 648-655.

[74] Clawson J, Olola C, Scott G, et al. Effect of a medical priority dispatch System key question addition in the seizure/convulsion/fitting protocol to improve recognition of ineffective (agonal)breathing [J]. Resuscitation, 2008, 79 (2): 257-264.

[75] Frederick K, Bixby E, Orzel MN, et al. Will changing the emphasis from "pulseless" to "no signs of circulation" improve the recall scores for effective life support skills in children? [J]. Resuscitation, 2002, 55 (3): 255-261.

[76] Lapostolle F, Le TP, Agostinucci JM, et al. Basic cardiac life support providers checking the carotid pulse: performance, degree of conviction, and influencing factors [J]. Acad Emerg Med, 2004, 11 (8): 878-880.

[77] Moule P. Checking the carotid pulse: diagnostic accuracy in students of the healthcare professions [J]. Resuscitation, 2000, 44 (3): 195-201.

[78] Bohm K, Rosenqvist M, Hollenberg J, et al. Dispatcher-assis tedtelephone-guided cardiopulmonary resuscitation: an underused lifesaving system [J]. Eur J Emerg Med, 2007, 14 (5): 256-259.

[79] White L, Rogers J, Bloomingdale M, et al. Dispatcher-assisted cardiopulmonary resuscitation: risks for patients not in car diac arrest [J]. Circulation, 2010, 121 (1): 91-97.

[80] Hallstrom AP, Cobb LA, Johnson E, et al. Dispatcher assisted CPR: implementation and potential benefit. A 12-year Study [J]. Resuscitation, 2003, 57 (2): 123-129.

[81] Nurmi J, Pettilä V, Biber B, et al. Effect of protocol compliance to cardiac arrest identification by emergency medical dispatchers [J]. Resuscitation, 2006, 70 (3): 463-469.

[82] Idris AH, Guffey D, Pepe PE, et al. Chest compression rates and survival following out-of-hospital cardiac arrest [J]. Crit Care Med, 2015, 43 (4): 840-848.

[83] Idris AH, Guffey D, Aufderheide TP, et al. Relationship between chest compression rates and outcomes from cardiac arrest [J]. Circulation, 2012, 125 (24): 3004-3012.

[84] Vadeboncoeur T, Stolz U, Panchal A, et al. Chest compression depth and survival in out-of-hospital cardiac arrest [J]. Resuscitation, 2014, 85 (2): 182-188.

[85] Stiell IG, Brown SP, Christenson J, et al. What is the role of chest compression depth during out-of-hospital cardiac arrest resuscitation？ [J]. Crit Care Med, 2012, 40 (4): 1192-1198.

[86] Stiell IG, Brown SP, Nichol G, et al. What is the optimal chest compression depth during out-of-hospital cardiac arrest resuscitation of adult patients？ [J]. Circulation, 2014, 130 (22): 1962-1970.

[87] Hellevuo H, Sainio M, Nevalainen R, et al. Deeper chest compression-more complications for cardiac arrest patients？ [J]. Resuscitation, 2013, 84 (6): 760-765.

[88] Edelson DP, Abella BS, Kramer-Johansen J, et al. Effects of compression depth and pre-shock pauses predict defibrillation failure during cardiac arrest [J]. Resuscitation, 2006, 71 (2): 137-145.

[89] Cheskes S, Schmicker RH, Christenson J, et al. Perishock pause: an independent predictor of survival from out-of-hospital shockable cardiac arrest [J]. Circulation, 2011, 124 (1): 58-66.

[90] 王立祥，于学忠．胸外按压与人工通气比之窘境［J］．中华危重病急救医学，2013，25（11）：703-704.

[91] Meaney PA, Bobrow BJ, Mancini ME, et al. Cardiopulmonary resuscitation quality: improving cardiac resuscitation outcomes both inside and outside the hospital: a consensus statement from the American Heart Association [J]. Circulation, 2013, 128 (4): 417-435.

[92] 王立祥，俞森洋．合理应用现代通气机心肺复苏［J］．中华危重病急救医学，2002，14（10）：582-583.

[93] Qvigstad E, Kramer-Johansen J, Tømte Ø, et al. Clinical pilot study of different hand positions during manual chest compressions monitored with capnography [J]. Resuscitation, 2013, 84 (9): 1203-1207.

[94] Orlowski JP. Optimum position for external cardiac compression in infants and young children [J]. Ann Emerg Med, 1986, 15 (6): 667-673.

[95] Niles DE, Sutton RM, Nadkarni VM, et al. Prevalence and hemodynamic effects of leaning during CPR [J]. Resuscitation, 2011, 82Suppl2: S23-S26.

[96] Fried DA, Leary M, Smith DA, et al. The prevalence of chest compression

leaning during in-hospital cardiopulmonary resuscitation [J]. Resuscitation, 2011, 82 (8): 1019-1024.

[97] Cardiopulmonary resuscitation by bystanders with chest compression only (SOS-KANTO): an observational study [J]. Lancet, 2007, 369 (9565): 920-926.

[98] Bobrow BJ, Spaite DW, Berg RA, et al. Chest compressiononly CPR by lay rescuers and survival from out-of-hospital cardiac arrest [J]. JAMA, 2010, 304 (13): 1447-1454.

[99] Panchal AR, Bobrow BJ, Spaite DW, et al. Chest compression only cardiopulmonary resuscitation performed by lay rescuers for adult out-of-hospital cardiac arrest due to non-cardiac aetiologies [J]. Resuscitation, 2013, 84 (4): 435-439.

[100] Svensson L, Bohm K, Castrèn M, et al. Compression-only CPR or standard CPR in out-of-hospital cardiac arrest [J]. N Engl J Med, 2010, 363 (5): 434-442.

[101] Rea TD, Fahrenbruch C, Culley L, et al. CPR with chest compression alone or with rescue breathing [J]. N Engl J Med, 2010, 363 (5): 423-433.

[102] Elam JO, Greene DG, Schneider MA, et al. Head-tilt method of oral resuscitation [J]. J Am Med Assoc, 1960, 172: 812-815.

[103] Singletary EM, Zideman DA, DeBuck ED, et al. Part 9: First Aid: 2015 international consensus on first aid science with treatment recommendations [J]. Circulation, 2015, 132 (16 Suppl 1): S269-311.

[104] Litman RS, Wake N, Chan LM, et al. Effect of lateral positioning on upper airway size and morphology in sedated children [J]. Anesthesiology, 2005, 103 (3): 484-488.

[105] Arai YC, Fukunaga K, Hirota S, et al. The effects of chin lift and jaw thrust while in the lateral position on stridor score in anesthetized children with adenotonsillar hypertrophy [J]. Anesth Analg, 2004, 99 (6): 1638-1641.

[106] Hastings RH, Wood PR. Head extension and laryngeal view during laryngoscopy with cervical spine stabilization maneuvers [J]. Anesthesiology, 1994, 80 (4): 825-831.

[107] Berg RA, Hemphill R, Abella BS, et al. Part 5: adult basic life support: 2010 american heart association guidelines for cardiopulmonary resuscitation and emergency cardiovascular care [J]. Circulation, 2010, 122 (18 Suppl 3):

S685-705.

[108] Wenzel V, Idris AH, Banner MJ, et al. The composition of gas given by mouth-to-mouth ventilation during CPR [J]. Chest, 1994, 106 (6): 1806-1810.

[109] Dörges V, Ocker H, Hagelberg S, et al. Smaller tidal volumes with room-air are not sufficient to ensure adequate oxygenation during bag-valve-mask ventilation [J]. Resuscitation, 2000, 44 (1): 37-41.

[110] Safar P, Elam JO, et al. Advances in cardiopulmonary resuscitation: the wolf creek conference on cardiopulmonary resuscitation [M]. New York: Springer-Verlag, 1977: 73-79.

[111] Larsen MP, Eisenberg MS, Cummins RO, et al. Predicting survival from out-of-hospital cardiac arrest: a graphic model [J]. Ann Emerg Med, 1993, 22 (11): 1652-1658.

[112] EftestΦl T, Wik L, Sunde K, et al. Effects of cardiopulmonary resuscitation on predictors of ventricular fibrillation defibrillation success during out-of-hospital cardiac arrest [J]. Circulation, 2004, 110 (1): 10-15.

[113] Bobrow BJ, Clark LL, Ewy GA, et al. Minimally interrupted cardiac resuscitation by emergency medical services for out-of-hospital cardiac arrest [J]. JAMA, 2008, 299 (10): 1158-1165.

[114] Rea TD, Helbock M, Perry S, et al. Increasing use of cardiopulmonary resuscitation during out-of-hospital ventricular fibrillation arrest: survival implications of guideline changes [J]. Circulation, 2006, 114 (25): 2760-2765.

[115] van Alem AP, Chapman FW, Lank P, et al. A prospective, randomised and blinded comparison of first shock success of monophasic and biphasic waveforms in out-of-hospital cardiac arrest [J]. Resuscitation, 2003, 58 (1): 17-24.

[116] Neumar RW, Otto CW, Link MS, et al. Part 8: adult advanced cardiovascular life support: 2010 American heart association guidelines for cardiopulmonary resuscitation and emergency cardiovascular care [J]. Circulation, 2010, 122 (18 Suppl 3): S729-767.

[117] Rea TD, Olsufka M, Bemis B, et al. A population-based investigation of public access defibrillation: role of emergency medical services care [J].

Resuscitation, 2010, 81 (2): 163-167.

[118] Hanefeld C, Lichte C, Mentges-Schröter I, et al. Hospital-wide first-responder automated external defibrillator programme: 1 year experience [J]. Resuscitation, 2005, 66 (2): 167-170.

[119] Link MS, Berkow LC, Kudenchuk PJ, et al. Part 7: adult advanced cardiovascular life support: 2015 american heart association guidelines update for cardiopulmonary resuscitation and emergency cardiovascular care [J]. Circulation, 2015, 132 (18 Suppl 2): S444-464.

[120] Hagihara A, Hasegawa M, Abe T, et al. Prehospital epinephrine use and survival among patients with out-of-hospital cardiac arrest [J]. JAMA, 2012, 307 (11): 1161-1168.

[121] Koscik C, Pinawin A, McGovern H, et al. Rapid epinephrine administration improves early outcomes in out-of-hospital cardiac arrest [J]. Resuscitation, 2013, 84 (7): 915-920.

[122] Kudenchuk PJ, Cobb LA, Copass MK, et al. Amiodarone for resuscitation after out-of-hospital cardiac arrest due to ventricular fibrillation [J]. N Engl J Med, 1999, 341 (12): 871-878.

[123] Dorian P, Cass D, Schwartz B, et al. Amiodarone as compared with lidocaine for shock-resistant ventricular fibrillation [J]. N Engl J Med, 2002, 346 (12): 884-890.

[124] Kudenchuk PJ, Brown SP, Daya M, et al. Amiodarone, lidocaine, or placebo in out-of-hospital cardiac arrest [J]. N Engl J Med, 2016, 374 (18): 1711-1722.

[125] Dybvik T, Strand T, Steen PA. Buffer therapy during out-of-hospital cardiopulmonary resuscitation [J]. Resuscitation, 1995, 29 (2): 89-95.

[126] Vukmir RB, Katz L. Sodium bicarbonate improves outcome in prolonged prehospital cardiac arrest [J]. Am J Emerg Med, 2006, 24 (2): 156-161.

[127] Paradis NA, Martin GB, Rivers EP, et al. Coronary perfusion pressure and the return of spontaneous circulation in human cardiopulmonary resuscitation [J]. JAMA, 1990, 263 (8): 1106-1113.

[128] Atkins DL, Berger S, Duff JP, et al. Part 11: pediatric basic life support and cardiopulmonary resuscitation quality: 2015 american heart association guidelines update for cardiopulmonary resuscitation and emergency

cardiovascular care [J]. Circulation, 2015, 132 (18 Suppl 2): S519-S525.
[129] Sayre MR, Berg RA, Cave DM, et al. Hands-only (compression only) cardiopulmonary resuscitation: a call to action for bystander response to adults who experience out-of-hospital sudden cardiac arrest: a science advisory for the public from the american heart association emergency cardiovascular care committee [J]. Circulation, 2008, 117 (16): 2162-2167.
[130] 中国腹部提压心肺复苏协作组．腹部提压心肺复苏专家共识［J］．中华急诊医学杂志，2013，22（9）：957-959.
[131] 黎敏，宋维，欧阳艳红，等．腹部提压心肺复苏的临床应用［J］．中华危重病急救医学，2016，28（7）：651-653.
[132] Zhang S, Liu Q, Han S, et al. Standard versus abdominal lifting and compression CPR [J]. Evid Based Complement Alternat Med, 2016, 2016：9416908.
[133] 王立祥．建立和完善腹部心肺复苏学［J］．中华危重病急救医学，2014，26（10）：689-691.
[134] Boczar ME, Howard MA, Rivers EP, et al. A technique revisited: hemodynamic comparison of closed-and open-chest cardiac massage during human cardiopulmonary resuscitation [J]. Crit Care Med, 1995, 23 (3): 498-503.
[135] 2005 International consensus on cardiopulmonary resuscitation and emergency cardiovascular care science with treatment recommendations. Part 4: Advanced life support [J]. Resuscitation, 2005, 67 (2-3): 213-247.
[136] Dunning J, Fabbri A, Kolh PH, et al. Guideline for resuscitation in cardiac arrest after cardiac surgery [J]. Eur J Cardiothorac Surg, 2009, 36 (1): 3-28.
[137] Paradis NA, Martin GB, Rivers EP. Use of open chest cardiopulmonary resuscitation after failure of standard closed chest CPR: illustrative cases [J]. Resuscitation, 1992, 24 (1): 61-71.
[138] 中国腹部心肺复苏协作组．经膈肌下抬挤心肺复苏共识［J］．中华急诊医学杂志，2014，23（4）：369-370.
[139] Maekawa K, Tanno K, Hase M, et al. Extracorporeal cardiopulmonary resuscitation for patients with out-of-hospital cardiac arrest of cardiac origin: a propensity-matched study and predictor analysis [J]. Crit Care Med, 2013, 41 (5): 1186-1196.

[140] Chen YS, Lin JW, Yu HY, et al. Cardiopulmonary resuscitation with assisted extracorporeal life-support versus conventional cardiopulmonary resuscitation in adults with in-hospital cardiac arrest: an observational study and propensity analysis [J]. Lancet, 2008, 372 (9638): 554-561.

[141] Chen YS, Chao A, Yu HY, et al. Analysis and results of prolonged resuscitation in cardiac arrest patients rescued by extracorporeal membrane oxygenation [J]. J Am Coll Cardiol, 2003, 41 (2): 197-203.

[142] Brooks SC, Anderson ML, Bruder E, et al. Part 6: Alternative techniques and ancillary devices for cardiopulmonary resuscitation: 2015 american heart association guidelines update for cardiopulmonary resuscitation and emergency cardiovascular care [J]. Circulation, 2015, 132 (18 Suppl 2): S436-443.

[143] Taylor GJ, Rubin R, Tucker M, et al. External cardiac compression: a randomized comparison of mechanical and manual techniques [J]. JAMA, 1978, 240 (7): 644-646.

[144] Perkins GD, Lall R, Quinn T, et al. Mechanical versus manual chest compression for out-of-hospital cardiac arrest (PARAMEDIC): a pragmatic, cluster randomized controlled trial [J]. Lancet, 2015, 385 (9972): 947-955.

[145] Rubertsson S, Lindgren E, Smekal D, et al. Mechanical chest compressions and simultaneous defibrillation vs conventional cardiopulmonary resuscitation in out-of-hospital cardia carrest: the LINC randomized trial [J]. JAMA, 2014, 311 (1): 53-61.

[146] Ong ME, Ornato JP, Edwards DP, et al. Use of an automated, loaddistributing band chest compression device for out-of-hospital cardiac arrest resuscitation [J]. JAMA, 2006, 295 (22): 2629-2637.

[147] Ristagno G, Castillo C, Tang W, et al. Miniaturized mechanical chest compressor: a new option for cardiopulmonary resuscitation [J]. Resuscitation, 2008, 76 (2): 191-197.

[148] 王立祥，程显声. 准确把握心肺复苏程序 [J]. 中华急诊医学杂志，2002，11（6）：367.

[149] 王立祥，沈洪. 个体化心肺复苏 [J]. 中华急诊医学杂志，2007，16（8）：895-896.

[150] Truhlář A, Deakin CD, Soar J, et al. European resuscitation council

guidelines for resuscitation 2015: section 4. cardiac arrest in special circumstances [J]. Resuscitation, 2015, 95: 148-201.

[151] Ogawa T, Akahane M, Koike S, et al. Outcomes of chest compression only CPR versus conventional CPR conducted by lay people in patients with out of hospital cardiopulmonary arrest witnessed by bystanders: nationwide population based observational study [J]. BMJ, 2011, 342: c7106.

[152] Acker CG, Johnson JP, Palevsky PM, et al. Hyperkalemia in hospitalized patients: causes, adequacy of treatment, and results of an attempt to improve physician compliance with published therapy guidelines [J]. Arch Intern Med, 1998, 158 (8): 917-924.

[153] Smellie WS. Spurious hyperkalaemia [J]. BMJ, 2007, 334 (7595): 693-695.

[154] Alfonzo AV, Isles C, Geddes C, et al. Potassium disorders-clinical spectrum and emergency management [J]. Resuscitation, 2006, 70 (1): 10-25.

[155] Brown DJ, Brugger H, Boyd J, et al. Accidental hypothermia [J]. N Engl J Med, 2012, 367 (20): 1930-1938.

[156] Gilbert M, Busund R, Skagseth A, et al. Resuscitation from accidental hypothermia of 13. 7 degrees C with circulatory arrest [J]. Lancet, 2000, 355 (9201): 375-376.

[157] Gordon L, Paal P, Ellerton JA, et al. Delayed and intermittent CPR for severe accidental hypothermia [J]. Resuscitation, 2015, 90: 46-49.

[158] Bouchama A, Knochel JP. Heat stroke [J]. N Engl J Med, 2002, 346 (25): 1978-1988.

[159] Nolan JP, Soar J, Cariou A, et al. European resuscitation council and European society of intensive care medicine guidelines for post-resuscitation care 2015: section 5 of the European resuscitation council guidelines for resuscitation 2015 [J]. Resuscitation, 2015, 95: 202-222.

[160] Dhami S, Panesar SS, Roberts G, et al. Management of anaphylaxis: a systematic review [J]. Allergy, 2014, 69 (2): 168-175.

[161] Muraro A, Roberts G, Worm M, et al. Anaphylaxis: guidelines from the European academy of allergy and clinical immunology [J]. Allergy, 2014, 69 (8): 1026-1045.

[162] Soar J, Pumphrey R, Cant A, et al. Emergency treatment of anaphylactic reactions-guidelines for healthcare providers [J]. Resuscitation, 2008, 77 (2):

157-169.
[163] Smith JE, Rickard A, Wise D. Traumatic cardiac arrest [J]. J R Soc Med, 2015, 108 (1): 11-16.
[164] Kleber C, Giesecke MT, Lindner T, et al. Requirement for a structured algorithm in cardiac arrest following major trauma: epidemiology, management errors, and preventability of traumatic deaths in Berlin [J]. Resuscitation, 2014, 85 (3): 405-410.
[165] Soar J, Nolan JP, Böttiger BW, et al. European resuscitation council guidelines for resuscitation 2015: section 3. adult advanced life support [J]. Resuscitation, 2015, 95: 100-147.
[166] Jansen JO, Thomas R, Loudon MA, et al. Damage control resuscitation for patients with major trauma [J]. BMJ, 2009, 338: b1778.
[167] Holcomb JB, Tilley BC, Baraniuk S, et al. Transfusion of plasma, platelets, and red blood cells in a1: 1: 1 vs a 1: 1: 2ratio and mortalityin patients with severe trauma: the PROPPR randomized clinical trial [J]. JAMA, 2015, 313 (5): 471-482.
[168] Holcomb JB, Jenkins D, Rhee P, et al. Damage control resuscitation: directly addressing the early coagulopathy of trauma [J]. J Trauma, 2007, 62 (2): 307-310.
[169] Roberts I, Shakur H, Afolabi A, et al. The importance of early treatment with tranexamic acid in bleeding trauma patients: an exploratory analysis of the CRASH-2 randomised controlled trial [J]. Lancet, 2011, 377 (9771): 1096-1101, 1101. e1-2.
[170] Matsumoto H, Mashiko K, Hara Y, et al. Role of resuscitative emergency field thoracotomy in the Japanese helicopter emergency medical service system [J]. Resuscitation, 2009, 80 (11): 1270-1274.
[171] Escott ME, Gleisberg GR, Kimmel K, et al. Simple thoracostomy. Moving beyong needle decompression in traumatic cardiac arrest [J]. JEMS, 2014, 39 (4): 26-32.
[172] Massarutti D, Trillò G, Berlot G, et al. Simple thoracostomy in prehospital trauma management is safe and effective: a 2-year experience by helicopter emergency medical crews [J]. Eur J Emerg Med, 2006, 13 (5): 276-280.
[173] Burlew CC, Moore EE, Moore FA, et al. Western trauma association critical

decisions in trauma: resuscitative thoracotomy [J]. J Trauma Acute Care Surg, 2012, 73 (6): 1359-1363.

[174] Lavonas EJ, Drennan IR, Gabrielli A, et al. Part 10: Special circumstances of resuscitation: 2015 american heart association guidelines update for cardiopulmonary resuscitation and emergency cardiovascular care [J]. Circulation, 2015, 132 (18 Suppl 2): S501-S518.

[175] Konstantinides SV, Torbicki A, Agnelli G, et al. 2014 ESC guidelines on the diagnosis and management of acute pulmonary embolism [J]. Eur Heart J, 2014, 35 (43): 3033-3069, 3069a-3069k.

[176] Böttiger BW, Arntz HR, Chamberlain DA, et al. Thrombolysis during resuscitation for out-of-hospital cardiac arrest [J]. N Engl J Med, 2008, 359 (25): 2651-2662.

[177] Maj G, Melisurgo G, De Bonis M, et al. ECLS management in pulmonary embolism with cardiac arrest: which strategy is better？ [J]. Resuscitation, 2014, 85 (10): e175-176.

[178] Park JH, Shin SD, Song KJ, et al. Epidemiology and outcomes of poisoning-induced out-of-hospital cardiac arrest [J]. Resuscitation, 2012, 83 (1): 51-57.

[179] Nordt SP, Clark RF. Midazolam: a review of therapeutic uses and toxicity [J]. J Emerg Med, 1997, 15 (3): 357-365.

[180] Braz LG, Módolo NS, do NP, et al. Perioperative cardiac arrest: a study of 53 718 anaesthetics over 9 yr from a Brazilian teaching hospital [J]. Br J Anaesth, 2006, 96 (5): 569-575.

[181] Alpert MA. Sudden cardiac arrest and sudden cardiac death on dialysis: Epidemiology, evaluation, treatment, and prevention [J]. Hemodial Int, 2011, 15 Suppl 1: S22-29.

[182] Müller MP, Hänsel M, Stehr SN, et al. A state-wide survey of medical emergency management in dental practices: incidence of emergencies and training experience [J]. Emerg Med J, 2008, 25 (5): 296-300.

[183] Laurent F, Augustin P, Zak C, et al. Preparedness of dental practices to treat cardiac arrest: availability of defibrillators [J]. Resuscitation, 2011, 82 (11): 1468-1469.

[184] Hung KK, Cocks RA, Poon WK, et al. Medical volunteers in commercial flight medical diversions [J]. Aviat Space Environ Med, 2013, 84 (5): 491-497.

[185] O'Rourke MF, Donaldson E, Geddes JS. An airline cardiac arrest program [J]. Circulation, 1997, 96 (9): 2849-2853.
[186] Harmon KG, Asif IM, Klossner D, et al. Incidence of sudden cardiac death in National Collegiate Athletic Association athletes [J]. Circulation, 2011, 123 (15): 1594-1600.
[187] Maron BJ, Gohman TE, Kyle SB, et al. Clinical profile and spectrum of commotion cordis [J]. JAMA, 2002, 287 (9): 1142-1146.
[188] Maron BJ, Haas TS, Ahluwalia A, et al. Increasing survival rate from commotion cordis [J]. Heart Rhythm, 2013, 10 (2): 219-223.
[189] Szpilman D, Bierens JJ, Handley AJ, et al. Drowning [J]. N Engl J Med, 2012, 366 (22): 2102-2110.
[190] Szpilman D, Webber J, Quan L, et al. Creating a drowning chain of survival [J]. Resuscitation, 2014, 85 (9): 1149-1152.
[191] Dyson K, Morgans A, Bray J, et al. Drowning related outof-hospital cardiac arrests: characteristics and outcomes [J]. Resuscitation, 2013, 84 (8): 1114-1118.
[192] Say L, Chou D, Gemmill A, et al. Global causes of maternal death: a WHO systematic analysis [J]. Lancet Glob Health, 2014, 2 (6): e323-333.
[193] Lipman S, Cohen S, Einav S, et al. The Society for obstetric anesthesia and perinatology consensus statement on the management of cardiac arrest in pregnancy [J]. Anesth Analg, 2014, 118 (5): 1003-1016.
[194] Teodorescu C, Reinier K, Dervan C, et al. Factors associated with pulseless electric activity versus ventricular fibrillation: the Oregon sudden unexpected death study [J]. Circulation, 2010, 122 (21): 2116-2122.
[195] Van Hoeyweghen RJ, Bossaert LL, Mullie A, et al. Survival after out-of-hospital cardiac arrest in elderly patients. Belgian Cerebral Resuscitation Study Group [J]. Ann Emerg Med, 1992, 21 (10): 1179-1184.
[196] Grimaldi D, Dumas F, Perier MC, et al. Short-and long-term outcome in elderly patients after out-of-hospital cardiac arrest: a cohort study [J]. Crit Care Med, 2014, 42 (11): 2350-2357.
[197] Bunch TJ, White RD, Khan AH, et al. Impact of age on longterm survival and quality of life following out-of-hospital cardiac arrest [J]. Crit Care Med, 2004, 32 (4): 963-967.

[198] 王立祥，程显声．应重视超长心肺复苏［J］．中华危重病急救医学，2002，14（4）：195-196.
[199] 孟庆义．论复苏后综合征心脏停搏后综合征与围心脏停搏综合征［J］．中国急救医学，2013，33（2）：177-179.
[200] Yeung J, Chilwan M, Field R, et al. The impact of airway management on quality of cardiopulmonary resuscitation: an observational study in patients during cardiac arrest [J]. Resuscitation, 2014, 85 (7): 898-904.
[201] Kajino K, Iwami T, Kitamura T, et al. Comparison of supraglottic airway versus endotracheal intubation for the pre-hospital treatment of out-of-hospital cardiac arrest [J]. Crit Care, 2011, 15 (5): R236.
[202] Roberts BW, Kilgannon JH, Chansky ME, et al. Association between postresuscitation partial pressure of arterial carbon dioxide and neurological outcome in patients with post-cardiac arrest syndrome [J]. Circulation, 2013, 127 (21): 2107-2113.
[203] Bellomo R, Bailey M, Eastwood GM, et al. Arterial hyperoxia and in-hospital mortality after resuscitation from cardiac arrest [J]. Crit Care, 2011, 15 (2): R90.
[204] Beylin ME, Perman SM, Abella BS, et al. Higher mean arterial pressure with or without vasoactive agents is associated with increased survival and better neurological outcomes in comatose survivors of cardiac arrest [J]. Intensive Care Med, 2013, 39 (11): 1981-1988.
[205] Sunde K, Pytte M, Jacobsen D, et al. Implementation of a standardized treatment protocol for post resuscitation carea fter out-of-hospital cardiac arrest [J]. Resuscitation, 2007, 73 (1): 29-39.
[206] Dumas F, Cariou A, Manzo-Silberman S, et al. Immediate percutaneous coronary intervention is associated with better survival after out-of-hospital cardiac arrest: insights from the PROCAT (Parisian Region Out of hospital Cardiac Arres T)registry [J]. Circ Cardiovasc Interv, 2010, 3 (3): 200-207.
[207] Zanuttini D, Armellini I, Nucifora G, et al. Impact of emergency coronary angiography on in-hospital outcome of unconscious survivors after out-of-hospital cardiac arrest [J]. Am J Cardiol, 2012, 110 (12): 1723-1728.
[208] Hollenbeck RD, McPherson JA, Mooney MR, et al. Early cardiac catheterization is associated with improved survival in comatose survivors of

cardiac arrest without STEMI [J]. Resuscitation, 2014, 85 (1): 88-95.

[209] Bro-Jeppesen J, Kjaergaard J, Wanscher M, et al. Emergency coronary angiography in comatose cardiac arrest patients: do real-life experiences support the guidelines? [J]. Eur Heart J Acute Cardiovasc Care, 2012, 1 (4): 291-301.

[210] Reynolds JC, Callaway CW, El Khoudary SR, et al. Coronary angiography predicts improved outcome following cardiac arrest: propensity-adjusted analysis [J]. J Intensive Care Med, 2009, 24 (3): 179-186.

[211] Bernard SA, Gray TW, Buist MD, et al. Treatment of comatose survivors of out-of-hospital cardiac arrest with induced hypothermia [J]. N Engl J Med, 2002, 346 (8): 557-563.

[212] Nielsen N, Wetterslev J, Cronberg T, et al. Targeted temperature management at 33℃ versus 36℃ after cardiac arrest [J]. N Engl J Med, 2013, 369 (23): 2197-2206.

[213] Kjaergaard J, Nielsen N, Winther-Jensen M, et al. Impact of time to return of spontaneous circulation on neuroprotective effect of targeted temperature management at 33 or 36 degrees in comatose survivors of out-of hospital cardiac arrest [J]. Resuscitation, 2015, 96: 310-316.

[214] Bro-Jeppesen J, Hassager C, Wanscher M, et al. Post-hypothermia fever is associated with increased mortality after out-of-hospital cardiac arrest [J]. Resuscitation, 2013, 84 (12): 1734-1740.

[215] Zandbergen EG, Hijdra A, Koelman JH, et al. Prediction of poor outcome within the first 3 days of postanoxic coma [J]. Neurology, 2006, 66 (1): 62-68.

[216] Legriel S, Hilly-Ginoux J, Resche-Rigon M, et al. Prognostic value of electrographic postanoxic status epilepticus in comatose cardiac-arrest survivors in the therapeutic hypothermia era [J]. Resuscitation, 2013, 84 (3): 343-350.

[217] Hirsch LJ, LaRoche SM, Gaspard N, et al. American clinical neurophysiology society's standardized critical care eeg terminology: 2012 version [J]. J Clin Neurophysiol, 2013, 30 (1): 1-27.

[218] Bouwes A, Binnekade JM, Zandstra DF, et al. Somatosensory evoked potentials during mild hypothermia after cardiopulmonary resuscitation [J]. Neurology, 2009, 73 (18): 1457-1461.

[219] Fugate JE, Wijdicks EF, Mandrekar J, et al. Predictors of neurologic outcome in hypothermia after cardiac arrest [J]. Ann Neurol, 2010, 68 (6): 907-914.

[220] Mlynash M, Campbell DM, Leproust EM, et al. Temporal and spatial profile of brain diffusion-weighted MRI after cardiac arrest [J]. Stroke, 2010, 41 (8): 1665-1672.

[221] Reisinger J, Höllinger K, Lang W, et al. Prediction of neurological outcome after cardiopulmonary resuscitation by serial determination of serum neuron-specific enolase [J]. Eur Heart J, 2007, 28 (1): 52-58.

[222] Tiainen M, Roine RO, Pettilä V, et al. Serum neuron-specific enolase and S-100B protein in cardiac arrest patients treated with hypothermia [J]. Stroke, 2003, 34 (12): 2881-2886.

[223] Sandroni C, Cavallaro F, Callaway CW, et al. Predictors of poor neurological outcome in adult comatose survivors of cardiac arrest: a systematic review and meta-analysis. Part 2: Patients treated with therapeutic hypothermia [J]. Resuscitation, 2013, 84 (10): 1324-1338.

[224] Sandroni C, Cavallaro F, Callaway CW, et al. Predictors of poor neurological outcome in adult comatose survivors of cardiac arrest: a systematic review and meta-analysis. Part 1: patients not treated with therapeutic hypothermia [J]. Resuscitation, 2013, 84 (10): 1310-1323.

[225] Patroniti N, Sangalli F, Avalli L. Post-cardiac arrest extracorporeal life support [J]. Best Pract Res Clin Anaesthesiol, 2015, 29 (4): 497-508.

[226] 中华医学会器官移植学分会，中华医学会外科学分会移植学组，中国医师协会器官移植医师分会. 中国心脏死亡捐献器官评估与应用专家共识 [J]. 中华移植杂志（电子版）, 2014, 8 (3): 117-122.

[227] Orioles A, Morrison WE, Rossano JW, et al. An underrecognized benefit of cardiopulmonary resuscitation: organ trans plantation [J]. Crit Care Med, 2013, 41 (12): 2794-2799.

[228] Mateos-Rodríguez AA, Navalpotro-Pascual JM, Del RGF, et al. Out-hospital donors after cardiac death in Madrid, Spain: a 5-year review [J]. Australas Emerg Nurs J, 2012, 15 (3): 164-169.

[229] Alonso A, Fernández-Rivera C, Villaverde P, et al. Renal transplantation from non-heart-beating donors: a single-center 10-year experience [J]. Transplant Proc, 2005, 37 (9): 3658-3660

灾害事故现场急救与卫生应急处置专家共识（2017）

中国研究型医院学会卫生应急学专业委员会
中国中西医结合学会灾害医学专业委员会

扫描二维码观看
共识解读视频

突发事故是指突然发生且已经或可能造成重大人员伤亡、财产损失、生态环境破坏和严重社会危害的公共安全紧急事故[1]。近几十年，全世界各类突发事故频发，成为“世界第一公害”，每年致数千万人死伤[2]。2004 年 12 月 26 日印度洋大海啸[3]导致 22.5 万人丧生，自然灾害又一次为我们敲响警钟，并引起全世界对该事件进行沉重思考。震惊世界的美国“9 · 11”事件则是人为灾害给人类带来的阴影。1984 年，印度博帕尔市农药厂异氰酸甲酯储罐泄漏事件[4]瞬间引起当地 20 多万居民中毒，其中 2500 多人因严重中毒而死亡，这是突发群体性毒气泄漏事件所造成的极为惨痛的教训。2008 年四川汶川特大地震[5]的受灾群众达 4625 万人，造成 69 227 人遇难、17 923 人失踪，需要紧急转移安置受灾群众达 1510 万人，造成直接经济损失 8451 亿多元。在过去，一些特殊类型灾害事件的发生率和曝光率极低，如 2011 年日本福岛核泄漏事故等。回眸百年巨灾，瞩目未来，人身安全十分重要。鉴于灾害事故的危害性、复杂性、特殊性和不可预测性，一般处理难度大。正如原联合国秘

文献来源：中华卫生应急电子杂志，2017，3（1）：1-11.

书长安南所说："我们的世界比任何时候更容易受到灾害的伤害"。

众所周知，在灾害、局部战争或意外发生时，总伴随着批量伤员的产生，如地震、火灾、洪水、战争、恐怖事件、爆炸或建筑物倒塌。从美国世贸大厦爆炸到墨西哥地震，从我国 1998 年长江特大洪水到科索沃战争，以及平时的高速公路交通事故、飞机失事和火灾等，现场死亡人数往往是最多的。因此，对于灾害事故现场急救，时间就等同于生命[6]。传统的急救观念往往使得处于生死之际的伤员丧失了最宝贵的几分钟、几十分钟的"救命黄金时间"[7]，这就要求救援工作人员须加强现场急救工作，广泛普及心肺复苏现场抢救技术，提升全民自救、互救的知识和能力。而通讯、运输、医疗是院前急救的 3 大要素，必须充分发挥各个因素的功能与作用。重视伤后 1 h 内的"黄金抢救时间"和伤后 10 min 内的"白金抢救时间"[8-10]，使伤员在尽可能短的时间内获得最确切的救治，因此提倡和实施灾害事故现场急救新理念、新模式、新装备、新疗法势在必行。

我国是世界上遭受自然灾害最严重的国家之一，灾害种类多、发生频度高、区域性和季节性强。据不完全统计，气象、洪涝、海洋、地质、地震、农业、林业等 7 类自然灾害造成的直接经济损失约占国家财政总收入的 1/6～1/4，年均因灾死亡人数连续数年达 1 万～2 万。特别是现代化建设进入新的阶段，改革和发展处于关键时期，工业化、城市化加速发展，新情况、新问题层出不穷，重大自然灾害、重大事故灾害、重大公共卫生事件和社会安全事件时有发生。应对灾害、减少威胁、降低损失是我们面临的共同挑战[11]。

一、灾害的定义和分类

（一）灾害的定义

客观条件的突变给人类社会造成人员伤亡、财产损失，生态破坏的现象为灾害。世界卫生组织对灾害的定义[12]：任何能引起设施破坏，经济严重损失、人员伤亡、人员的健康状况及社会卫生服务条件恶化的事件，当其破坏力超过了所发生地区所能承受的程度而不得不向该地区以外的地区求援时，就可以认为灾害发生了。国际减灾委员会对灾害的定义[13]：灾害是一种超过受影响地区现有资源承受能力的人类生态环境的破坏。

（二）灾害的分类[14-15]

1. 自然灾害　①天文灾害：陨石灾害、星球撞击、磁暴灾害、电离层扰动、极光灾害等。②气象灾害：水灾、旱灾、台风、龙卷风、暴风、冻害、雹灾、雷电、沙尘暴等。③地质灾害：地震、火山爆发等。④地貌（表）灾害：滑坡、泥石流、崩塌等。⑤水文灾害：海啸、厄尔尼诺现象等。⑥生物灾害：病害、虫害、草害、鼠害等。⑦环境灾害：水污染、大气污染、海洋污染、噪声污染、农药污染、其他污染等。

2. 人为灾害　①火灾：城市火灾、工矿火灾、农村火灾、森林火灾、其他火灾等。②爆炸：锅炉爆炸、火药爆炸、石油化工制品爆炸、工业粉尘爆炸等。③交通事故：公路及铁路交通事故、民航事故、海事灾害等。④建筑物事故：房屋倒塌、桥梁断裂、隧道崩塌等。⑤工伤事故：电伤、烧伤、跌伤、撞伤、机械伤害等20余种。⑥卫生灾害：医疗事故、中毒事故、职业病、地方病、传染病、其他疫病（呼吸系统病等）。⑦矿山灾害：矿井崩塌、瓦斯爆炸等。⑧科技事故：航天事故、核事故、生物工程事故等。⑨战争及恐怖爆炸等。

二、灾害医学和灾害现场急救

在灾害面前，人类并非束手无策。运用人类现有的智慧、知识和科学技术，在灾害发生前采取有效对策（如建立预警系统、制定应急预案、设置避难设施、进行安全评估、划定危险地段等），完全有可能防范和减轻灾害造成的破坏和损失[16]。我国辽宁海城地震的成功预报，大大减少了人员伤亡[17]；三峡地区滑坡预警后，居民被提前疏散，使得有灾而无难；洪灾地区的“高脚楼”，在洪水突然来临时为人民创造了逃生机会。因此，如何最大限度减少“围灾害期”的伤病损害及死亡，这一严峻、复杂而又亟待解决的大课题摆在了世界医学面前[18]。为此，近年来各国政府非常重视灾害医学的发展，我国政府也于2003年5月9日由国务院总理温家宝亲自签署了国务院公布实施的《突发公共卫生事件应急条例》[19]。鉴于上述背景，灾害医学在世界范围内迅速发展，并在较短时间内形成了多维度的医疗协作体系[18]。第一，涉及医学预防、预警、急救、治疗、心理、康复、基础研究的顺序维度。第二，涉及各种灾害、事故、战争应急预案及救治方案方法的横向维度。第三，涉及不同类别医疗救援计划、组织、装备、实施的垂直维度。这3个维度共同组成了立体、完整的灾害医学体系。全球已进入“以人为本”[20-21]的新世纪，我们要认真地考虑灾害医学的大事，因为这件事直接关系到国家的发展和社会的进步，更关系到每一个人的生命安全。所以发展灾害医学已刻不容缓。

（一）灾害医学的定义

灾害医学是研究在各种自然灾害和人为事故所造成的灾害性损伤条件下实施紧急医学救治、疾病防治和卫生保障的一门科学，是为受灾伤病员提供预防、救治、康复等卫生服务的科学，是介于灾害学与医学之间的学科[18]。灾害医学涉及多个相关学科的融合与应用。灾害医学由灾害卫勤组织指挥学、灾害流行病学、灾害救治医学、灾害医学管理、灾害康复医学、灾害心理医学、灾害基础医学多部分组成。灾害医学的整体防御可分为预警、防范、检测、诊断、防护、除沾染、现场救治与后送、院内进一步救治、康复、心理、基础研究等方面。灾害医学正在成为医学领域中的一门独立的新兴学科而崛起，越来越受到全世界各国的重视。

（二）灾害事故现场急救的主要特点[22-24]

1. 组织机构的临时性　由于灾难的突发性，不可能有全员配置完整的救灾医疗机构坐等任务。通常是灾难发生时才集中各方力量，临时组织高效救援、医疗机构，并在最短时间内立即开展工作。一般要求在 12 h 内到达指定地点展开救治工作。灾后 2～4 d 是最紧张的急救阶段，10 d 内应基本完成救援任务，后续开始恢复和重建工作。紧凑的救援节奏要求有严密的组织措施和良好的协作精神。

2. 工作条件艰苦　救灾医疗救护工作须要到现场进行。灾区生态环境往往遭到严重破坏，公共设施无法正常运行。常缺电、少水，食物、药品不足，生活条件十分艰苦，医务人员在这种情况下执行繁重任务须要有良好体力素质和高度人道主义精神。

3. 紧急赴救　灾后瞬间可能出现大批伤员，拯救生命，分秒必争。亚美尼亚地震时伤员救护工作表明，灾后 3 h 内得到救护的伤员生存率可达 90%；若＞6 h 则生存率降至 50%。救援工作迅速展开的基础是配备训练有素的医务人员，除掌握精湛的医疗救护技术外，还应懂得灾害医学知识，以便适应灾区的紧张工作。运输工具和专项医疗设备的准备同样也是救灾医疗保障的关键问题。

4. 伤情复杂　因灾害类型、起因和受灾地区条件的不同，受灾人群的伤情也复杂多变，通常以多发伤多见（地震伤员平均每例有 3 处受伤部位）。受灾伤员常因得不到及时救治而发生创伤后感染，使伤情变得更为复杂。在特殊情况下还可能出现一些特殊疾病（如挤压综合征、急性肾功能衰竭、化学性烧伤等）。尤其在发生化学和放射性事故时，进行救护的医护人员除须具备特殊技能外，还需注重自我防护。这就要求医务人员掌握多科知识，对危重伤病员进行及时有效的急救和复苏。

5. 大批量伤员需要同时救治　灾害突发后，常同时出现大批量伤员，且以需要急救和复苏的危重伤者居多，常规医疗办法无法完成救援任务。这时可依据军事医学原则，根据伤情对伤员进行鉴别分类，实行分级救治、后送医疗，紧急疏散灾区内的重伤员。

（三）国外灾害现场急救与卫生应急处置进展

近年来，国内外灾害现场急救都有明显发展，在许多发达国家，相继成立了地区性创伤救治中心、空运伤员、创伤医院、交通事故医院、急诊外科医院等专科医院集中收治创伤伤员。伤员相对集中，医护专业化，设备配置齐全，管理效率高，整体救治成功率高，创伤救治专业水平提高使急救相对快速。

1. 国际灾害现场急救的两大模式　目前在全球范围内存在多种灾害救援模式，相对成熟和主流的有两种模式，即英美模式和法德模式。①英美模式或近似于英美模式。其主要救援方式是“把患者送到医院”；其主要观点是将患者送到以医院为基础的急诊科继而得到更好的医疗服务。在这种模式中，急诊医疗工作开始于患者来院之前，由专业人员（如急诊医师和护士）进行救护，到达医院急诊科后转由急诊医疗团队进行治疗。近些年来，一些西方发达国家的院外救援工作多由受过一定医学专业训练的消防救灾人员（如急救医助、急救技士等）来完成[25]，他们既有医学知识又有救援本领，在意外伤害、灾害事故的现场救护中发挥着重要作用。星罗棋布的急救站、多点急救网络组成该模式的急救通讯指挥中心，能使呼救信号及时受理和下达，确保救援任务迅速有效地执行。此外，平时在社会上大力普及急救知识和技能，使更多的“第一目击者”在紧急情况下发挥作用。急救中起着重要作用的还有救护车、直升机，这些已不仅仅是运输患者的交通工具，更是重要的抢救场所，即所谓“流动的急诊室”。目前，采用英美灾害救援模式的国家和地区包括澳大利亚、加拿大、中国、爱尔兰、以色列、日本、新西兰、菲律宾、韩国等。②法德模式或近似于法德模式。主要救援方式是“把医院带到患者家中”[26]。

其具体操作是医师及有关专业人员（如技术人员或护理人员）到某一个有关地点对患者实施急救治疗。医师多为麻醉师，他们所采取的急救手段多为抢救和止痛。这一模式存在一些问题，如：医师没有受过很好的培训和监管，因此并没有如英美模式的医疗质量保障，患者急诊待诊时间长、生存率低等。

2. 现代灾害现场急救与卫生应急处置的发展趋势　英美模式与法德模式各具特色和优点，但与“急救社会化，结构网络化，抢救现场化，知识普及化”的现代灾害现场急救与卫生应急处置最新的发展趋势尚有差距，需要在这些模式的基础上创建出更好的新模式。

现代灾害现场急救与卫生应急处置新模式要想把灾害带给人民群众的生命财产损失降到最低，需要将处于世界科技前沿领域的现代灾害医学各板块整合起来（如灾害医学地理研究、慢性灾害致伤病研究和创伤流行病学研究等），还要将国际上有关灾害现场急救的大量基础与临床研究成果整合，提升为信息化、数字化的系统，使之更适合于各国灾害救援的临床推广与应用。

新世纪现代灾害现场急救最新的发展趋势应是“急救社会化，结构网络化，抢救现场化，知识普及化”。如何将现代科技发展的新技术、新设备应用到院前及院内急救中来，是一个值得重视的课题。院前急救作为现代灾害现场急救网络中的一个重要组成部分，怎样合理使用其现有的装备、提高其诊疗工作效率、缩短院前院内无缝衔接的时间，是提高院前急救效能、充分发挥院内急救资源、为危重伤患者赢得抢救时间的关键。“信息化、网络化、整体化”救治新模式能满足广大民众对农村急诊救治及社区卫生服务日益增长的需求，为城乡居民健康水平的提高提供科技支撑。

3. 目前灾害医学的主要研究方向　公共卫生相关紧急突发事件的原因是多样的、危害是直接的、发生是隐蔽的、表现是突然的。这些实际上就是灾害医学需要研究的课题，其相关研究取得的进展必将进一步推动灾害医学事业的迅速发展。今后需要组织有关专家深入开展以下研究。①深入探索各种灾害发生规律和损伤特点，从基础开始对各种灾害进行科学、系统的研究，制定各种中西医结合的卫生应急保障方案。搞好各种灾害现场的卫生救护训练、优化卫生组织和完善各种灾害现场急救预案。②研究、发展和引进有关预防各种灾害、减少患者数量、减轻损伤严重程度、加快患者后送速度和提高医疗能力等中西医结合方面的技术。研究和改进预测各种灾害伤患者类型、数量和分布的模型，为制定卫生计划提供依据，预测患者治疗和后送需求、后勤保障需求、医疗救护队展开的范围、作业环境和地理位置等。③研发小型和高机动性的后送抢救工具、急救设备，建立和完善流动的便携式ICU病房等。这些设备应具备最先进、重量轻、可在各种后送平台上展开、模块化、标准化等特点，以便于快速交换、快速补给、快速维修和共同训练等。可将救命性的处理前移到灾害事故现场，对降低重大灾害事故和局部战争中伤员的伤残率和死亡率也具有重要的意义。④开展各种灾害造成人体损伤与康复相关的基础研究（如机体创伤反应、各种灾害伤情严重度评估、多器官功能障碍综合征的机制和防治、创伤预防、创伤细胞分子生物学、创伤修复分子生物学机制及组织工程学研究、机体功能康复和心理创伤康复）和灾害流行病学的研究，此类研究必将有力地推动灾害医学的不断创新、发展与完善[27]。⑤创建高效运行的信息化灾害医学网络体系。保证医疗救护网络、通讯网络和交通网络的高效运行，提高在实际抗灾中医学科学新技术的含量。⑥建立灾害事故救援组织指挥中心。灾害医学中的组织指挥是一个完整的系统工程，必须加强应急救援卫勤的组织指挥建设，由强有力的指挥机关来负责应急救援及抢救的总指挥，不断加强并完善临时医疗救护系统，这是保证救援成功的关键[28-29]。⑦建立批量灾害伤员分类系统。建立一支高素质的抢救队伍，训练一批自救互救骨干，加强现场救治、加快伤员后送，尽可能缩短患者伤后得到手术治疗的时间。强调提高基础治疗技术是批量灾害伤员救治最重要的问题。⑧医疗卫生部门及有关灾害医学部门日常应急救援准备。随时准备展开各类突发事件应对和伤员救治，圆满完成卫勤保障任务。a. 救治理论准备。b. 组织准备。c. 人才准备。d. 装备准备。⑨合理、科学灾害事故现场救治原则的制定和完善。灾害事故现场救援有别于一般院外急救和院内抢救，合理而科学的救治原则将指导救援工作顺利展开，并充分合理利用有限的医疗资源。如严重灾害伤患者往往需要及时手术治疗，在有条件的医院处理严重灾害伤患者时应在急诊科就地进行手术；事故现场救援处理要突出“快、准、及时、高效”等。⑩对公众心理危害的防治和对致伤患者造成远期效应的重视[30-32]。突发灾害事件的强烈刺激可使人失去常态，表现出恐惧感和对谣言的轻信等，给患者和公众造成的精神创伤是明显的[33-34]。自 1991 年海湾战争以后，海湾战争综合征[35]已受到越来越多的关注，不仅提示抢救治疗必须越快、越早、越好，同时还应在整体治疗时，对灾害事件致伤患者可能出现的远期效应兼顾并治，在可能的条件下进行预防[36-38]。⑪对历次事件及时、准确的总结分析。总结历次灾害事件中暴露出来的问题，针对性加以改革和改组。大力开展对灾害的防治研究，更进一步提高对各类灾害及突发事件应急能力，保障在灾害条件下人民群众的身体健康和生命安全，努力降低灾害伤的发生率、伤残率和病死率。

4. 目前我国灾害事故现场急救存在的问题　随着国内外灾害事故现场急救的飞速发展，我国的一些大城市也相继建立了急救医疗中心（站），一些大型综合医院开设外科急诊及创伤救治专业组，大大提升了对于重症创伤患者的救治水平。但临床抢救和治疗环节尚不规范，体现在现场急救、转运到医院、院内抢救和护理、手术方式选择、脑保护药物使用、神经康复治疗等环节中存在较多不合理性和盲目性。①时间是挽救重度创伤患者最关键的因素[39]。目前我国的急救网络尚不健全，从拨打电话、发出呼救信号到患者获得确定性救治的时间普遍在 1.0～1.5 h，在一些农村地区的时间还要更长。②在一些国内地区，灾害事故现场急救仍停留于“抢了就送入大医院”的层面，使患者获得确定性治疗的时间延长。③我国对于普通民众和救援人员的现场急救技术培训的普及率偏低。④目前国内大部分事故现场救援工作仅仅起到搬运患者的作用。而有关统计显示，约 50% 的事故死亡者是丧命于事故现场的。因此我国事故现场急救的模式亟须改进。

三、灾害现场自救、互救与卫生应急处置的基本原则[40]

（一）临时组织现场救护小组

快速临时组织现场救护小组统一指挥，加强灾害事故现场一线救治，是保证抢救成功的关键措施之一。建立一支高素质自救互救骨干的抢救队伍，加快伤员后送，尽可能缩短伤后至抢救的时间，强调提高基本治疗技术是提高灾害事故现场救治的最重要的问题。

（二）及时正确的呼救

当紧急灾害事故发生时，要采用灵敏的通讯设施，缩短呼救至得到有效抢救的时间，这是提高院外抢救成功率的一个关键环节。应尽快拨打急救电话“120”“110”呼叫急救车。力求通过清晰简明的言语让急救人员尽快了解事故现场人员的大概伤情，最重要的是要告知详细地址。

（三）灾害事故“第一目击者”的现场救援

灾害事故现场，意外伤害、突发事件，一般都发生在动荡不安全的现场，而专业人员到场需要十多分钟甚至更长时间。因此，作为“第一目击者”首先要评估现场情况，注意安全，对伤员所处的状态进行判断，分清伤情、病情的轻重缓急，不失时机地、尽可能地进行现场救护：迅速判断致命伤；保持呼吸道通畅；维持循环稳定；呼吸、心跳骤停应立即行心肺复苏。

现场救护的目的是挽救生命，减轻伤残。在生命得以挽救、伤病情的进一步恶化得以遏制这一最重要、最基本的前提下，还要注意减少伤残的发生和减轻患者病痛，对神志清醒者要注意做好心理护理，为日后伤员身心全面康复打下良好基础。总之，要记住现场救护的原则是：先救命，后治伤。

无论是在作业场所、家庭或在马路等户外，还是在情况复杂、危险的事故现场，当发现危重伤员时，“第一目击者”对伤员的救护要做到：①保持镇定，沉着大胆，细心负责，理智科学地判断。②评估现场，确保自身与伤员的安全。③分清轻重缓急，先救命，后治伤，果断实施救护措施。④在可能的情况下，尽量采取措施减轻伤员的痛苦。⑤充分利用可支配的人力、物力协助救护。

（四）有条件时应快速创建绿色抢救通道

人类现已步入了网络信息化时代。因此，创建一条安全有效的绿色抢救通道十分重要，其内容包括保证医疗救护网络通道、通讯网络通道和交通网络通道的高效运行和无缝连接。

（五）明确抢险救援原则

灾害事故现场的救治应遵循先救命后治伤，先重伤后轻伤；医护人员以救为主，其他人员以抢为主；先抢后救，抢中有救，尽快脱离事故现场的救援原则。在事故的抢救中救援人员常被轻伤员喊叫所迷惑，而危重伤员在最后被抢出时则已处在奄奄一息状态，或已经丧命，因此必须遵循先救命后治伤、先重伤后轻伤的抢救原则对患者进行分类救治。为提高救援效率和医疗资源的合理利用率，现场各部门救援人员应各负其责，相互配合，以免延误抢救时机，通常先到现场的医护人员应该担负现场抢救的组织指挥责任。进行一些特殊环境下的事故现场救援时（如飞机失火），为避免发生爆炸或有害气体中毒等二次损伤，应对患者进行“先抢后救，抢中有救，尽快脱离事故现场”的救援。

（六）消除患者的精神创伤[41]

一切有生命威胁的刺激都能引起人强烈的心理效应，进而影响其行为[42]。灾害事件的强烈刺激，可使部分患者和群众的精神难以适应，出现所谓灾害综合征而失去常态（表现为有恐惧感，很容易轻信谣言等）。灾害造成的精神创伤是明显的[43-44]，必须采取正确的应对策略。对患者的救治除现场救护及早期治疗外，及时后送伤员在某种程度上往往可能减轻这种精神上的创伤。

（七）临时自制敷料用于包扎伤口

当医疗物资补给困难或储备不足时，可用其他东西代替敷料和绷带，如清洁的手帕（把未弄脏的一面翻出来，盖在伤口上）、干净纸巾（盖在伤口上）或卷装卫生纸（撕下数层，折成纸垫盖在伤口上）以及任何洁净的物品（如围巾、领带或旧床单等）；如需较大的敷料，可用干净的毛巾或枕巾代替。切勿把多毛多纤维的物品（如棉花）直接放在伤口上，以免纤维黏到伤口里。无论用什么东西作敷料，用于覆盖伤口的一面绝不可被触及，否则手指上的污物接触到伤口，可能引起伤口感染。

（八）严重损伤的处理[16，45-47]

1. 出血　首要的方法是直接加压，肢体可用止血带。如果不能控制，立即快速后送是必要的。

2. 腹部损伤　遇到车祸、刀伤或高处坠落伤，腹内重要脏器均可能严重受损，伤口通常清楚可见。若为纵向伤口，患者应取平直仰卧位，双脚用褥垫或衣物稍微垫高；若为横向伤口，患者应仰卧后膝部弯曲，头和肩部垫高。这两种卧式均有助于伤口闭合。轻轻解开或剪开伤口周围的衣服时，施救者应避免向伤口方向咳嗽、打喷嚏或喘气，以免造成伤口感染。

3. 腹腔脏器脱出　用浸湿纱布覆盖，不要急于将其还纳腹腔。

4. 断肢处理　在灾害事故中，处理肢体离断患者时，切勿试图自行接驳断肢（如用胶布把断肢接上原位），这样不但增加患者痛楚，还会加剧肌肉组织损坏，增加再植手术困难度。应保持断肢低温状态，如条件允许可用消毒干敷料包裹断肢后放入干燥容器中或袋中扎紧，再放入另一容器中或袋中扎紧后放入冰中。注意不要将断肢直接与冰或水接触。急救车到来后送患者时，将断肢一并交给急救人员。

5. 胸部开放损伤　用凡士林纱布包扎。如果发生张力性气胸（颈静脉怒张、发绀、气管移位、一侧呼吸音消失、血压下降、呼吸困难），应去除包扎，让空气排出后重新包扎。

6. 连枷胸　连枷胸时用手或枕头固定受伤区域。如果呼吸状况恶化或加压不能减轻疼痛则去除加压。如有需要可给予辅助呼吸。

7. 物品穿入身体　穿入的物品影响心肺复苏或气道的情况下才可去除。

8. 急性窒息性气体中毒[47-50]　窒息性气体引起急性中毒的共同特点是突发性、快速性和高度致命性。除一氧化碳在极高浓度下可于数分钟、数十分钟内致人死亡外，氰化物气体、硫化氢、氮气、二氧化碳在较高浓度下均可于数秒钟内使人发生“电击样”死亡。其机制一般认为与急性反应性喉痉挛、反应性延髓中枢麻痹或呼吸中枢麻痹等有关。应采取“一戴二隔三救出”及“六早”的急救措施[51]：“一戴”即施救者应首先做好自身应急防护；“二隔”即做好自身防护的施救者应尽快隔绝毒气继续被中毒者吸入；“三救出”即抢救人员在“一戴、二隔”的基础上，争分夺秒地将中毒者轻移出毒源区，进一步做医疗急救。一般以2名施救人员抢救1名中毒者为宜，按照“六早方案”将中毒伤员转移到空气新鲜处进行抢救，即①早期现场处理。②早期吸氧。③早期使用地塞米松和山莨菪碱[52-54]，剂量为山莨菪碱0.66 mg/kg，地塞米松0.66 mg/kg，每8 h 1次，连用2 d。④早期气道湿化，对重度吸入中毒患者早期行气管切开。⑤早期预防肺水肿的发生[55-57]。⑥早期进行综合治疗是至关重要的。

9. 化学毒剂伤[58] 及时注射解毒药，进行伤口洗消。

（九）维持呼吸道畅通

1. 舌后坠 昏迷及舌后坠伤员应将舌尖牵出固定于胸前，采取俯侧卧位。

2. 清理呼吸道 窒息伤员应清理呼吸道，结合体外心脏按压，行口对口人工呼吸。

（十）保护好事故现场

尽力保护好事故现场，设立救护区标志，对事故现场伤情进行评估，伤员评估分类并标记。

四、灾害现场急救与卫生应急处置关键技术应用

灾害伤与成批伤患者的早期复苏和有序、有效的救治可大大降低灾害对人的伤害以及死亡率和伤残率[59]。一旦灾害降临，为了达到最大的救灾效果，应调动现有的一切手段，采用合理而灵便的救灾措施和设备。研究灾害现场急救与卫生应急处置的关键技术，是摆在医务工作者面前的重大课题。

（一）建立应急快捷急救绿色通道是降低灾害伤与成批伤患者死亡率和伤残率的中心环节

救治灾害伤与成批伤患者需迅速成立各级指挥部，指定责任

明确的各级指挥员[60]。灾害伤往往是来得突然，伤害的人群大，造成的损害重，在最短的时间内形成一条应急快捷急救绿色通道有利于挽救患者生命[61-63]。这不仅需要医疗单位和医务工作者的快速应急响应，还须有消防、公安、武警尤其是政府职能部门的快速应急响应。一切工作都必须服从救命，包括医疗队快速到达现场及时展开工作、道路和通讯畅通的保障、急救物资的快速整合等。

（二）灾害事故现场应急救援的有效组织指挥是救援有序有效的保证

灾害现场是混乱而危险的地方，未经训练或没有受到安全监控者不应冒险进入。在这一秩序混乱的状况下，恢复秩序的目标是抢救生命，降低或消除危险，最终消除混乱。消防与救援紧急服务，警察和救护车服务应在各自的组织和行业的范围内工作。灾害现场管理的最佳状态，是所有紧急服务部门在统一协调现场救援指挥部的指挥下，紧张有序地做好各自的救援工作，如此才能达到最佳的救援效果。现场医疗救援总指挥应该亲临一线现场，靠前指挥，减少中间环节，以提高决策效率、加快抢救进程。此外，平时应对各级指挥员进行突发群体事件现场救援组织指挥培训，提高他们的组织指挥能力和事故现场应变能力，真正做到有备无患。

（三）灾害事故现场患者伤情快捷评估与分类是灾害伤有效救援的前提

1．灾害事故现场的伤情评估　一般来说，灾害可分成几个不同的阶段，而每一阶段都应有特殊的处理方法。按时间的先后可分为 5 期：①灾后数秒到数分钟，对患者进行最早的紧急处理，初步确定灾害的损伤程度。②灾后数分钟到 1 h，对灾害现场做出详细估计，组织救灾、进行复苏救治。③灾后 4～6 h，进行决定性的伤口处理和血管外科处理，以保存肢体和组织并预防并发症。④灾后 1～5 d，精心处理危重患者，密切观察病情变化，根据病情发展及时处理早期并发症。⑤灾后 2～7 d 及以后，查明灾害引起的公共卫生问题。

院前救援主要前 3 期的处理，其目的是使医务人员到达现场能迅速明确患者应优先处理、次先处理、延期处理还是进行针对濒死伤员的处理，使有限的医疗资源发挥最佳的紧急救护效能。

2．灾害伤与成批伤患者分类和处理原则[64-65] ①Ⅰ类患者：危重伤，需立即抢救，用红色标志带；包括严重头部伤，大出血，昏迷，各类休克，开放性或多发性骨折，严重挤压伤，内脏损伤，大面积烧伤（30% 以上），窒息性气胸，颈、上颌和面部伤，严重烟雾吸入（窒息）等。实践经验证明，休克、窒息、大出血和重要脏器损伤是伤员早期死亡的主要原因，要尽一切努力确保此类伤患得到优先抢救，待伤情稳定后优先由救护车送至相应医院。②Ⅱ类患者：中重伤，允许暂缓抢救，用黄色标志带；包括非窒息性胸腔创伤、长骨闭合性骨折、小面积烧伤（30% 以下）、无昏迷或休克的头颅和软组织伤等。③Ⅲ类患者：轻伤，用绿色标志带。④Ⅳ类患者：致命伤（死亡），用黑色标志带，按规定程序对死者进行处理。在空难中幸存而又未受伤的人员，由于已经在瞬间受到生与死的考验，通常其中一部分人员受到精神刺激，对这些人可不加标记，但也要注意监护，给予妥当安置。

3．医疗救援队分组协作，各司其职 ①检伤分类组：主要负责对伤员进行检伤分类。②危重患者救治组：主要负责Ⅰ类伤员的救护。③患者后送组：负责Ⅱ类患者的后送工作。④诊治组：负责Ⅲ类伤员的救护。⑤善后组：负责Ⅳ类患者的善后工作和其他后勤保障联络工作。在检伤分类基础上，陆续到达现场参加抢救工作的医务人员按照“先救命、后治病、先重后轻、先急后缓”的原则，立即救治红色标志患者，优先救治黄色标志患者，然后治疗绿色标志患者，危重症患者必须在进行必要的现场处置后再转送到医院。其他现场医疗队到达现场后服从“现场指挥医疗队”的指挥，首先处理危重症患者，然后将现场处理后的患者转送到医院救治，在起点至医院的路上将患者情况立即向“120”指挥中心报告，直接（或由“120”指挥中心）通知医院做好接收患者和再次出车的准备。及时将现场信息反馈给市急救医疗指挥部，待市急救医疗指挥中心或市卫生局领导到达后，“现场指挥医疗队”的医师向其报告患者情况并移交指挥权。医疗卫生救援现场指挥所的职责是：组织医疗卫生救援队伍赴现场开展紧急救援工作；根据救援需要，调集后续救援力量；确定收治伤病人员的医疗机构，安排重症患者的转送；做好现场信息收集，保证通信畅通，及时上报现场医疗卫生救援情况；协调相关部门做好医疗卫生救援保障工作。

4．应急医疗队进入灾害现场，面对成批伤患者时要及时实行分区救援　根据现场救援需要将医疗救援区分为5个区，分别由指定救援小组负责相应处理[66]。①初检分类区：主要进行检伤分类，一般可在灾害现场进行。②危重症患者处理区：插红色彩旗显示，主要救治Ⅰ类患者。③伤员后送区：插黄色彩旗显示，主要为Ⅱ类患者后送等待转运和救护车待命的地点。④诊治接收区：插绿色彩旗显示，主要对Ⅲ类患者进行诊治。⑤临时停尸站：插黑色旗显示，为Ⅳ类患者善后地点。

（四）现场组成联合救险组及专家支援平台十分重要

突发群体事件的原因是多种多样的，并不仅仅限于疾病，因此，“120”院前急救医师有时无法单独完成现场救援任务，此时各部门专家应该组成联合救援组（如根据不同情况可组成公安人员、消防人员、化学专家与急救医师的救援组），共同进入事故现场。这样可以互利互乘，既保障自己安全，又提高救援效率。另外，专家的知识、经验和智慧往往能够在突发群体事件现场救援中发挥非常重要的作用。因此，在特殊情况导致的突发群体事件的现场救援中，“120”院前急救部门应及时求助于相关部门专家（如气象专家、消防专家、传染病专家、相关化学品专家、放射性物质伤害专家等），充分利用和发挥专家的智慧、专长和作用。专家预案应提前制定：建立专家库，其内容和对象应囊括所有与突发群体事件相关重要领域的一流专家；提前与他们建立某种形式的关系，明确其责任和义务；保持和更新他们的联系方式和通讯方法，以便事件发生后能够及时得到这些智囊的帮助。

（五）灾害伤与成批伤伤员的现场急救新技术新疗法的应用

1.“流动便携式ICU”急救车　在“流动便携式ICU”急救车上增加了救命性的手术功能及可移动的自动心肺复苏系统功能，将救命性的处理等延伸到事故现场[67]，即使在城市交通阻塞的情况下，危重症患者也能在车上得到有效的救治。在多次突发性群体性事故中均发挥了重要的作用，可明显降低灾害伤与成批伤患者的死亡率及伤残率[68]。

2.“信息化、网络化、整体化现场救治”新模式　信息化、网络化、整体化，环环相扣、无缝隙连接的现场救治新模式，能整体提高地方政府应对突发事件的医学救援能力，大大缩短患者获得确定性治疗的时间，确保突发事件意外情况下群体伤员的安全。如：对于灾害伤与成批伤患者现场急救来讲，创建安全有效的绿色抢救通道十分重要；广泛利用先进交通工具，使救治过程信息化、网络化以达到迅速救援；流动便携式ICU病房能将救命性处理延伸到事故现场，降低危重症患者的死亡率及伤残率，为灾害事故中伤员现场救治提供新模式和新理论；ZX120急救信息预告急诊室无线联网终端系统，可以覆盖农村基层，真正实现院前院内急救的无缝衔接，使得急诊绿色通道更加畅通，患者得到更加快速、有效地救治，做到了信息化、网络化救治。在院内采用急诊医学系统、损伤控制外科治疗和整体监护治疗等对危重病伤员进行整体化治疗，该整体化治疗模式将急救、手术、ICU融合为一体，从接诊危重症患者即开始急救，同时予以监护和术前准备，快速进行有效复苏和检查，立即进行确定性手术，全程进行ICU监护治疗。特重症伤员的全部救治过程均在急救部完成，这是一种快速、高效、新颖的现场急救模式。

3．便携式乡村医师急救包、急救箱　根据农村可能出现的各种危及生命的意外伤害，为其现场急救研制的“便携式乡村医师急救包”采用防水拉链和防水迷彩布制作，重4 kg，内部有多个分袋；分别装有急救器材和药品。药品用药盒固定，有标签。背带质量承受能力可靠，接口牢固。水中漂浮30 min，内部无明显渗漏水。包内配备了50类药品及20套器材，基本能满足急救应急的需要。本包有机动性强、速度快等优点，在草原、沙漠、复杂地形条件下都可实施救护。这对农村危重伤伤员实施快速医疗救护十分有利。

4．便携式瞬锋急救切割器　其应用价值在“4·20”雅安大地震大批伤员检伤验伤救治中得到了实际验证，并获国家实用专利（ZL201120198164·1）和国家医疗器械注册证，在救治灾害伤与成批伤患者时可发挥重要作用。

5．柴黄参祛毒固本新药　临床研究证实[69-70]，该专利中药组合方剂（ZL20111067186·8）有表里双解、气血同治、清热解毒、扶正固本的双向调节作用，具有较强的抗菌、抗病毒等作用，还具有较好的脏器保护作用，能够缩短灾害伤与成批伤患者的抗生素使用时间及痊愈病程。

6．维生素B_6联用丰诺安新疗法[71-72]　在综合治疗基础上采用该新疗法救治灾害伤与成批伤患者效果明显，是一种简便、实用、经济、有效的国内外具有独创性及唯一性的治疗方案[73-74]，并已获国家授权发明专利（ZL201010248451·9）。其具体实施方案[75]：①重症灾害伤与成批伤患者：丰诺安500 mL，静脉滴注，1次/d；0.9%氯化钠注射液250 mL＋维生素B_6 5 g＋维生素C 2 g，静脉滴注，2次/d；连续使用直至病情控制。②中度灾害伤与成批伤患者：丰诺安500 mL，静脉滴注，1次/d；0.9%氯化钠注射液250 mL＋维生素B_6 5 g＋维生素

C 2 g，静脉滴注，1 次 /d；连续使用直至病情控制。③轻度灾害伤与成批伤患者：丰诺安 500 mL，静脉滴注，1 次 /d；0.9% 氯化钠注射液 250 mL＋维生素 B_6 3 g＋维生素 C 2 g，静脉滴注，1 次 /d；连续使用直至病情控制。

轻中重度在急诊室以损伤严重程度评分（injury severity score，ISS）进行评估：9～15 分为轻度患者，16～25 分为中度患者，>26 分为重度患者。入院后进行 APACHE 评分。

五、结　语

本专家共识的制定是基于目前对“灾害事故现场急救与卫生应急处置”的理解并参考现有循证医学证据及国内外有关文献完成的。而实际现场救治环境和临床治疗方法均比较复杂，遵循专家共识能够改善灾害事故现场危重和批量伤员的救治效果。但需要注意的是，本专家共识不能完全覆盖患者所有的临床情况，在具体临床实践中需因病施治和因地（环境条件）施治，根据医师经验进行现场急救、诊断和治疗。

参考文献

[1] 武秀昆．有关突发公共事件的预警问题［J］．中国医院管理，2010，30（2）：9-10.

[2] 黄志强．应重视医院对灾难和突发事件应对机制的研究［J］．中华危重病急救医学，2003，15（6）：324-325.

[3] Mellon D. Evaluating evidence aid as a complex, multicomponent knowledge translation intervention [J]. J Evid Based Med, 2015, 8 (1): 25-30.

[4] Sarangi S, Zaidi T, Pal RK, et al. Effects of exposure of parents to toxic gases in Bhopal on the offspring [J]. Am J Indl Med, 2010, 53 (8): 836-841.

[5] 郑长德．四川汶川特大地震受灾地区人口统计特征研究［J］．西南民族大学学报（人文社科版），2008，29（9）：21-28.

[6] 岳茂兴．应加强对未来灾难现场抢救的方法研究［J］．中华危重病急救医学，2004，16（10）：577-578．

[7] Carr BG, Caplan JM, Pryor JP, et al. A meta-ananlysis of prehospital care times for trauma [J]. Prehosp Emerg Care, 2006, 10 (2): 198-206.

[8] Fuse A, Yokota H. Lessons learned from the Japan earthquake and tsunami, 2011 [J]. JNippon Med Sch, 2012, 79 (4): 312-315.

[9] 何忠杰．创伤急救的新概念——白金10分钟［J］．解放军医学杂志，2004，29（11）：1009-1010．

[10] Emami MJ, Tavakoli AR, Alemzadeh H, et al. Strategies in evaluation and management of Bam earthquake victims [J]. Prehosp Disater Med, 2005, 20 (5): 327-330.

[11] 秦银河．关于建立我国灾难医疗系统的设想［J］．中华危重病急救医学，2003，15（5）：259-261．

[12] 陈冀胜．突发性化学毒性灾害的处理［J/CD］．中华卫生应急电子杂志，2015，1（2）：86-88．

[13] 孙妍．灾难医学中的伦理问题［J］．中华现代护理杂志，2013，48（34）：4308-4309．

[14] 庞西磊，黄崇福，张英菊．自然灾害动态风险评估的一种基本模式［J］．灾害学，2016，31（1）：1-6．

[15] 吴系科．重视自然灾害的流行病学问题［J］．中华流行病学杂志，2010，31（10）：1083-1085．

[16] 祁国明．灾害事故医疗卫生救援指南［M］．北京：华夏出版社，2003：167-256．

[17] 肖和平．1975年辽宁海城地震预报之回顾［J］．城市防震减灾，2000（3）：15-16．

[18] 岳茂兴．灾害医学的定义及其主要研究方向［J］．世界急危重病医学杂志，2006，3（5）：1476-1479．

[19] 国务院．突发公共卫生事件应急条例［M］．北京：中国方正出版社，2003：16-19．

[20] 鄢虎，冯雄，欧阳洪波，等．论以人为本的抢险救灾原则［J］．湖南科技学院学报，2010，31（10）：107-111．

[21] 鄢虎，伍霞．论我国抢险救灾的人本原则［J］．湖南安全与防灾，2010（11）：54．

[22] 岳茂兴，刘志国，蔺宏伟，等．灾害事故现场医学应急救援的主要特点及救护原则［J］．中国全科医学，2004，7（18）：1327-1329.
[23] 岳茂兴．爆炸复合伤的基本特点和初期急救原则及抢救程序［J］．中国急救医学，2002，22（3）：186-187.
[24] 余丽敏．我国紧急医疗救援指挥队伍建设的探讨［J］．岭南急诊医学杂志，2006，11（1）：49-50.
[25] Macintyre AG, Barbera JA, Petinaux BP. Survival interval in earthquake entrapments: research findings reinforced during the 2010 Haiti earthquake response [J]. Disaster Med Public Health Prep, 2011, 5 (1): 13-22.
[26] 赵金龙，熊光仲．浅谈我国医学救援模式与装备［J］．中国急救复苏与灾害医学杂志，2013，8（7）：641-643.
[27] 陈钰，鲁波．流行病学研究在我国自然灾害防治中的应用［J］．环境卫生学杂志，2016，6（2）：149-152.
[28] 岳茂兴．反化学恐怖医疗手册［M］．北京：清华大学出版社，2004：123-238.
[29] 岳茂兴．危险化学品事故急救［M］．北京：化学工业出版社，2005：167-256.
[30] 岳茂兴，彭瑞云，杨志焕，等．冲击伤复合液体火箭推进剂染毒大鼠的远期效应研究［J］．创伤外科杂志，2004，6（5）：364-366.
[31] 马玉娜．二硫化碳对大鼠 F_2 代的致畸作用及远期效应［J］．江苏预防医学，1998（4）：13-15.
[32] 罗红敏．一氧化碳中毒患者远期痴呆风险增加［J］．中华危重病急救医学，2016，28（10）：869-869.
[33] 邱泽武，彭晓波，王永安．危险化学品事故与中毒救治［J/CD］．中华卫生应急电子杂志，2015，1（6）：5-8.
[34] 廖浩磊，吴梓芳，孙志辉，等．面对突发性生物灾害所致心理休克期的群体应急对策［J/CD］．中华卫生应急电子杂志，2015，1（2）：135-137.
[35] 张勇，曲方．海湾战争综合征研究进展［J］．解放军预防医学杂志，2010，28（3）：227-229.
[36] 蔡芸．动物芥子气全身吸收中毒防治药物及综合治疗方案研究［D］．上海：第二军医大学，2005.
[37] 岳茂兴，李建忠，陈英，等．四氧化二氮对小鼠骨髓细胞姐妹染色

单体互换频率变化的影响［J］. 中华航空航天医学杂志，2005，16（3）：168-170.
［38］岳茂兴，彭瑞云，王正国，等. 飞船推进剂四氧化二氮中毒损伤的研究［J］. 航天医学与医学工程，2004，17（2）：117-120
［39］吴敏. 严重多发创伤患者急救护理［J］. 医学信息，2014，27（4）：249.
［40］岳茂兴. 灾害事故现场急救［M］. 2版. 北京：化学工业出版社，2013：5-8.
［41］岳茂兴. 灾害事故现场急救［M］. 2版. 北京：化学工业出版社，2013：57-63.
［42］唐岩，沈红梅，刘迎霞，等. 自然灾害（地震）后心理救援模式研究［J］. 心理医生，2016，22（18）：15-17.
［43］钟贵陵，顾双虎，宋启哲，等. "11·13"雅溪自然灾害心理救援的做法［J］. 东南国防医药，2016，18（1）：107-108.
［44］杨燕，韦国永，黄永偶. 2004—2014年创伤后应激障碍文献的内容分析［J］. 中国心理卫生杂志，2016，30（9）：689-693.
［45］王一镗. 现代临床急诊医学［M］. 北京：中国医药科技出版社，2002：566-582.
［46］岳茂兴. 窒息性气体中毒的机制及特点和现场急救原则［J］. 中国全科医学，2003，6（2）：150-152.
［47］岳茂兴. 危险化学品事故的特点及紧急救治对策［J］. 解放军医学杂志，2005，30（2）：171-172.
［48］袁庆华. 危险化学品安全卫生基础知识［M］. 北京：中国工人出版社，2003：217.
［49］张丽娜，陆娟，王英，等. 窒息性混合气体中毒合并重症吸入性肺炎患者的急救与护理［J］. 解放军护理杂志，2014，31（14）：40-41.
［50］史志澄. 急性窒息性气体中毒［J］. 工业卫生与职业病，2001，27（4）：243-247.
［51］岳茂兴. 氮氧化物中毒损伤的临床救治研究与进展［J］. 中华急诊医学杂志，2001，10（4）：222-223.
［52］岳茂兴，杨鹤鸣. 山莨菪碱联用地塞米松对四氧化二氮爆炸致冲毒复合伤大鼠血气的影响［J］. 中华航空航天医学杂志，2001，12（1）：35-39.

［53］夏锡仪，郑琦涵，岳茂兴．大剂量地塞米松联合山莨菪碱治疗急性氯气中毒伴化学性肺损伤526例［J］．中华危重病急救医学，2012，24（11）：689．
［54］岳茂兴，李成林，杨鹤鸣，等．山莨菪碱联用地塞米松治疗多器官功能障碍综合征机制的研究［J］．中华危重病急救医学，2000，12（6）：341-343．
［55］岳茂兴，夏亚东，黄韶清，等．氮氧化物致急性化学中毒性肺水肿的临床救治研究［J］．中国急救医学，2001，21（3）：142-144．
［56］岳茂兴，魏荣贵，马华松，等．氮氧化物致急性化学中毒性肺水肿19例的临床救治［J］．中华航空航天医学杂志，2001，12（2）：115-116．
［57］夏锡仪，岳茂兴，李瑛．严重急性化学性肺水肿37例临床救治分析［J］．中国全科医学，2010，13（29）：3343-3345．
［58］中国研究型医院学会卫生应急学专业委员会．危险化学品爆炸伤现场卫生应急处置专家共识（2016）［J/CD］．中华卫生应急电子杂志，2016，2（3）：148-156．
［59］岳茂兴，周培根，李奇林，等．灾害伤与成批伤伤员的现场救治策略、原则以及关键新技术、新方法应用［J/CD］．中华损伤与修复杂志电子版，2014，9（3）：7-10．
［60］赵炜．急救医疗服务体系在突发灾害中的紧急救援作用［J］．中国急救医学，2003，23（5）：314-315．
［61］杨兴易，林兆奋，赵良，等．关于加强二三级医院急诊绿色通道建设的指导意见［J］．中国急救医学，2003，23（5）：333-333．
［62］沈君华，陈建荣，朱保锋，等．急性气体中毒救治查询软件的开发及临床应用［J/CD］．中华卫生应急电子杂志，2015，1（5）：367-369．
［63］冒海春，沈君华，陈建荣．提升医院应急能力，实施高效科学救援［J/CD］．中华卫生应急电子杂志，2015，1（5）：372-374．
［64］Sasser SM, Hunt RC, Faul M, et al. Guidelines for field triage of injured patients: recommendations of the National Expert Panel on Field Triage, 2011 [J]. MMWR Recomm Rep, 2012, 61 (RP-1) 1-20.
［65］Newgard CD, Rudser K, Hedges JR, et al. A critical assessment of the out-of-hospital trauma triage guidelines for physiologic abnormality [J]. J Trauma, 2010, 68 (2): 452-462.
［66］刘久成，施巍，邱泽武，等．化学性事故医学应急救援探讨［J］．中

国急救复苏与灾害医学杂志，2014，9（12）：1079-1082.
［67］岳茂兴，夏锡仪，何东，等. 流动便携式重症监护病房急救车的研制及其在灾害事故急救中的应用［J］. 中华危重病急救医学，2009，21（10）：624-625.
［68］岳茂兴，邹德威，张坚，等. 流动便携式重症监护治疗病房的创建［J］. 中华危重病急救医学，2004，16（10）：589-591.
［69］岳茂兴，姜玉峰，周培根，等. 柴黄参祛毒固本冲剂治疗腹部外科脓毒症的临床研究［J/CD］. 中华卫生应急电子杂志，2015，1（3）：45-47.
［70］岳茂兴，李瑛，卞晓星，等. 柴黄参祛毒固本冲剂治疗严重化学性肺损伤 89 例临床研究［J］. 中国中西医结合急救杂志，2013，20（3）：159-161.
［71］楚鹰，刘政，郑旭文，等. 20AA 复方氨基酸联用大剂量维生素 B_6 新疗法治疗创伤凝血障碍的实验研究［J/CD］. 中华卫生应急电子杂志，2015，1（2）：88-89.
［72］万红贵，岳茂兴，夏锡仪，等. L- 鸟氨酸复方氨基酸制剂联用大剂量维生素 B_6 抢救大出血濒死伤员的机制研究［M/CD］. 中华卫生应急，2013：9-11.
［73］岳茂兴，夏锡仪，李瑛，等. 丰诺安联用大剂量维生素 B_6 新疗法救治严重创伤后凝血病大出血患者的临床研究［J］. 中华危重病急救医学杂志，2013，25（5）：310.
［74］岳茂兴，周培根，梁华平，等. 创伤性凝血功能障碍的早期诊断和 20AA 复方氨基酸联用大剂量维生素 B_6 新疗法应用［J/CD］. 中华卫生应急电子杂志，2015，1（1）：4-7.
［75］中国研究型医院学会卫生应急学专业委员会，中国中西医结合学会灾害医学专业委员会. 急性创伤性凝血功能障碍与凝血病诊断和卫生应急处理专家共识（2016）［J/CD］. 中华卫生应急电子杂志，2016，2（4）：197-203.

批量伤员感染预防策略专家共识（2017）

中国研究型医院学会卫生应急学专业委员会
中国中西医结合学会灾害医学专业委员会
重庆市中西医结合学会灾害医学专业委员会

扫描二维码观看共识解读视频

无论是在战时还是在平时的灾害现场，短时间内均可能产生大批伤员。其高效救治一直是卫生应急、野战外科学、灾害医学、急症医学、创伤外科学领域的研究热点。感染为创伤后的常见并发症，已被证实为批量伤员第三死亡高峰的主要原因。尽管其防治措施的相关研究不断取得进展，但创伤后感染的发生率及病死率仍然居高不下。为有效降低批量伤员感染的发生率，笔者根据国内本领域专家的建议及临床救治经验，结合国内外文献报道，特制定本专家共识。

一、创伤感染的定义

感染（infection）是指微生物侵入机体后引起的炎症反应。

（一）外科感染（surgical infection）

外科感染是指需要外科治疗的感染，包括创伤、烧伤、手术等并发的感染[1]。

文献来源：中华卫生应急电子杂志，2017，3（2）：65-71.

（二）创伤感染（infection after trauma，trauma-related infection）

创伤感染是指创伤后伤口/创面因细菌污染所致的后续感染或伤后机体抵抗力下降所致的内源性/外源性感染。

（三）外源性感染（exogenous infection）

创伤时由致伤器械、投射物等带入，以及随之经衣物、泥土和其他污物带入，是致病菌的主要入侵途径，此类感染称为外源性感染。

（四）内源性感染[2-4]（endogenous infection）

人体本身的常驻菌主要分布在皮肤的汗腺、毛囊、口咽部、呼吸道、胃肠道和泌尿生殖道。在生理条件下，这些菌群并不致病，而是与人体构成一种共生互利的生态平衡。当皮肤和体腔受伤破损时，细菌可随之入侵，即使未破损但皮肤、黏膜防御屏障功能降低也可使这些常驻菌穿过皮肤、黏膜进入深部组织造成感染，此类感染称为自家感染或内源性感染。

（五）脓毒症（sepsis）

脓毒症曾被定义为由感染引起的全身炎症反应综合征[5-7]（systemic inflammatory response syndrome，SIRS），现被定义为针对感染的宿主反应失调导致危及生命的器官功能障碍[8-10]。其诊断标准为感染与序贯性器官功能衰竭评分（sequential organ failure assessment，SOFA）≥2 分并存[8]。

二、创伤感染的病理时程特点

所有开放性伤口在损伤即刻便可造成细菌污染。污染物包括衣服碎片、尘土、其他有机物（泥、草、树叶等）和被炸毁建筑物的玻璃碎片等。其病理改变可分为4期：污染期、感染期、脓毒症期和衰竭期。各期临床识别及病理时程要点如下。

（一）污染期

从伤口形成的一瞬间开始，机体首先出现的反应是自身的止血过程，这一过程包括一些非常复杂的生物学反应。首先，伤口周围的小血管、毛细血管等反应性收缩使局部血流量减少；继之而来的是暴露的胶原纤维吸引血小板聚集形成血凝块。随后，血小板释放血管活性物质（如5-羟色胺、前列腺素等），使血管进一步收缩，血流减慢，同时释放的磷脂和二磷腺苷（adenosine diphosphate，ADP）将吸引更多的血小板聚集。最后，内源性及外源性凝血过程被启动。

这一时期包括伤口形成后的2～3 d，其中6 h之内的炎症反应对后续感染的发生极为重要。局部血管收缩致局部组织缺血，引起组胺和其他血管活性物质的释放，使创面局部的血管扩张。这一急性反应期一般在伤后3 h内发生，因局部的充血反应有利于抗菌药物的弥散并发挥其抑菌或杀菌作用，故被认为是预防性应用抗菌药物的“黄金时间”。而在受伤3 h后，伤口周围外渗的纤维蛋白能够包绕入侵的细菌并且形成一种抗菌药物难以穿越的屏障，故延迟使用抗菌药物将明显增加感染的风险。此外，伤后6 h内的污染创面一旦发生感染，细菌将以10^7～10^{15}/d的速度迅速增长。伤口部位坏死组织、异物以及污染细菌的存在，可引发机体的防御反应（炎症反应），表现为免疫细胞（如粒细胞和巨噬细胞）向创面移动和募集：一方面，粒细胞防止或吞噬入侵的细菌；另一方面，巨噬细胞吞噬消化坏死的组织细胞碎片；同时，组织细胞破坏后释放出来的自身蛋白溶酶也可以消化溶解坏死的组织细胞碎片，使创面清洁，以便启动组织的修复过程。但对于严重污染且供血不良的伤口，低下的机体局部免疫反应将致粒细胞和巨噬细胞吞噬致病菌的能力受限，细菌在坏死组织中以指数形式不断增殖，进而侵袭健康组织。该过程常在伤后 6 h 内发生，如果在该时间段采用积极的外科处理并使用抗生素辅助治疗，则可暂时抑制细菌生长，限制其局部侵袭。接受有效治疗的时间超过 6 h 将极大地增加创伤后感染的风险[11]。

（二）感染期

未实施早期清创且未合理使用抗菌药物的伤口可于伤后 1～3 d 发生伤口感染。浅表伤口感染往往会出现疼痛、压痛、局部肿胀、发红发热等症状；较深的伤口则会出现脓性分泌物，部分患者出现发热的症状。若早期感染未得到及时控制，细菌扩散，感染加重，伤口部位可出现溃疡甚至坏疽，严重者出现高热、昏迷等全身性中毒症状[12]。

（三）脓毒症期

病原微生物及其毒素是伤后机体进入脓毒症期的触发因素。这一时期一般出现在伤后中晚期的严重感染基础上，与创伤后机体防御功能降低、入侵细菌及其释放的内毒素和外毒素有关。机体进入脓毒症期后，主要表现为血液中细菌大量增殖致全身性感染，严重者出现脓毒性休克。

处于创伤后感染的脓毒症期时，参与机体炎症反应的介质大致可以分为两类：①具有直接细胞毒性，可直接杀伤靶细胞的介质：溶酶体酶、弹性蛋白酶、髓过氧化物酶、阳离子蛋白、氧自由基等。②细胞因子：肿瘤坏死因子 α（tumor necrosis factor-α，TNF-α）、白介素-1（interleukin，IL-1）、IL-6、IL-8、γ-干扰素（interferon-γ，IFN-γ）、血小板活化因子（platelet activating factor，PAF）、粒细胞-巨噬细胞集落刺激因子（granulocyte macrophage colony stimulating factor，GM-CSF）、花生四烯酸代谢产物等。上述炎性介质对机体可产生不利影响，主要表现为："高排低阻"的高动力型循环障碍、心肌抑制、内皮损伤及血管通透性增加、血液高凝状态及微血栓形成、强制性和“自噬”性高代谢，这些改变可进一步引起多器官功能的损害[13]。

（四）衰竭期

创伤后机体进入衰竭期，除直接创伤打击外，脓毒性休克引起的重要脏器缺血再灌注损伤是造成脏器功能损害的重要因素。此阶段，由创伤严重感染诱发失控的全身炎症反应可导致机体出现 2 个或 2 个以上的器官或系统功能障碍乃至衰竭的临床综合征。衰竭期标志机体多部位感染已形成，病情凶险，进展迅速，死亡率高[14]。

三、创伤感染的预防策略

（一）应遵循“分级救治”与“时效救治”原则

1. 分级救治　当面临医疗条件差、大批伤员待处理的特殊情况时，必须要采取特殊的组织方法进行救治，即分级救治（echelon）和伤员后送。在平时，伤员被送入医院后，救治工作自始至终由单一医疗机构完成；而在战时或灾害发生时，不得不把一名伤员的全部治疗过程从时间、距离上分开，将救治环节分别配置到多个医疗机构来分工实施，共同完成。伤员最初由靠近前方的救治机构进行救命性手术（损伤控制外科）或其他必要的救治；然后后送，在后送途中和各阶梯中进行相应的治疗，从而完成治疗的全过程。创伤感染的防控措施（包括早期清创、延期缝合、早期应用抗生素等）也是在各救治阶梯分级实施的[15]。

战伤的分级救治规律对灾害发生后批量伤员的救治具有参考价值。对于大型灾害来说，大体可分为“三级救治”阶梯：①第一级为现场抢救，相当于战时连 / 营抢救组。救援人员力求在灾害发生后第一时间获得信息、第一时间到达现场、第一时间采取急救措施。即在伤后第一黄金时间（10 min）内发现伤员，并给予快速、准确、有效的初级救护。②第二级为早期救治，相当于战时团/师救护所。③第三级为专科治疗，相当于战区基地医院或后方医院。

从各级救治范围可知，灾后伤员抗感染措施分别为包扎、口服或注射广谱抗菌药物、全身性抗感染。但灾害现场毕竟不同于战场，故在具体运用中应当既遵循分级救治的一般性规律和要求，又结合具体救治情况。若灾害抢救现场附近设有专科治疗医院，应当立即送往就近医院进行专科治疗，不必受到“分级救治”的约束，即在配备充足的快速后送运输工具的情况下，可采用现场抢救和专科治疗的二级救治阶梯（即越过早期救治阶梯）[16]。

2. 时效救治　尽管外军和我军在批量伤员分级救治的各阶梯规定了抗感染措施，但对抗感染的救治时限未作硬性规定。实际上，伤员救治存在着最佳救治时间段，在黄金时段采取救治措施所取得的救治效果最佳。根据批量伤员感染的发生规律，应在合适的时间段实施合理的抗感染处置方法，即采取“时效救治”。以西南边境自卫反击作战及“两山”作战为例，即可看出时效救治的效果：1979 年西南边境自卫反击作战，伤员 3 d 内到达确定性救治机构者只占重伤员总数的 7.9%；而“两山”作战（1984—1986 年）期间，3 d 内到达确定性医疗机构的重伤员达 63.2%，伤死率比 1979 年下降 16%，伤口感染率下降 88%，骨髓炎从 7.6% 下降为 0，化脓性关节炎从 5.0% 下降为 2.5%[17]。

由于灾害的种类、发生的地域和规模以及卫勤力量的部署上均存在差别，因此对批量伤员分级救治各阶梯的具体救治时限不宜做出硬性规定。对大批伤员组织救护的原则是：在最适当的时间和地点对为数最多的伤员施行最好的救护。

目前有关批量伤员感染的时效救治策略正引起学术界的高度重视[18]。其针对性预防措施的时效规划如下（表 1）。

表 1 战创伤感染预防措施时效规划

措施名称	实施时机	
	最好于	不能晚于
包扎伤口	立即	10 min
口服抗菌药物	立即	3 h
肌注或静注抗菌药物	＜3 h	6 h
补注破伤风类毒素和破伤风抗毒素血清	＜6 h	72 h
清创手术	＜6 h	72 h
特殊部位伤初期缝合	＜12 h	72 h

注：特殊部位伤是指头、面、手、外阴部伤以及颅、胸、腹、关节腔的穿透伤

基于上述抗感染预防措施的时效规划，对批量伤员的检伤分类应包含以下几组：①对于受伤后一直未进行清创的伤员应第一优先送入手术室，立即进行手术。②受伤后清创不彻底或误做初期缝合的伤员，按第二优先顺序手术。③对于特殊部位（如头、面、手、外阴部）伤口的清创与初期缝合或定位缝合，以及颅、胸、腹、关节腔穿透伤后硬脑膜、胸腹膜和关节囊的清创与缝合，可优先后送到有条件的专科医院救治。

对批量伤员后送时机的选择，从感染预防的角度应包括以下两类：①对于特殊部位（如头、面、手、外阴部）伤口的清创与初期缝合或定位缝合，以及颅、胸、腹、关节腔穿透伤后硬脑膜、胸腹膜和关节囊的清创与缝合，应在伤后 12 h 内后送到有条件的专科医院救治，最晚不宜超过 72 h。②对于其他部位伤口已经实施清创手术的伤员，是否后送应视具体伤情、伤势而定。

（二）在遵循“早期清创、延期缝合”原则时，需强调“动态监测”与“综合防治”

1. 早期清创　战伤感染的防治主要依靠有效的早期外科处理，抗菌药物只起到辅助作用。因此，负伤后应尽早实施清创手术：一般于伤后 6 h 内进行，最晚不宜超过 72 h。早期清创时应遵循“4C”原则（肌肉颜色、组织相容性、收缩情况、循环功能）

判断肌肉组织活性[19]、准确识别坏死组织的清创界限，尽量避免正常组织被过度清除。

冲洗伤口的灌洗液可用等渗盐水或没有添加剂的无菌水，无法获取无菌水的情况下，可使用饮用水冲洗伤口，不推荐使用添加抗生素的液体进行伤口灌洗。一般认为低压清洗（0.5 psi，1 psi＝6.89 kPa）用于清洁伤口，高压清洗（7 psi，1 psi＝6.89 kPa）应考虑用于严重污染伤口[20]。

负压伤口疗法（negative pressure wound therapy，NPWT）在美国已广泛应用于骨创伤，处于−200～−50 mmHg（1 mmHg＝0.133 kPa）的负压可有效减少感染的发生，其原理包括稳定伤口环境、减轻伤口水肿、提高组织灌注量、刺激伤口表皮生长[21]。将NPWT与传统引流技术相结合应用于创伤患者，能较好地控制伤口深部感染且无溃疡、皮肤坏死形成[22]。

2．延期缝合 伤口清创后，特殊部位，如头、面、手、外阴部，应做初期缝合或定位缝合；颅、胸、腹、关节腔的穿透伤，必须缝合胸腹膜、硬脑膜和关节囊；其他部位伤口清创后仅做无菌敷料的包扎或覆盖，禁做初期缝合。创面清洁、肉芽新鲜且整齐、无脓性分泌物、创缘无红肿和压痛者，一般在清创后4～7 d延期缝合伤口；因伤口感染或错过延期缝合时机的，待感染控制后，创面清洁、肉芽组织健康时，一般在清创后8～14 d进行Ⅱ期缝合。

3．动态监测 “早期清创、延期缝合”是预防各种战创伤感染的最有效措施，但抗感染是一个连续过程，并不可因后送转运而中断，故对战伤感染防治措施的不间断实施，有赖于对污染伤口进行动态的监测。动态监测的目的包括及时发现污染伤口是否向感染转变和局部感染是否向全身性感染（脓毒症）演变。目前，主要有常规临床指标及评分系统、免疫功能指标、血清生物标志物如降钙素原（procalcitonin，PCT）可用于监测并预警伤后脓毒症的发生[23]。

4．综合防治 进行综合防治时，既要预防伤后感染的发生，还应阻遏感染后因脓毒症所致的器官功能损害[24]。主要干预措施有：①一级干预：灌洗、清创、引流、抗微生物治疗、包扎伤口、稳定骨折断端等。②二级干预：皮肤清洁护理（如2%醋酸氯己定溶液擦拭皮肤）、控制出血、降低高血糖、提供充分的氧疗、减少输血、避免低体温、免疫调节治疗（如免疫球蛋白、IFN-γ、葡聚糖、肠内免疫营养、氢化可的松等）[25-26]、改善组织缺血缺氧（如临时性血管分流术）[27]、兴奋迷走神经（如针刺ST-36与PC-6穴位）[28]。③其他辅助措施：对医院设施进行适当的清洁、消毒与杀菌；定期更换病房内的辅料；医务人员保持良好的手卫生习惯；对感染伤员进行隔离；在专用的手术间进行手术等[29]。

5. 应用创伤急救新装备、新疗法[30] ①增加了救命性手术功能和自动心肺复苏系统功能的“流动便携式ICU”急救车，可确保伤员即使在交通阻塞的情况下也能在车上得到有效的救治，将救命性处理等前伸到创伤事故现场，降低创伤危重伤员的病死率和伤残率。②应用Autopulse™ MODEL100型自动心肺复苏系统、腹部提压心肺复苏仪等[31-32]抢救心跳呼吸骤停患者，能取得良好效果，同时节省医疗人力资源消耗，提升急救尤其是大批量伤员的急救效率。③应用便携式“瞬锋急救切割器”能在几秒钟内完成对伤员衣物快速切割的操作，达到轻便快速、省力省时、伤员无痛苦的目的，为大批伤员的检伤验伤争取到宝贵时间，减少了创伤凝血病的发生率[33]。④给创伤现场急救医师配置高速公路急救箱（急救包）、便携式急救包及急救箱，对创伤现场危重伤员实施快速医疗救护十分有利。⑤创伤现场急救新疗法。已获美国（US8952040B2）、欧盟（EP10855546.7）及国家授权发明专利（ZL201010248451.9）的“维生素B_6联用丰诺安［复方氨基酸注射液（20AA）］”新疗法应用于难治性ATC/TIC患者能获得显著疗效[34]。维生素B_6是人体各种氨基酸代谢的唯一辅酶，也是肝脏中几十种酶的重要辅酶，其促进人体酶代谢启动阈值在3～5 g，只有大剂量维生素B_6参与，人体的生命代谢活动才能被激活。但由于维生素B_6在人体内代谢半衰期短，所以能很快被排出体外[35]。自2007年发明以来，已应用于全国20

多万例各种危重伤员的治疗，没有发生一例过量事件。丰诺安所含氨基酸谱与人体基本一致，输入后能提供机体代谢底物及强劲的动能，并将机体有害物质及氨通过鸟氨酸循环排出体外，使肝内酶代谢快速恢复，凝血因子得以产生，迅速恢复内源性凝血途径，达到有效阻止大出血持续及进展的效果[36]。

丰诺安及维生素 B_6 都是人体生命活动不可缺少的物质，两者合用有促进机体酶代谢、止血、利尿、解毒、保护大脑及神经系统功能、改善肝功能、提高机体凝血功能及机体营养状况的功效[37-38]。维生素 B_6 与丰诺安的巧妙搭配在人体新陈代谢中发挥着十分重要的作用[39]。动物实验证实[40-41]新疗法能显著缩短纤维蛋白凝块形成的时间，还可通过促进肝脏代谢，恢复凝血因子合成，明显改善创伤大鼠模型的凝血功能。利用实时荧光定量 PCR 法检测发现新疗法能够显著提高肝脏凝血因子基因 mRNA 表达水平，促进凝血因子在肝脏中的合成，从分子水平探索了新疗法改善凝血功能的作用机制[42]。维生素 B_6 联用 20AA 复方氨基酸（丰诺安）的新疗法处方见表 2。

表 2 维生素 B_6 联用复方氨基酸注射液（20AA）的新疗法具体用法

伤情	新疗法具体药物用量	给药途径	用法	疗程
重度伤员	0.9% 氯化钠注射液 250 mL＋维生素 B_6 5.0 g＋维生素 C 2.0 g	ivgtt	Bid	连续使用直至病情控制
	复方氨基酸注射液（20AA）500 mL	ivgtt	Qd	
中度伤员	0.9% 氯化钠注射液 250 mL＋维生素 B_6 5.0 g＋维生素 C 2.0 g	ivgtt	Qd	连续使用直至病情控制
	复方氨基酸注射液（20AA）500 mL	ivgtt	Qd	
轻度伤员	0.9% 氯化钠注射液 250 mL＋维生素 B_6 3.0 g＋维生素 C 2.0 g	ivgtt	Qd	连续使用直至病情控制
	复方氨基酸注射液（20AA）500 mL	ivgtt	Qd	

注：在急诊室以 ISS 评分 9～15 分为轻度，16～25 分为中度，大于 26 分为重度。入院后行 APACHE 评分。ivgtt 为静脉滴注，Bid 为 2 次 /d，Qd 为 1 次 /d

使用维生素 B_6 的依据：维生素 B_6 每天用量可达 10 g 已批准为国家军用标准 GJB-FL5340，2009 年 12 月 16 日审查通过，已经正式公布实施。解放军总后勤部卫生部出版的“战伤救治手册”第 94 页第 129 条规定，首剂使用维生素 B_6 1～5 g，可重复使用，一天总量不超过 10～15 g[43]。由解放军第三〇六医院研制、石家庄四药生产，每袋 250 mL 中含有 2.5 g 的维生素 B_6，已批准军药准字科 2011001 号，在临床使用。美国现口服的市场上销售的维生素 B_6 比我国的剂量大 50 倍，每片为 500 mg。

（三）抗菌药物的使用

1. 使用时机　越早越好。即使延迟，也应在伤后 3 h 内使用抗生素。使用抗菌药物的延迟越久，创伤后感染的发生率越高[44]。

2. 给药途径　静脉输注为首选，其次是肌内注射与口服。

3. 用药疗程　国际红十字委员会推荐：在迅速疏散、可实施早期院前急救和具备足够卫生基础设施的条件下，通常选择单剂量抗生素或将抗生素预防使用时间限制在 24 h 以内；在医疗资源有限且后送延迟的情况下，通常给予 5 d 抗生素，直至延迟缝合[17]。

4. 抗菌药物种类　美军战伤感染预防指南提议至少对于无法快速接受手术治疗的伤员应使用广谱抗生素（如头孢菌素类）[18]。但由于广谱抗生素易继发耐药菌感染，故应避免过度使用。批量伤员面临的主要感染性威胁是气性坏疽、破伤风和侵袭性链球菌感染，对于此类特异性感染应用相对窄谱的抗生素即可。按国际红十字委员会推荐，青霉素和甲硝唑是首选药物，如有化脓性感染的全身症状，应添加庆大霉素（表 3）。

表 3　国际红十字委员会抗生素使用协议

损伤类型	抗生素	备注
无并发症的轻微软组织损伤（Ⅰ级）	青霉素-V（片剂 500 mg 口服，4 次 /d，连续 5 d）	对所有武器伤伤员实行抗破伤风措施

待续

续表

损伤类型	抗生素	备注
复合性骨折 外伤性截肢 重大软组织损伤（Ⅱ级、Ⅲ级）	青霉素 -G（5 MU 静脉滴注，4 次 /d，连续 48 h）续用青霉素 -V（片剂 500 mg 口服，4 次 /d）直至伤口延迟缝合	中厚皮片移植缝合伤口后应继续使用青霉素 -V5d，在重新清创而非伤口延迟缝合的情况下，应停止使用抗生素，除非有全身性感染或局部炎症的征象，在后一种情况下，加入甲硝唑（500 mg 静脉滴注，3 次 /d）和庆大霉素（80 mg 静脉滴注，3 次 /d）
延迟超过 72 h 的复合性骨折或重大软组织损伤 由杀伤性地雷造成、因各种原因延迟救治的四肢伤	青霉素 -G（5 MU 静脉滴注，4 次 /d）和甲硝唑（500 mg 静脉滴注，3 次 /d，48 h）续用青霉素 -V（片剂 500 mg 口服，4 次 /d）和甲硝唑片剂（500 mg 口服，3 次 /d）直至伤口延迟缝合	
血胸	氨苄西林（1 g 静脉滴注，4 次 /d，48 h），接着用阿莫西林片剂（500 mg 口服，4 次 /d）	继续使用抗生素直至拔出胸导管后 2 d
穿透性颅脑创伤	青霉素 -G（5 MU 静脉滴注，4 次 /d）和氯霉素（1 g 静脉滴注，3 次 /d）至少 72 h	持续静注或口服药物 10 d
脑脓肿	与穿透性颅脑损伤使用同样的药物，加上甲硝唑（500 mg 静脉滴注，3 次 /d）	
眼球穿透伤	青霉素 -G（5 MU 静脉滴注，4 次 /d）和氯霉素（1 g 静脉滴注，3 次 /d，48 h）	持续静注或口服药物 10 d，滴抗生素眼药水
颌面创伤	氨苄西林（1 g 静脉滴注，4 次 /d）和甲硝唑（500 mg 静脉滴注，3 次 /d，48 h）	持续静注或口服药物 5 d
腹部伤口 1. 实体器官只有肝、脾、肾或分离膀胱损伤 2. 胃、小肠 3. 结肠、直肠、肛门	1. 青霉素 -G（5 MU 静脉滴注，4 次 /d） 2. 氨苄西林（1 g 静脉滴注，4 次 /d）和甲硝唑（500 mg 静脉滴注，3 次 /d）	根据引流情况持续用药 3 d

待续

续表

损伤类型	抗生素	备注
	3. 氨苄西林（1 g 静脉滴注，4 次 /d）和甲硝唑（500 mg 静脉滴注，3 次 /d）和庆大霉素（80 mg 静脉滴注，3 次 /d）	

注：MU 为百万国际单位，该协议于 2002 年在瑞士日内瓦举行的国际红十字委员会外科医师研讨会上建立

四、感染预防措施的临床操作流程

我军 2006 年颁布的《战伤救治规则》中对战伤后感染预防措施进行了描述[45]。但存在以下不足：①不具备可操作性，同时实施 3 种预防措施易致疏漏或顾此失彼。②未涵盖其他几类致命性感染的预防，对于批量伤员的感染预防措施应尽可能涵盖几种常见的感染（特别是致命性的感染，如破伤风、气性坏疽、侵袭性链球菌感染和坏死性筋膜炎）。现总结出一套批量伤员的感染预防措施如下。

1. 尽早彻底清创。

2. 伤口清创后，头、面、手、外阴部等特殊部位应做初期缝合；颅、胸、腹、关节腔的穿透伤，必须缝合胸腹膜、硬脑膜和关节囊；其他部位伤口清创后禁做初期缝合，仅包扎或覆盖无菌敷料。

3. 避免不必要的更换敷料。

4. 必要时实施负压伤口治疗。

5. 首选青霉素和甲硝唑抗感染药物。

6. 已获得破伤风自动免疫的伤员，在遭受开放伤后，应注射破伤风类毒素 0.5 mL；未接受过破伤风自动免疫者，伤后注射破伤风抗毒血清和破伤风类毒素[46-47]。

7. 必要时实施免疫调节治疗。

8. 根据各救治阶梯的实际情况，应采取相应的综合防治措施。

五、结　　语

本专家共识的制定是基于目前对“批量伤员感染预防策略专家共识2017”的理解与现有的循证医学证据及国内外有关文献完成的。而“批量伤员感染预防策略”的临床治疗比较复杂，遵循专家共识能够改善批量伤员感染的救治效果。但需要注意的是，本专家共识不能完全覆盖患者所有的临床情况，在具体临床实践中需因病施治和因地（环境条件）施治，根据医师经验进行诊断、治疗和预防。

参 考 文 献

[1] 姚咏明，刘峰．外科严重感染及其并发症的防治策略[J]．中华外科杂志，2006，44（9）：577-580.

[2] 孟宪意，刘爽，孟庆华．内源性感染的现状[J]．中华医院感染学杂志，2001，11（6）：478-480.

[3] 马健，胡必杰．胃腔定植菌在医院内肺炎患者发病机制中的作用[J]．中华结核和呼吸杂志，1999，22（2）：104-107.

[4] Cunningham AF, Spreadbury CL. Mycobacterial stationary phase induced by low oxygen tension: cell wall thickening and localization of the 16-kilodalton alpha-crystallin homolog [J]. JBacteriol, 1998, 180 (4): 801-808.

[5] 尹会男，柴家科．Toll样受体/核因子κB信号通路与脓毒症的研究进展[J]．中华实验外科杂志，2003，20（11）：1051-1052.

[6] 胡皓夫．与国际接轨，提高我国儿童脓毒症的诊治水平[J]．中华急诊医学杂志，2006，15（6）：487-488.

[7] 马晓春．应重视脓毒症的抗凝治疗[J]．中华危重病急救医学，2010，22（9）：113-116.

[8] Singer M, Deutschman CS, Seymour CW, et al. The Third International Consensus Definitions for Sepsis and Septic Shock (Sepsis-3) [J]. JAMA, 2016, 315 (8): 801-810.

[9] 代晓明，黄伟．2016重症医学回顾与展望[J]．中华危重病急救医

学，2017，29（1）：1-5.

［10］董丽华，吕娟，丁黎莉，等. 脓毒症免疫治疗的研究进展［J］. 中华危重病急救医学，2017（2）：184-187.

［11］Ozbek S, Ozgenel Y, Etöz A, et al. The effect of delayed admission in burn centers on wound contamination and infection rates [J]. Ulus Travma Acil Cerrahi Derg, 2005, 11 (3): 230-237.

［12］Norman G, Dumville JC, Moore ZE, et al. Antibiotics and antiseptics for pressure ulcers [J]. Cochrane Database Syst Rev, 2016, 4: CD011586.

［13］Argenta A, Satish L, Gallo P, et al. Local Application of Probiotic Bacteria Prophylaxes against Sepsis and Death Resulting from Burn Wound Infection [J]. PLoS One, 2016, 11 (10): e0165294.

［14］Li N, Hu X, Liu Y, et al. Systemic inflammatory responses and multiple organ dysfunction syndrome following skin burn wound and Pseudomonas aeruginosa infection in mice [J]. Shock, 2013, 40 (2): 152-159.

［15］梁华平，王正国. 战伤分级救治体系对灾害医学救援的启示［J］. 中国急救复苏与灾害医学杂志，2008，3（1）：34-36.

［16］梁华平，严军，王正国. 应重视批量伤员分级救治与时效救治的抗感染策略［J］. 中国急救复苏与灾害医学杂志，2014，9（8）：679-682.

［17］陈文亮. 现代卫勤前沿理论［M］. 北京：军事医学科学出版社，2006：151-187.

［18］梁华平，王正国. 批量伤员感染防治应注意的几个问题［J/CD］. 中华卫生应急电子杂志，2015，1（3）：180-182.

［19］Edlich RF, Rodeheaver GT, Thacker JG, et al. Revolutionary advances in the management of traumatic wounds in the emergency department during the last 40 years: part Ⅱ [J]. J Emerg Med, 2010, 38 (2): 201-207.

［20］Giannou C, Baldan M. War Surgery: Working with limited resources in armed conflict and other situations of violence. Volume 1, 2010.

［21］Weinlein J, Schmidt AH. What's new in orthopaedic trauma [J]. J Bone Joint Surg Am, 2010, 92 (12): 2247-2260.

［22］Rispoli DM, Horne BR, Kryzak TJ, et al. Description of a technique for vacuum-assisted deep drains in the management of cavitary defects and deep infections in devastating military and civilian trauma [J]. JTrauma, 2010, 68 (5): 1247-1252.

[23] Jin H, Liu Z, Xiao Y, et al. Prediction of sepsis in trauma patients [J]. Burns Trauma, 2014, 2 (3): 106-113.

[24] Ma X, Tian L, Liang H. Early prevention of trauma-related infection/sepsis [J]. Mil Med Res, 2016, 3: 33.

[25] Spruijt NE, Visser T, Leenen LP. A systematic review of randomized controlled trials exploring the effect of immunomodulative interventions on infection, organ failure, and mortality in trauma patients [J]. Crit Care, 2010, 14 (4): R150.

[26] Bastian L, Weimann A. Immunonutrition in patients after multiple trauma [J]. Br J Nutr, 2002, 87 (S1): S133-134.

[27] Subramanian A, Vercruysse G, Dente C, et al. Adecade's experience with temporary intravascular shunts at a civilian level I trauma center [J]. J Trauma, 2008, 65 (2): 316-324.

[28] Liang H, Qu J. Decreased incidence of SIRS and sepsis by acupuncture in severe multipletraumatic patients via facilitation of vagal activity [J]. Crit Care, 2012, 16 (S3): P38.

[29] Glannou C, Baldan M. War surgery [M]. Geneva, Switzerland: International Committee of the Red Cross, 2010: 253-265.

[30] 中国研究型医院学会卫生应急学专业委员会，中国中西医结合学会灾害医学专业委员会. 急性创伤性凝血功能障碍与凝血病诊断和卫生应急处理专家共识（2016）[J/CD]. 中华卫生应急电子杂志，2016，2（4）：197-203.

[31] 李瑛，岳茂兴，郑琦涵，等. Autopulse^{TM} MODEL100 型自动心肺复苏系统应用 13 例的体会［J］. 世界急危重病医学杂志，2007，（6）：2131-2132.

[32] 白鲲鹏，叶泽兵，覃海森，等. 自动心肺复苏系统在院前急救中的应用观察［J］. 岭南急诊医学杂志，2012，17（3）：219-221.

[33] 岳茂兴，李瑛，卞晓星，等. 便携式“瞬锋急救切割器”在突发事故及创伤急救中的临床应用［J/CD］. 中华损伤与修复杂志（电子版），2013，24（3）：655-657.

[34] 岳茂兴，夏锡仪，李瑛，等. 丰诺安联用大剂量维生素 B_6 新疗法救治严重创伤后凝血病大出血患者的临床研究［J］. 中华危重病急救医学杂志，2013，25（5）：310.

[35] 岳茂兴，周培根，梁华平，等. 20AA 复方氨基酸联用大剂量维生素

B_6 治疗创伤凝血障碍的患者多中心前瞻性临床研究操作实施方案［J/CD］．中华卫生应急电子杂志，2015，1（1）：47-48.

［36］岳茂兴，夏锡仪，李瑛，等．丰诺安联用大剂量维生素 B_6 新疗法救治凝血功能障碍及应激性溃疡大出血患者的临床研究［M/CD］．中华卫生应急，2012：72-73.

［37］楚鹰，刘政，郑旭文，等．20AA 复方氨基酸联用大剂量维生素 B_6 新疗法治疗创伤凝血障碍的实验研究［J/CD］．中华卫生应急电子杂志，2015，1（2）：88-89.

［38］万红贵，岳茂兴，夏锡仪，等．L- 鸟氨酸复方氨基酸制剂联用大剂量维生素 B_6 抢救大出血濒死患者的机制研究［M/CD］．中华卫生应急，2013：9-11.

［39］岳茂兴，周培根，梁华平，等．创伤性凝血功能障碍的早期诊断和 20AA 复方氨基酸联用大剂量维生素 B_6 新疗法应用［J/CD］．中华卫生应急电子杂志，2015，1（1）：4-7.

［40］楚鹰，刘政，包卿，等．大鼠多发伤致凝血功能障碍模型的建立［J］．中华危重病急救医学杂志，2015，27（2）：410-411.

［41］楚鹰，岳茂兴，包卿，等．复方氨基酸联用维生素 B_6 对创伤凝血病大鼠凝血因子表达得到影响［J］．中华急诊医学杂志，2015，25（5）：275-280.

［42］岳茂兴，楚鹰，包卿，等．20AA 复方氨基酸联用大剂量维生素 B_6 新疗法对创伤性凝血病大鼠凝血功能的影响［J］．中华危重病急救医学杂志，2015，27（11）：923-924.

［43］战伤救治规则［S］．北京：中国人民解放军总后勤部卫生部，2006：94-95.

［44］陈俊健，都定元，梁华平，等．创伤后抗菌药物预防性使用策略［J］．创伤外科杂志，2013，15（3）：278-280.

［45］战伤救治规则修订组．战伤救治规则［M］．北京：人民军医出版社，2006：16-18.

［46］梁华平．创面感染防治应注意的几个问题［J］．创伤外科杂志，2016，18（10）：577-580.

［47］Fang R，Dorlac WC，Flaherty SF，et al.Feasibility of negative pressure wound therapy during intercontinental aeromedical evacuation of combat casualties［J］.J Trauma，2010，69（Suppl 1）：S140-S145.

突发群体性氯气泄漏事故现场卫生应急救援处置与临床救治专家共识（2017）

中国研究型医院学会卫生应急学专业委员会
中国中西医结合学会灾害医学专业委员会

氯气是一种有强烈刺激性的有毒气体，被广泛应用于化学和塑料工业中，造纸和纺织业以其作为漂白剂，液态氯还被广泛用于日常生活消毒和清洁剂。吸入一定量的氯气会引起全身性中毒反应，引发以呼吸道损伤为主的多系统急慢性损害[1]，可在短时间内造成化学性肺水肿，甚至危及患者生命。在我国，因氯气泄漏造成的群体性中毒事故时有发生，给国家财产和人民的生命安全造成巨大的损失和威胁，直接影响正常的生产、生活秩序和社会安全[2-3]。如何在实际卫生应急救援工作中采取有效的措施成功处置各类氯气泄漏事故，已成为摆在我们面前的一道难题。为此，中国研究型医院学会卫生应急学专业委员会与中国中西医结合学会灾害医学专业委员会从临床实际出发，结合参与抢救的多次重大突发群体性氯气泄漏事故现场应急救援经验，制定了本专家共识，以规范和指导卫生应急与医护人员在突发群体性氯气泄漏事故发生时对患者采取正确的紧急处置，为抢救患者生命赢得时间，以挽救更多危重病患者的生命。

文献来源：中华卫生应急电子杂志，2017，3（3）：129-135.

一、概　　述

（一）氯气的理化性质

氯气化学式为 Cl_2（分子量为 70.91），在常温常压下为黄绿色有强烈刺激性气味的剧毒气体。其相对密度 1.47（0℃，369.77 kPa），熔点－101 ℃，沸点－34.5 ℃，蒸气密度 2.49，蒸气压 506.62 kPa（5 atm，10.3 ℃），在高压下氯气液化为液氯，可溶于水和碱溶液。氯气在高热下可与一氧化碳作用，生成光气；与水反应可产生次氯酸和盐酸。氯气本身并不可燃，但可助燃。在日光下与易燃气体混合，或与许多其他易燃物质反应，均可引发燃烧爆炸。

（二）氯气的危害及侵入途径

氯气中毒有突发性、群体性、隐匿性、快速性和高度致命性的特点[4-6]，急性氯气中毒多由意外事故所致。《危险货物品名表》GB12268-1990 中规定的危险货物编号（简称危规号）为 23002[7]。各种动物一次吸入 368～2900 mg/m^3 的氯气 30～60 min 均可引起死亡；啮齿类动物一次吸入 29～87 mg/m^3 的氯气数小时即可引起明确的不良反应，使死亡率增高。较低浓度氯气接触中毒主要作用于眼和上呼吸道，高浓度时还可作用于下呼吸道，极高浓度时刺激迷走神经引起反射性呼吸和心搏骤停[8-9]。

人对氯的嗅觉阈浓度为 0.06 mg/m^3，浓度达到 3 mg/m^3 时刺激明显，＞11.6 mg/m^3 时不可耐受，暴露于 120～180 mg/m^3 浓度的氯气环境下 30～60 min 可引起中毒性肺炎和肺水肿，浓度为 3000 mg/m^3 时吸入数口可危及生命，浓度达到 30 000 mg/m^3 时即使用一般过滤式防毒面具也无防护作用[10]。

二、氯气中毒的特征

（一）急性中毒损害

急性氯气中毒主要因呼吸道吸入较高浓度的氯气所致，是以呼吸系统损害为主的急性病变，吸入后迅速发病，通常无潜伏期。

氯气浓度为 3～9 mg/m^3 时吸入者可迅速发病，立即出现眼和上呼吸道刺激反应，如羞明、流泪、咽痛、呛咳、咳少量痰等，很快患者便咳嗽加剧，出现胸闷、气急、胸骨后疼痛、呼吸困难或哮喘样发作等症状；有时伴有恶心、呕吐、腹胀、上腹痛等消化系统症状，或头晕、头痛、烦躁、嗜睡等神经系统症状。浓度为 120～180 mg/m^3 时，吸入者可在 1 h 内（少数患者于 12 h 内）出现肺水肿，表现为进行性呼吸频率加快、口唇发绀、心动过速、咳白色或粉红色或血性泡沫痰、顽固性低氧血症等；肺部听诊可闻及干、湿啰音或哮鸣音。浓度为 300 mg/m^3 时吸入少许，可能造成致命损害：由于呼吸道黏膜内末梢感受器受吸入氯气刺激，可致呼吸道平滑肌反射性挛缩而加剧通气障碍，甚至喉头痉挛窒息死亡或陷入昏迷，出现脑水肿或中毒性休克；有时还可引起迷走神经反射性心搏骤停而发生电击式猝死[11]。国内有因氯气致支气管黏膜坏死脱落后出现短暂窒息，呼吸停止达 6 次的病例报道。少数重症者可发生肺部感染、上消化道出血、气胸及纵隔气肿等并发症。

液氯或高浓度氯气还可引起双眼角、结膜损伤和皮肤暴露部位灼伤。

（二）慢性中毒与远期损害[12]

经常接触氯气者可有上呼吸道、眼结膜及皮肤的刺激症状以及慢性牙龈炎、慢性咽炎、慢性支气管炎、支气管哮喘、肺气肿等的发病率增高，对深部小气道也可有一定影响[13]。心电图异常率也显著增高，主要表现为窦性心动过缓、窦性心律不齐与传导阻滞等，少数可致心肌损害。接触者也常诉疲乏、头昏等神经衰弱综合征及类似胃炎的症状。有的可见鼻黏膜溃疡、嗅觉功能下降和牙齿酸蚀现象。皮肤暴露部位可有烧灼发痒感，也可发生痤疮样皮疹或疱疹临床表现。

急性氯气中毒患者还可遗留有肺气肿、支气管炎、支气管哮喘、肺活量及肺弥散功能下降、气道阻力增加等后遗症。部分表现为反应性气道功能不全综合征（reflected airway dysfunction syndrome，RADS），再次接触氯气或其他刺激性烟气易诱发哮喘。后遗症的程度及持续时间与当时中毒严重程度、治疗情况，以及患者有无吸烟史及哮喘史等因素有关[14]。

（三）氯气中毒的临床表现

按照临床表现与检查，一般将氯气中毒分为轻度中毒、中度中毒和重度中毒 3 类，还有一部分列为刺激反应。

1．刺激反应　一般将一过性眼和上呼吸道黏膜刺激症状、肺部无阳性体征或偶有散在性干啰音及胸部 X 线片表现无异常者归为此类。即患者的眼睛和上呼吸道黏膜出现轻度刺激症状，具体表现为畏光、流泪、咽部不适、刺激性咳嗽等[15]，一般于接触中毒后 24 h 恢复，辅助检查胸部 X 线片正常。

2．轻度中毒　肺部听诊闻及散在性干、湿啰音或哮鸣音；胸部 X 线片表现无异常或有肺纹理改变者。主要表现为支气管炎和支气管周围炎，有咳嗽及少量咳痰、胸闷、头昏、头痛等症状；两肺有干啰音或哮鸣音，可有少量湿啰音；胸部 X 线片见两肺叶肺纹理增多、增粗、模糊。

3．中度中毒　有咳嗽、可有少量咳痰、喘息、咽痛、声音嘶哑、头痛、恶心呕吐、胸闷、胸痛等症状；两肺有干啰音或哮鸣音，可有少量湿啰音；胸部 X 线片示两肺纹理增多、增粗、模糊或紊乱，或散布点、片状或云絮状、棉球样或蝶翼状阴影及肺门改变、肺野有毛玻璃样改变。主要表现为支气管炎和支气管周围炎；血气分析示呼吸性碱中毒、呼吸性或代谢性或混合性酸中毒，心电图检查可呈心动过速、传导阻滞、短暂性心律失常、ST-T 波改变等异常表现。有多导联 ST 段呈弓背抬高，心率达 130～150 次 /min，显示心肌缺血的病例报告。

4．重度中毒　咳嗽、咳大量白色或粉红色泡沫痰，呼吸困难、胸部紧束感、明显发绀，有的表现为严重窒息或中、重度昏迷；两肺有弥漫性湿啰音。当临床症状进一步加重，出现呼吸窘迫、明显发绀，胸部 X 线片符合弥漫性肺泡性肺水肿或中央性肺水肿征象[16]；或血气分析示 $PaO_2/FiO_2 \leqslant 6.6$ kPa（200 mmHg），符合急性呼吸窘迫综合征（acute respiratory distress syndrome，ARDS）者；或出现严重窒息、气胸、纵隔气肿等严重并发症者，均可列为重度中毒。

（四）氯气中毒致急性化学性肺水肿[17-18]

1．氯气中毒致化学性肺水肿的机制[19]　氯气一般经由呼吸道吸入，在生理条件下（pH 7.4，37℃）与水反应产生的次氯酸和盐酸是引起呼吸系统损害的主要物质。次氯酸可以穿透细胞膜，破坏膜的完整性、通透性及肺泡壁的气 - 血、气 - 液屏障，使大量液体渗透至组织，引起眼、呼吸道黏膜炎性水肿、充血和坏死，重者便形成化学性肺水肿[20]。次氯酸可与胞质中半胱氨酸的巯基反应，抑制多种酶活性。患者在吸入大量氯气后 1 h 就可能出现急性肺水肿。CT 报告两肺弥漫性病变，结合病史考虑氯气吸入性肺炎、肺水肿。

2．氯气中毒致急性化学性肺水肿的分期[21-22]　氯气中毒致急性化学性肺水肿的确诊以毒物接触史、临床症状和体征、胸部 X 线片及血气分析结果为依据，进行的综合评估与判断[23]。

（1）刺激期：吸入氯气后，患者出现咳嗽、胸闷、气急、头晕等症状；接触氯气浓度较高时，有眼、鼻、咽喉刺激性症状，如流泪、眨眼、流涕，甚至由于痉挛性阵咳而引起呕吐等。

（2）潜伏期：脱离接触氯气后，刺激症状缓解或消失，即进入潜伏期。潜伏期通常仅持续 1 h 左右，但极少数患者最长可达 48 h。

（3）肺水肿发作期：进入发作期时，患者均有胸闷憋气、胸骨后疼痛的表现。潜伏期后患者症状突然加重，首先出现呼吸困难，伴有咳嗽、多痰，进而气急、咳嗽频繁，出现严重呼吸困难；查体可出现明显发绀，呼吸频率增快（可增快至 35～40 次 /min）和心动过速（成人心率在 130～140 次 /min），双肺呼吸音低、满布粗糙的干啰音及大、中、小湿啰音、捻发音。辅助检查胸部 X 线片示双肺透光度降低，肺纹理粗乱，有斑点状小片云絮状阴影，甚至密集棉絮状团块状阴影融合；血气分析示动脉血氧分压（arterial partial pressure of oxygen，PaO_2）5.6～7.8 kPa。

（4）恢复期：重度肺水肿经过救治一般在 96 h 内症状好转，进入恢复期，经 2 周左右可基本痊愈。

三、氯气泄漏事故医院应急处置救治预案可发挥十分重要的作用[25-29]

1. 医院接到氯气泄漏事故通报后可立即启动应急预案，迅速调动大批医务人员投入抢救。开放全院救治绿色通道，确保所有氯气中毒患者来院诊疗与转运工作衔接有条不紊，做到急诊科作为集中指挥和分级安排的急救现场。

2. 必须做到救治组织指挥有力、危重患者分诊得当、医护配合默契、救治措施正确、用药合理适当、专家们各尽所能[30]。充分发挥当地卫生院的作用，做好双向转诊工作：分诊出的刺激反应及轻度中毒患者就地治疗，重症患者转上级医院进一步加强治疗。

3. 专家组对全体患者的诊治做到统一诊断标准、统一收治标准、统一治疗方案、统一出院标准，对重症急性肺水肿患者建立专家会商制度，确保患者生命安全。

4. 必须真正做到快速控制重症患者病情，使得整体救治取得圆满成功。

四、诊 断 要 点

急性氯气中毒的诊断原则需经作业现场卫生学调查证实，在短期内有明确的大量氯气接触史，具有符合氯气毒性特点的临床表现，并经胸部X线片及血气分析等实验室检查得到证实，且应注意与其他病因引起的呼吸系统疾病相鉴别，如氨气、硫酸二甲酯、光气等其他刺激性气体急性中毒、上呼吸道感染、支气管哮喘、心源性肺水肿等。

急性氯气中毒通常潜伏期短，高浓度吸入后可迅速发病，胸部X线片改变是早期诊断的重要依据。当临床症状、体征与X线征象不一致时，应以X线征象为主进行诊断，具体分级参照国家职业性急性氯气中毒诊断标准（BGZ65-2002）[24]。

五、氯气中毒现场自救互救原则[31-33]

1. 切断毒源，使中毒患者迅速脱离染毒环境。

2. 迅速阻滞毒物的继续吸收。

3. 迅速有效消除威胁生命的毒效应。

4. 清除尚未吸收的毒物。

5. 根据毒物进入的途径，采取以下排毒方法[34]：①吸入性中毒：应立即撤离中毒现场，保持呼吸道通畅，呼吸新鲜空气，吸氧。②接触中毒：应立即脱去污染衣服。

6. 医疗抢救专业组通常应从上风、侧风方向进入援救区，抢救小组所有人员都应根据毒情穿戴相应的防护器材，并严守防护纪律。

7. 中毒患者转送：发现中毒患者及时抢救，迅速而安全地使中毒患者离开现场，分批后送到进行确定性治疗的医疗机构，应尽可能减少医疗转送的过程。

8. 特别要关注氯气中毒患者的心理危害程度和治疗[35]：突发氯气中毒的强烈刺激使部分人精神难以适应，给患者造成的精神创伤是明显的。约有3/4者可出现轻重不同的所谓“恐怖综合征”，失去常态，表现有恐惧感、易轻信谣言等。因此，对此类中毒患者的救治，除现场救护及早期治疗外，还必须及时采取正确的应对心理问题的防治策略。

9. 必须采用“一戴、二隔、三救出及六早方案”[36]。一戴，即施救者应首先做好自身应急防护。“二隔”，即做好自身防护的施救者应尽快隔绝氯气继续被中毒者吸入。“三救出”，即抢救人员在“一戴、二隔”的基础上，争分夺秒地将氯气中毒者移离出毒源区。“六早方案”：①早期现场处理。②早期使用地塞米松和山莨菪碱。③早期气道湿化。④对重度氯气吸入中毒患者早期行气管插管或气管切开。⑤早期预防肺水肿的发生。⑥早期进行综合治疗至关重要。

六、氯气中毒的现场防护[37–38]

1. 抢救小组所有人员都应根据毒情穿戴相应的防护器材，并严守防护纪律。

2. 询问情况。应掌握事件造成的人员伤亡情况，发生的时间，毒物的量和发生的部位、形式及扩散外围。

3. 尽快明确毒物接触史。包括毒物名称、理化性质与状态、接触时间、吸收量和染毒途径。

4. 做好防护再撤离[39]。染毒区人员撤离前应自行或相互帮助戴好防毒面罩或者用湿毛巾捂住口鼻，同时穿好防毒衣或雨衣把暴露的皮肤保护起来免受损害。

5. 迅速判明上风方向。撤离现场的人员应迅速判明风向，利用旗帜、树枝、手帕来辨明风向。

6. 防止继发伤害。染毒区人员应尽可能利用交通工具撤离现场。

7. 控制污染区。通过检测确定污染区边界，做出明显标志，制止人员和车辆进入，对周围交通实行管制。

8. 迅速有效消除威胁生命的毒效应。凡出现心搏、呼吸停止的患者，应迅速对其施行心肺复苏术。但是一定要谨防救援人员再次引起中毒，因此不宜进行口对口人工呼吸。

9. 合理吸氧。使 PaO_2 维持在 8～10 kPa，动脉血氧饱和度（arterial oxygen saturation，SaO_2）>90%。在发生严重肺水肿或 ARDS 时，可给予鼻面罩持续气道正压通气（continuous positive airway pressure，CPAP）或呼气末正压通气（positive end expiratory pressure，PEEP），但呼气末压力不宜超过 0.49 kPa（5 cmH_2O），使用时还须注意对心肺的不利影响，功能不全者慎用。也可用高频喷射通气疗法：通气频率为 80～100 次 /min，驱动压为 40～58 kPa。

七、综合治疗

根据患者的具体病情，分别采用下列综合治疗方法[40-42]。

1. 迅速维持呼吸道通畅　间断高流量（3～5 L/min）吸氧，同时湿化吸入 50% 的乙醇抗泡；排出分泌物，适时气管插管，必要时上呼吸机支持呼吸。

2. 强心、利尿、扩张支气管　用氨茶碱 0.25～0.50 g 加入 50% 葡萄糖溶液 20 mL 中，缓慢由静脉注入，1 次 /d。

3. 解除支气管痉挛　用 0.25% ～0.5% 异丙肾上腺素或 0.2% 沙丁胺醇或地塞米松气雾剂，每次吸半分钟至几分钟，直至中毒者呼吸功能恢复。

4. 减少组织间液及渗出　人血清蛋白 10 g 静脉滴注完后即用呋塞米 20 mg，1～2 次 /d；或霍姆（高渗氯化钠羟乙基淀粉 40 注射液）250 mL 静脉滴注完后即用呋塞米 20 mg，以减少组织间液及渗出。

5．防止发生应激性溃疡　10% 葡萄糖注射液 250 mL＋奥美拉唑 40 mg，静脉滴注，1 次 /d。

6．抗过敏、促醒　肌内注射盐酸异丙嗪 50 mg，1 次 /d。

7．支持循环功能　心率快者用半量毛花苷 C 静脉推注，以减慢心率，保护心脏功能；出现循环衰竭现象时可注射 25% 葡萄糖溶液 20 mL＋毒毛花苷 K 0.125～0.250 mg。

8．预防感染　可应用抗生素头孢曲松钠 2 g；甲硝唑注射液 100 mL 静脉滴注，1 次 /d。

9．纤维支气管镜吸痰和药物灌洗　对因肺部渗出及痰堵塞而导致的肺不张等，应立即行纤维支气管镜吸痰和药物灌洗，也可有效减轻急性化学性肺水肿的发生。

八、氯气中毒致急性化学性肺水肿的治疗

氯气中毒致急性化学性肺水肿的主要处理措施如下。

1．卧床休息　肺损伤疑似患者应卧床休息，以减轻心肺负担，防止肺出血加重。

2．保持呼吸道通畅　如有呼吸道烧伤、严重上呼吸道阻塞或有窒息危险时，应尽早施行气管切开术。

3．氧疗　间断性高流量（3～5 L/min）吸氧，同时湿化吸入 50% 乙醇溶液抗泡或用 1% 二甲硅油雾化剂消泡，每次 1～3 min，1 次 /30 min。

4．解除支气管痉挛　可采用 0.25% ～0.5% 异丙肾上腺素或 0.2% 沙丁胺醇或地塞米松气雾剂，每次吸数分钟；也可用支气管扩张药氨茶碱 0.25～0.50 g 加入 0.9% 氯化钠注射液 20 mL 中，由静脉缓慢注入，待症状改善后停药。

5．机械通气辅助呼吸　如常压氧疗不能纠正 PaO_2 的降低，全身缺氧情况也未见改善，则需采取机械通气辅助呼吸。一般可采用间歇正压通气（intermittent positive pressure breathing，IPPB）

模式，以提高患者有效肺泡通气量，减少生理性无效腔和肺内分流量，改善机体氧合状态。如 IPPB 不能使 PaO_2≥80 mmHg，可考虑改用持续正压通气（continuous positive pressure breathing，CPPB）模式。但一般认为冲击伤伴有空气栓塞者，应禁止使用；若治疗中出现空气栓塞，也应立即停用。有学者推荐高频通气疗法，其提供的潮气量和气道压力都较低，可用于空气栓塞的患者，降低气栓的危险性。

6．脱水　一般采取呋塞米 20 mg，1～2 次 /d，连续使用 2～3 d；或用 20% 甘露醇 250 mL 静脉滴注，30 min 内滴完。

7．增强心肌收缩力　用毛花苷 C 纠正患者心率过快，对循环衰竭患者可应用毒毛花苷 K。

8．应用维生素 B_6 联用丰诺安新疗法　目前，尚无氯气中毒的特效解毒药。岳茂兴等[43-45]发明的维生素 B_6 联用丰诺安新疗法可从利尿、解毒、抗氧化、减少渗出、促进机体酶代谢、保护大脑及神经系统功能等方面治疗化学性肺水肿，临床应用证实疗效确切。具体使用方案[46]：①重度中毒：0.9% 氯化钠注射液 250 mL＋维生素 B_6 5 g＋维生素 C 2 g，2 次 /d；复方氨基酸注射液（20AA）500 mL，1 次 /d，静脉滴注，连续使用直至病情控制。②中度中毒：0.9% 氯化钠注射液 250 mL＋维生素 B_6 5 g＋维生素 C 2 g，1 次 /d；复方氨基酸注射液（20AA）500 mL，1 次 /d；静脉滴注，连续使用直至病情控制。③轻度中毒：0.9% 氯化钠注射液 250 mL＋维生素 B_6 3 g＋维生素 C 2 g，1 次 /d；复方氨基酸注射液（20AA）500 mL，1 次 /d；静脉滴注，连续使用直至病情控制。

9．短程山莨菪碱联用地塞米松冲击疗法[47]　短程山莨菪碱联用地塞米松冲击疗法[48-50]：0.9% 氯化钠注射液 250 mL＋山莨菪碱 0.33 mg/kg＋地塞米松 0.33 mg/kg，2 次 /d；静脉滴注或静脉推注，共 3 d。临床证实确有改善微循环及抗毒、抗炎、抗休克、减少渗出等作用[50-51]，治疗化学性肺水肿有效。

10．柴黄参祛毒固本汤　“柴黄参祛毒固本汤”（柴胡、黄芩、大黄、赤芍、玄参、丹参、生地黄、金银花、连翘、枳壳、栀子、甘草等）由汉·张仲景《伤寒论》柴胡汤与血府逐瘀汤、三黄泻心汤合方化裁而成，系为临床验方的二次开发，已历经16年研究、积累了大量临床病例，取得了理想效果。临床证实其具有表里双解、气血同治、清热解毒、扶正固本、通经活络的效果[52]。岳茂兴等[53]在对严重化学性肺损伤89例患者的治疗和长期随访中发现，待患者病情平稳后加服本方，对中毒性肺水肿后可能出现的肺纤维化等远期效应具有一定的预防作用。具体用法为每天1剂，连续服用28剂为1个疗程。

综上所述，急性氯气中毒病情发展快，救治较为困难。临床病例证实，氯气中毒胸部X线片表现与临床症状基本相符，胸部X线片及肺部CT是早期重要的诊断手段。防治肺水肿是治疗的关键。维生素B_6联用丰诺安新疗法与短程山莨菪碱联用地塞米松冲击疗法对急性肺水肿有良好效果。待病情平稳后服用中药“柴黄参祛毒固本汤”对中毒性肺水肿后可能出现的肺纤维化发生等远期效应具有一定的预防作用。同时，采用高流量吸氧、抗泡剂及超声雾化吸入、抗过敏或碱性中和剂的应用、维持适当体位、保证组织细胞供氧、维护重要脏器功能、纠正电解质紊乱与酸碱平衡等综合治疗同样至关重要[54-55]。此外，还需重视对患者的心理干预和远期损伤防治。

九、结　　语

本专家共识的制定是基于目前对“突发性群体性氯气泄漏事故现场卫生应急救援处置与临床救治专家共识”的理解并参考现有的循证医学证据及国内外有关文献完成的。氯气泄漏事故中毒患者的临床治疗比较复杂，遵循专家共识能够改善氯气泄漏事故中毒患者的救治效果。但需要注意的是，本专家共识不能完全覆盖患者所有的临床情况，在具体临床实践中需因病施治和因地（环境条件）施治，根据医师经验进行诊断和治疗。

参考文献

[1] Boskabady MH, Esmaeilizadeh M, Boskabady M. The effect of exposure to chlorine on pulmonary function tests and respiratory and allergic symptoms in Iranian lifeguards [J]. Toxicol Ind Health, 2014, 30 (3): 218-224.

[2] 任继勤，穆咏雪．危化品事故的统计分析与管理启示［J］．化工管理，2015，(16)：28-31.

[3] Park SB. Alert over South Korea toxic leaks [J]. Nature, 2013, 494 (7435): 15-16.

[4] 岳茂兴．危险化学品事故急救［M］．北京：化学工业出版社，2005：251-323.

[5] 岳茂兴．反化学恐怖医疗手册［M］．北京：清华大学出版社，2004：3-23.

[6] Mowry JB, Spyker DA, Brooks DE, et al. 2015 Annual Report of the American Association of Poison Control Centers'National Poison Data System (NPDS): 33rd Annual Report [J]. Clin Toxicol (Phila), 2016, 54 (10): 924.

[7] 中华人民共和国国家质量监督检验检疫总局，中国国家标准化管理委员会．GB12268-1990，危险货物品名表［S］．北京：中国标准出版社，1990.

[8] 岳茂兴．氯气中毒医疗卫生救援院前急救［J］．中华急诊医学杂志，2008，17（2）：224.

[9] 岳茂兴，杨志焕，夏亚东，等．冲击波和液体火箭推进剂中毒致冲毒复合伤大鼠实验模型的建立［J］．中华航空航天医学杂志，2001，12（1）：31-34.

[10] Honavar J, Doran S, Oh JY, et al. Nitrite therapy improves survival postexposure to chlorine gas [J]. Am J Physiol Lung Cell Mol Physiol, 2014, 307 (11): L888-894.

[11] 刘豫玲，戴德银，臧维新．突发性氯气中毒210例急救体会［J］．人民军医，1997，40（3）：133-134.

[12] Mackie E, Svendsen E, Grant S, et al. Management of chlorine gasrelated injuries from the Graniteville, South Carolina, train derailment [J]. Disaster Med Public Health Prep, 2014, 8 (5): 411-416.

［13］龚震宇，邓中平，蒋学之. 刺激性气体急性中毒对工人肺小气道功能的影响［J］. 浙江预防医学，1994，6（6）：23-24.
［14］Sun ML, Ma DH, Liu M, et al. Successful treatment of paraquat poisoning by Xuebijing, an injection concocted from multiple Chinese medicinal herbs: a case report [J]. J Altern Complement Med, 2009, 15 (12): 1375-1378.
［15］邱泽武，彭晓波，王永安，等. 危险化学品事故与中毒救治［J/CD］. 中华卫生应急电子杂志，2015，1（6）：5-8.
［16］刘珍娟，黄德健，王中秋，等. 急性氯气中毒患者胸部 X 线和 CT 表现分析［J］. 中华医学杂志，2010，90（39）：2740-2744.
［17］岳茂兴，夏亚东，黄韶清，等. 氮氧化物致急性化学中毒性肺水肿的临床救治研究［J］. 中国急救医学，2001，21（3）：142-144.
［18］夏锡仪，岳茂兴，李瑛. 严重急性化学性肺水肿 37 例临床救治分析［J］. 中国全科医学，2010，13（29）：3343-3345.
［19］岳茂兴，夏亚东. 氮氧化物急性中毒致严重迟发性化学性肺水肿的特点和救治对策——附 2 例死亡病例分析［J］. 中华危重病急救医学，2002，14（12）：757-758.
［20］岳茂兴，魏荣贵，马华松，等. 氮氧化物致急性化学中毒性肺水肿 19 例的临床救治［J］. 中华航空航天医学杂志，2001，12（2）：115-116.
［21］岳茂兴. 灾害事故现场急救［M］. 北京：化学工业出版社，2006：169-238.
［22］岳茂兴. 氮氧化物中毒损伤的临床救治研究与进展［J］. 中华急诊医学杂志，2001，10（4）：222-223.
［23］陈俊杰，胡张顺，况茂盛，等. 急性混合气体中毒肺部损伤的 CT 诊断［J］. 实用医技杂志，2011，18（9）：925-926.
［24］中华人民共和国卫生部. BGZ65-2002 职业性急性氯气中毒诊断标准［S］. 北京：国家安全生产监督管理总局，2002.
［25］中华卫生应急电子杂志编辑部委员会. 公共突发事件应急预案及部分急救流程［J/CD］. 中华卫生应急电子杂志，2015，1（1）：52-63.
［26］陈冀胜. 突发性化学毒性灾害的处理［J/CD］. 中华卫生应急电子杂志，2015，1（2）：86-88.
［27］冒海春，沈君华，陈建荣. 提升医院应急能力，实施高效科学救援［J/CD］. 中华卫生应急电子杂志，2015，1（5）：372-374.

［28］岳茂兴. 危险化学品爆炸致冲烧毒复合伤急救［J］. 中华灾害救援医学，2015，3（11）：601-606.
［29］都定元. 加强卫生应急与急救能力建设努力发挥急救先锋作用［J/CD］. 中华卫生应急电子杂志，2015，1（1）：12-14.
［30］岳茂兴. 灾害事故伤情评估及救护［M］. 北京：化学工业出版社，2009：38-78.
［31］岳茂兴. 特种燃料爆炸致复合伤的急救［J］. 中华急诊医学杂志，2000，9（2）：126-128.
［32］陈冀胜. 反化学恐怖对策与技术［M］. 北京：科学出版社，2005：164-199.
［33］沈亚萍，李瑛，岳茂兴. 急性双光气中毒 58 例临床分析［J］. 岭南急诊医学杂志，2010，15（6）：479-480.
［34］岳茂兴. 沾染液体火箭推进剂时的个人洗消技术进展［J］. 中华航空航天医学杂志，2003，14（3）：189-192.
［35］廖浩磊，吴梓芳，孙志辉，等. 面对突发性生物灾害所致心理休克期的群体应急对策［J/CD］. 中华卫生应急电子杂志，2015，1（2）：135-137.
［36］中国研究型医院学会卫生应急学专业委员会. 混合气体中毒卫生应急处置与临床救治专家共识（2016）［J/CD］. 中华卫生应急电子杂志，2016，2（6）：325-332.
［37］岳茂兴. 危险化学品爆炸致冲烧毒复合伤急救［J］. 中华灾害救援医学，2015，3（11）：601-606.
［38］中国研究型医院学会卫生应急学专业委员会. 危险化学品爆炸伤现场卫生应急处置专家共识（2016）［J/CD］. 中华卫生应急电子杂志，2016，2（3）：148-156.
［39］Holland MG, Cawthon D. Personal protective equipment anddecontamination of adults and children [J]. Emerg Med Clin North Am, 2015, 33 (1): 51-68.
［40］李奇林，蔡学全，岳茂兴，等. 现代灾害伤院外急救进展［M］. 北京：军事医学科学院出版社，2004：98-102.
［41］蒋俭. 火箭推进剂突发事故与应急处理［J］. 毒理学杂志，1997，11（1）：11-13.
［42］陈东升，桑显富，鲍光欣，等. 群体性 162 例毒鼠强中毒全部脱险

康复的救治体会［J］. 中国急救医学，2003，23（1）：60.
［43］岳茂兴，夏锡仪，周培根，等. 大剂量维生素 B_6 联用 20AA 复方氨基酸治疗二例鼠药溴敌隆中毒致凝血障碍出血患者［J/CD］. 中华卫生应急电子杂志，2015，1（2）：125-126.
［44］岳茂兴，张坚，刘志国，等. 化学物质爆炸致化学和冲击复合伤的损伤特点及紧急救治［J］. 中华急诊医学杂志，2004，13（8）：515-517.
［45］岳茂兴，李建忠，李瑛，等. 复合氨基酸联合维生素 B_6 救治四氧化二氮吸入中毒小鼠的实验研究［J/CD］. 中华卫生应急电子杂志，2015，1（1）：23-25.
［46］中国研究型医院学会卫生应急学专业委员会，中国中西医结合学会灾害医学专业委员会. 急性创伤性凝血功能障碍与凝血病诊断和卫生应急处理专家共识（2016）［J/CD］. 中华卫生应急电子杂志，2016，2（4）：197-203.
［47］岳茂兴. 爆炸致冲烧毒复合伤的特点及其紧急救治［J］. 中华急诊医学杂志，2007，5（6）：344-346.
［48］岳茂兴，杨鹤鸣，李建忠，等. 山莨菪碱联用地塞米松对四氧化二氮爆炸致冲毒复合伤大鼠血气的影响［J］. 中华航空航天医学杂志，2001，12（1）：35-39.
［49］夏锡仪，郑琦涵，岳茂兴. 大剂量地塞米松联合山莨菪碱治疗急性氯气中毒伴化学性肺损伤 526 例［J］. 中华危重病急救医学，2012，24（11）：689.
［50］岳茂兴，李成林，杨鹤鸣，等. 山莨菪碱联用地塞米松治疗多器官功能障碍综合征机制的研究［J］. 中华危重病急救医学，2000，12（6）：341-343.
［51］岳茂兴. 导弹和火箭推进剂爆炸致复合伤的致伤特点和紧急救治研究［J］. 解放军医学杂志，2002，D72（急救医学专刊）：233.
［52］姜玉峰，岳茂兴. 解毒固本冲剂对大鼠肿瘤坏死因子 -α 和白介素 -2 及病理形态学改变的影响［J］. 中国中西医结合急救杂志，2000，7（1）：51-53.
［53］岳茂兴，李瑛，卞晓星，等. 柴黄参祛毒固本冲剂治疗严重化学性肺损伤 89 例临床研究［J］. 中国中西医结合急救杂志，2013，20（3）：159-161.

[54] 岳茂兴. 爆炸复合伤的基本特点和初期急救原则及抢救程序 [J]. 人民军医，2002，22 (1)：186-187.
[55] 岳茂兴. 中西医结合治疗导弹和火箭推进剂爆炸致冲毒复合伤的基础和临床救治研究 [J]. 解放军医学杂志，2002，H7 (急救医学专刊)：236.

地震现场救援与卫生应急医疗处置专家共识（2017）

中国研究型医院学会卫生应急学专业委员会

地震是一种突发性最强、社会危害最大、群众恐惧心理最深[1]、造成死亡人数最多的自然灾害[2-3]。地震现场的及时抢救不仅包括严重压、砸伤和土埋窒息的救护，同时有烧伤、中毒、电击等一系列次生伤害的防治，以及挤压综合征及各种宿疾急性发作的救护。现场处理正确得当，能有效减轻地震对伤员生命健康的危害和降低后遗症的发生率。开展地震紧急救援工作是国家防震减灾工作的关键举措之一，目的在于震后最大限度减少人员伤亡。如何对埋压在废墟、狭窄空间内的幸存者实施有效的救援行动，提高其生存率、减低致残率，最大限度保留其独立生活能力，成为新时代社会医学的一项崭新课题。地震灾区的医疗救护工作是一项需多部门配合、协同作战的艰巨工作，它需要交通运输、联络通讯、水电供应、工程技术等各方面的密切配合，才能确保医疗救护工作的高效进行，从而完成救灾的医疗保障任务[4]。

一、地震后狭窄空间的特点

地震是地球运动的一种常态形式，只要地球存在，地震就永

文献来源：中华卫生应急电子杂志，2017，3（4）：193-205.

不会停止[5]。地震灾害所释放的能量会使建筑物的结构受到不同程度的毁损和破坏，破坏程度主要取决于地震烈度、建筑材料、结构类型等诸多方面的因素[6]，而建筑物破坏形成的废墟中，会有一些残存的结构框架或支撑未完全倒塌，形成相对稳定的狭窄空间，这就是幸存者可能存身之所，也称“生命三角区”[7]。地震医疗救援就是要在废墟中寻找这些可能有生命存活的狭窄空间，对困在空间内的幸存者展开救援行动。了解、熟悉这些震后狭窄空间的特点，对于救援的成功是非常重要的。

（一）建筑材料与狭窄空间[7]

历次震害调查表明，不同的建筑材料构成的建筑物其震害状态明显不同。建筑物材料在突如其来的地震力作用下，将受到拉、压、弯矩及剪切等外力的综合影响，而不同的建筑材料本身的物理特性（抗拉强度、抗压强度、抗弯强度、抗剪强度以及刚度）决定了其抵抗这些外力作用的变形或破坏的能力，体现在整个建筑上就是其综合的抗震性能[8]。因此，了解各种建筑材料的物理、化学和力学性质，对选用合适的营救工具、制定科学的营救方案、提高营救工作效率、保证救援过程的安全非常必要[9]。

（二）建筑结构与狭窄空间

对建筑结构而言，地震的破坏作用可归纳为以下几个方面[10-11]。

1．地表破坏　强烈的地震发生后，地震区常可看到地裂缝、冒水喷砂震害现象。这种现象往往导致房屋的墙体和基础断裂错动，建筑物下沉、倾斜等震害，严重时，造成房屋倒塌。

2．滑坡、崩塌、泥石流、海啸等的冲击　震区若在山区，可能发生大面积滑坡、崩塌、滚石、泥石流等对房屋造成很大的冲击破坏甚至倒塌和掩埋，如汶川特大地震中就有很多这样的震害现象；强震发生在海里，可能引发海啸，海啸对房屋特别是轻质房屋的冲击是毁灭性的，如2004年印度洋海啸以及2011年日本特大地震引发海啸。

3．建筑结构振动破坏　主要有以下三种情况：①主要承重结构的强度不够。可造成承重砖墙产生交叉裂缝，钢筋混凝土柱被剪断、压酥等，进而造成破坏和坍塌。②结构整体性丧失。当构件间连接薄弱时，在地震作用下，各部分构件本身并不一定破坏，却往往由于局部的节点强度不足，延性不好或锚固连接太差而破坏，导致整个房屋的倒塌。③地基失效。在地震的强烈作用下，地基承载力可能下降以至丧失，或者由于地基的饱和砂层液化造成房屋基础破坏甚至造成房屋整体的沉降、倾斜、构件破坏甚或倒塌。

对于地震救援而言，相对准确地判断建筑结构类型，能很好地把握破坏状态及原因，对幸存者可能位置的判断也较为关键，特别对施救中打通救援通道过程中结构的安全评估至关重要。

（三）倒塌模式与狭窄空间

地震后建筑物可能会以不同的方式倒塌，并会形成一些狭小空间和不易接近的区域。根据房屋倒塌的体积和范围，可将废墟分为局部倒塌废墟和完全倒塌废墟；根据倒塌部位倒塌后体积与原体积之比，可分为密实无空隙废墟和有空隙废墟；根据废墟的稳定性可分为有支撑的稳定废墟和无支撑的易于失稳废墟。根据大量的震害资料，通常木和砖托梁结构的建筑物一般有五种形式的倒塌特征。

1．层叠倒塌（馅饼式倒塌）[12]　层叠倒塌的原因是承重墙体的破坏和突发的荷载作用于楼板上，所有的楼板塌落在一起产生了叠加效果。因为机器、用具和家具的存在也可能会阻断叠加作用，也会形成一些独立的空间。但层叠倒塌产生的生存空间非常有限并很难进入，基本没有幸存者生还的可能，但要注意到是否在层叠倒塌表象之下尚有可生存空间的存在。

2．有支撑的倾斜倒塌　倾斜形式的倒塌是由于一堵承重墙的破坏，或梁从其一侧支撑物中脱落，通常会形成一个三角形空间。此种倒塌废墟内的幸存者大多数情况下会困于倾斜倒塌底部靠近支撑墙的位置。

3．无支撑的倾斜倒塌　这是最不稳定和最危险的倒塌类型，楼板遭破坏的一端是处于没有物体支撑的悬臂状态，另一端与附着的墙或梁形成了一个不稳定的整体；另外，楼板被撑、挂在电缆和垂直的管道上的情形也不少见。此种倒塌中的幸存者可能位于无支撑楼板下靠近墙和承重墙的一侧，或悬挂于倾斜构件上。

4．“V”形倒塌　地震时楼板可由于中心部位的支撑损坏或楼板超载造成中间部位断裂而塌落，楼板中部止落于下层楼板上，两边尚与外墙连接，则形成了一个“V”形空间。楼下的幸存者如位于“V”形两翼之下的空间（1～2 m）范围内，有较高的生存率；而楼上的受害者通常会滑落到“V”形两翼之间的中、下部，被塌落的大量瓦砾压埋住，生还的可能性不大。

5．“A”形倒塌　发生地震时，建筑基础的连接部位存在破坏时，有可能形成“A”形倒塌。楼下受陷于此种类型倒塌废墟的受害者，通常在倒塌中部的隔离墙附近，生还率较高；而楼上的受害者，会向两外侧滑落，在靠近外墙处被瓦砾埋压，生还率较低。

但多数情况下，在一座倒塌废墟中具有多种倒塌形式（图 1）[13]。

二、地震伤的共同特点[14-15]

1．骨折多，占 55% ～58%，四肢伤占 35% ～42%，以闭合伤为多。

2．骨盆及胸部伤多，女性多于男性，约为 3∶1，胸部伤占

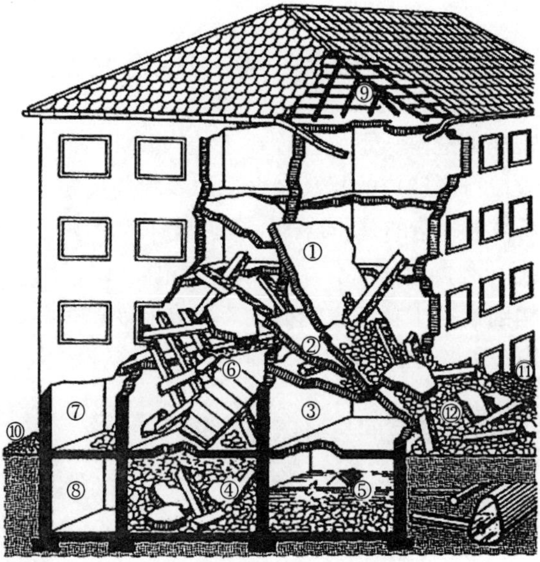

图 1　多种形式的倒塌共存

注：①有支撑的倾斜倒塌。②层叠倒塌。③空间。④上部楼板全部倒塌。⑤上部楼板部分倒塌，且有水的危害。⑥“V”形倒塌。⑦局部倒塌。⑧未破坏的房间。⑨屋顶塌落。⑩外部废墟瓦砾。⑪地下室的窗子（可进入点）。⑫外墙完全倒塌

14%，包括肋骨骨折并血气胸、湿肺等并发症。

3．脊柱骨折及截瘫多，脊柱骨折多为砸压伤所致，其中截瘫发生率为 36.7%。

4．挤压综合征多，全身软组织受压时间长，挤压综合征发生率高，且是病死主要原因。

5．多发性损伤多，且症状有时相互掩盖。

6．完全性饥饿，长时间缺水、断粮造成完全性饥饿，甚至于休克、肾衰竭[16-18]。

7．地震伤感染多，地震现场环境严重污染，抢救伤员设施差，伤员伤口容易被各种致病细菌侵入造成感染，尤其是破伤风杆菌和气性坏疽菌对创口的威胁最大，死亡率高。

8．普遍存在严重心理创伤。

三、地震后狭窄空间的致伤特点[19]

地震现场的危险，不仅仅存在于结构破坏后的不稳定，如面临余震，救援行为造成的扰动、振动以及毗邻建筑物二次倒塌威胁；更容易被人忽略的是非结构性构件破坏的威胁，如恶劣天气、灰尘、噪声、有毒有害气体、漏水、漏电、漏气、辐射等情况，这些非结构因素对于狭窄空间内的幸存者和实施搜救任务的救援人员生命均构成极大的威胁[20-21]。

（一）地震狭窄空间与挤压综合征[22-23]

地震瞬间，房屋结构发生破裂、毁损和扭曲，室内沉重的家具、家电等设备倒塌、移位，在形成可供生存的狭窄空间的同时，也成为挤压或困住幸存者的危险。长时间遭受重物挤压损伤后，受挤压部位的变化大体经历三个阶段：第一阶段主要为损伤所致的出血、疼痛、麻木、肿胀；第二阶段主要为神经、血管功能障碍；第三阶段为肌肉进行性坏死，可出现筋膜间隙综合征和横纹肌溶解，最终死亡。

挤压综合征是指在人体肌肉丰富的部位受到打击、挤压等钝性外力作用下，软组织严重受损造成的一系列局部和全身症候群。主要表现为损伤局部组织广泛挫伤、出血、肿胀；局部感觉障碍及急性肾功能衰竭的相关症状和体征。挤压综合征是地震伤员最主要的死亡原因之一，可以引发多种严重的并发症[24]，如急性肾损伤（acute kidney injury，AKI）、急性呼吸窘迫综合征（acute respiratory distress syndrome，ARDS）、弥散性血管内凝血（disseminated intravascular coagulation，DIC）[25]、出血、低血容量性休克、心力衰竭、心律失常、电解质平衡紊乱和心理创伤等。

挤压综合征后的高钾电解质紊乱对心脏的损害最为严重。压迫突然解除后，大量钾离子、肌红蛋白、酸性代谢产物进入血液循环，导致全身组织细胞内外渗透压改变，尤其是心肌细胞环境改变。心肌细胞内的钾离子不能正常释出，影响心肌细胞动作电位的产生，甚至使心肌细胞完全失去产生动作电位的能力，导致心搏骤停、心力衰竭，是挤压综合征患者的常见死因之一。其次，创伤所致的低血容量可使心肌细胞的供血不足，加之细胞破坏所产生有害物质的释放均具有心肌毒性。故肢体挤压早期就存在心肌细胞的损害。

谷氨酸盐是哺乳动物中枢神经系统的主要兴奋性神经递质。Guevorkian 等[26]也观察到挤压时 ATP 的剧减导致谷氨酸摄取的剧减。当解压后血中谷氨酸水平成倍上升，并在富含脯氨酸的多肽（proline-rich polypeptide，PRP）帮助下被脑组织的不同部位摄取后产生脑细胞损伤，导致神经系统功能障碍。一旦解除压迫，不可避免地存在大量血液流入挤压部位，渗入受损肌肉组织中，坏死组织释放大量钾离子、肌红蛋白、酸性代谢产物入血，启动挤压综合征的一系列病理生理机制[27]。因而，幸存者被解救出来前，在狭窄空间内的初步治疗显得更为重要。

（二）地震狭窄空间与窒息

众所周知，生命就在于一口气，心脏和脑分别在在断氧 8 min 和 5 min 后发生不可逆死亡。伤员因为震后身体或口鼻被埋压，或是暴露于有毒气体环境均可造成窒息死亡，是地震中人群大量死亡的主要原因[28]。据 1983 年山东菏泽地震统计，震后 20 min 救活率达到 98.3% 以上，震后 1 h 救活率下降到 63.7%，震后 2 h 还救不出的人员中，因窒息而死亡的人数占死亡总数的 58% 以上。

缺氧是狭窄空间内生存面临的突出问题[29]。位于废墟深处，被泥土、砖头、瓦砾隔绝于自然界的狭窄空间内，不与自然界相沟通，存留的氧气有限，如其中的幸存者不能被及时救出，纵使没有严重外伤，也可因窒息而死亡[30]。救援现场各种生命线设施遭受严重破坏，其中燃气泄漏最为常见，如果周围建筑或本身为化学品工厂，有毒气体泄漏的可能性极大，救援现场环境空气中的危险会降低狭窄空间内伤员的生存率，并威胁到救援人员本身的安全[31-33]。救援过程要强调“科学救援”理念，确保救援人员本身安全的前提下，努力贯彻“双安全”原则，即幸存者和救援人员均安全。

（三）地震狭窄空间与烧伤、淹溺

地震的直接灾害是地震的原生现象，如地震断层错动以及地震波引起的地面振动所造成的伤害。主要有：地面的破坏，建筑物的破坏，山体等自然物的破坏（如滑坡、泥石流等）以及被地光烧伤等。地震灾害后，破坏了自然或社会原有的平衡和稳定状态，从而引发水灾、火灾、毒气泄漏、危险品爆炸及瘟疫等次生灾害，危害生命。

脱离火场后，进行快速检伤分类，在救援现场，创面可以用消毒液清洗后再用无菌敷料或洁净床单包扎，避免再污染以及搬运后送过程中的再损伤，对肿胀明显者宜及早切开减张。在早期补液，早期足量使用广谱抗生素的同时，给予患者及时的安慰、心理干预和镇静治疗。

幸存者被困于废墟下的狭窄空间内时，对于继之地震而来的水灾、火灾均没有任何防御能力，一旦发生火灾或水灾，将大大降低狭窄空间内幸存者的生存概率。

（四）地震狭窄空间与骨折

地震中约 95% 的人员伤亡是因建筑物破坏所导致的机械性损伤。头面部颅脑伤死亡率最高，早期可达 30%；四肢伤发生率为各部位受伤的首位，常伴周围神经及血管损伤；腹部伤发生率不高，但往往因出血而早期死亡。地震伤多因幸存者受困于狭窄空间内，长时间不能得到解救而使伤情变得更加复杂。迫使医疗救助人员在狭窄空间内对伤情进行早期损伤控制，避免伤情进行性恶化。骨折是地震伤中最为普遍的疾病[34-37]，也是日常生活中最为普遍的疾病之一。幸存者困在地震现场的狭窄空间内，被倒塌的房梁、砖头瓦砾砸压，最常见的伤情为四肢骨折、脊柱骨折及骨盆骨折三方面的损害。汶川地震后成都军区总医院骨科伤情流行病学调查中发现，四肢骨折的发生率为34.7%，脊柱骨折发生率为11.4%，骨盆骨折发生率为4.6%[38]。

脊柱损伤造成最严重的后果是截瘫，多由房屋等建筑物倒塌、巨石滚落的压伤、砸伤造成，也有相当一部分是因为急救现场搬运不恰当所引起[39]。在从狭窄空间中解救幸存者时，应该有统一的指挥，遵循标准的搬运、固定原则，以减少因搬运不恰当而引起的二次损伤。颈托和脊柱板是搬运怀疑有脊柱损伤的患者必备的工具。

骨盆骨折最严重的后果主要是因循环血量的丢失造成的死亡，是多发性损伤中除颅脑损伤外最常见的致死原因，致死率可高达20%。因此，发现幸存者可能存在骨盆骨折的情况下，一定要注意观察幸存者的生命体征，及时处理休克状态，联系输血、后送，及时手术干预挽救幸存者生命。

（五）地震狭窄空间与心理伤害（幽闭综合征）

地震后幸存者在经历了强烈的惊吓和悲恸之后，被困于废墟之中的狭窄空间内等待救援，需要独自面对黑暗、恐惧、饥饿、周围生命逐渐消逝等一系列负面生活事件，对心理造成极大的负荷，在焦急的等待中度过期待期、焦躁期、绝望期而迎来最后的救援是一件极为艰难的过程[40-41]。纵使被成功解救，幸存者仍然会长时间、持续处于一种非正常的心理状态中，如果不能及时治疗，容易产生灾后综合征，对生活、工作造成严重影响[42]。被长时间埋压的幸存者在未来生活中更容易出现幽闭综合征。幽闭综合征又叫幽闭空间恐惧症，指进入狭小、黑暗的空间而产生恐惧的症状：呼吸加快（换气过度），心跳加速（心悸），感到窒息，发红，流汗，感到眩晕等。

另外，在地震现场救援的过程中，经常可以看到许多孩子和成人表现出沉默、失眠、惊醒或大喊大叫的状况，应该认识到这是对突发异常情况的正常反应。如果不这样，反而不正常。也观察到有些人表现得太过失常，值得特别重视。精神创伤分为两种，一种是暂时性的，是一次性的冲击体验，症状在几天或几周内可以减轻、消失，康复的可能性大，称之为急性应激障碍（acute stress disorder，ASD）。另一种则是慢性的，症状持续1个月以上，容易转化为抑郁症、焦虑症、妄想反应等心理疾患，称为创伤后应激障碍（post-traumatic stress disorder，PTSD）。从临床上看，大约有25%的ASD会转化为PTSD。

心理救援的黄金期在震后3个月之内，不失时机地对幸存者开展恰当的心理安慰、心理救援也是现场救援中不可缺少的一部分[43]。实际上狭窄空间内能提供的医疗救治有限，而及早、恰当的心理治疗不受空间、设备限制，某些情况下比任何其他治疗都重要[44-45]。随时与幸存者沟通，鼓励并进行适时的心理安慰，对防止病情恶化，以及在预后转归上都有重要意义。

四、地震现场救援指挥（与其他部门的合作）

地震灾害的发生虽然不以人的意志为转移，但提高灾难应对能力却是人力可及的。灾害现场救援行为受到现场环境因素（地形类型，天气如阴、雾、雨、雪，气温等）、救援过程中可能出现的突发事件（包括余震、漏气、漏电、火灾等）的影响。对于被埋压在废墟之下幸存者的救治过程是一个综合各因素情况、协调多方力量的复杂过程。因而，各方力量需要在统一的指挥调度下，各尽其责、相互配合[46-47]。

（一）地震现场医疗指挥官的职责[48]

1. 执行总指挥官的命令，以最大限度减少幸存者二次伤害、稳定伤情为原则，协助现场救援计划的制定，完成现场医疗救助工作。

2. 负责幸存者营救与医疗救助的协调工作。

3. 根据现场情况及幸存者可能的伤情及变化，负责提出救援行动的医疗救助设备与医药清单。

4. 负责幸存者转移与交接工作，完成转运伤票及系统电子病历书写，完成对医疗指挥中心的远程数据的最终传送。

5. 负责救灾现场一般伤员的救治与协调工作。

（二）地震医疗指挥机构职责

1. 掌握受灾当地或相邻地区的医疗卫生资源的破坏情况，包括可恢复利用的医疗器械资源、可以参加救援行动的医护资源、可以恢复收治伤员的医院具体位置、周边道路破坏和安全情况，路程时间以及医院的具体收治能力、治疗水平等。

2. 建立与后方大医院专家的远程医疗会诊通路，以便更好地利用医疗资源，指导现场处置，使幸存者得到更好、更及时的治疗，降低死亡率，减轻伤残水平。

3. 建立与赈灾总指挥部的联系，协调民政、交通等部门的支持，对现场医疗耗材进行补充。根据救援现场附近医疗机构中医疗设施状况和转运患者的路途状况，合理安排转运伤者的路线，缩短转运时间。

救灾现场及转运途中均需完成对远程医疗指挥系统的伤情数据交换，这项工作的完成需要现场救援医师、现场指挥中心、后方医疗指挥中心以及大批各专业的专家共同参与，也需要维护这个系统正常运行的工程师的支持。

统一的医疗系统的指挥和支持，不仅可以共同分享更高水平的医疗服务；按照伤情合理分配幸存者进入相应医院治疗，能最大限度发挥该医院的医疗水平，使所有伤员都能得到满意的医疗；还能减少医疗上重复检查、浪费；减少救灾现场与后续医疗单位治疗之间的脱节，杜绝伤者因快速辗转多家医疗单位，导致最终救治单位不清楚伤者前期医疗救治内容，不利于后续医疗救治的展开。

为了提高幸存者的生存质量，保证治疗过程连续进行，消灭在现场、后送过程中的医疗“空白期”，国家投入了大批的经费开展远程医疗救助支持项目，成为灾害医学救援的热点之一。

五、地震后救援搜索

（一）呼叫搜索和空间搜索

1. 呼叫搜索　一般由 4 名以上人员围绕搜索区等间距排列。间隔 8～16 m，半径 5 m 左右。搜索区及其邻近区域全部工作停下来，保持安静。搜索人员顺时针同步向前走动，并大声呼叫或利用扩音器，或连续 5 次敲打瓦砾或邻近建筑物构件。呼叫后，保持安静，仔细捕捉幸存者响应的声音，并辨别声音方向，若不止一个搜索人员听到回应，可由 3 个人员判定的方向交汇确定位置。

该方法的优点：所需人员少、操作简单、配合监听设备，将声音扩大。缺点：对无知觉或埋压较深人员搜索效果不好。

2. 空间搜索　分为多个房间搜索、大开阔区线型搜索、网格搜索。①多个房间搜索：进入建筑，右侧贴墙向前搜索，逐个房间搜索。直到所有房间或空间搜索完毕。如果忘记或迷失方向，只需向后转，左侧靠墙即可返回原位置（可结合绳索救援及相关搜索器材使用）。②大开阔区域线形搜索：搜索人员面对开阔区一字排开，间距 3～4 m，从开阔区一边平行搜索至另一边，往返几次，以确保不遗漏被埋压的受困者。③网格搜索：该方法需要较多的人员，将倒塌区域分成若干个网格区域，搜索人员五六个人一组，分配一个网格进行搜索。

（二）仪器搜索

借助一些先进的仪器进行帮助。现在国家地震救援队引进了以下几种仪器。

1．声波振动生命探测仪　它是当前世界上最先进的搜救及检测仪器，主要通过感应人体所发出的超低频电波产生的电场（由心脏产生）找出“活人”位置。人体发出的超低频电场可穿透钢筋混凝墙、钢板、木板甚至水，因此，只要有生命迹象，不论其是否清醒、昏迷、身陷瓦砾堆或躲在集装箱中，均可用生命探测仪在最短时间内将其找到。生命探测仪空旷探测范围可达 500 m，可透过 80 cm 厚的普通钢板，探测到生命。而更加神奇的是，该生命探测仪只探测到人的生命，对其他动物的生命不起作用，具有很强的针对性。

2．“蛇眼”　到瓦砾深处救援的第一步是搜索。“蛇眼”就是一种搜索仪器，它的学名叫“光学生命探测仪”，是利用光反射进行生命探测的。仪器的主体非常柔韧，像通下水道用的蛇皮管，能在瓦砾堆中自由扭动。仪器前面有细小的探头，可深入极微小的缝隙探测，类似摄像仪器，将信息传送回来，救援队员利用观察器就可以把瓦砾深处的情况看得清清楚楚。

3．搜救犬搜索　最“聪明”的搜索能手是搜救犬，它们是百发百中的搜索行家。

六、地震后狭窄空间救援器械的应用

（一）救援器械的机动化

随着技术的进步，工业电器的发展，许多大型医疗检测及监测仪器都可以“袖珍变身”，体积小而功能更大、更全、更强。便携式心率及血氧检测仪、掌式心电图机、便携式生化检测仪、便携式“瞬锋急救切割器”[49-50]、腹部提压心肺复苏仪（CPR）[51]、Autopulse™MODEL100 型自动心肺复苏系统[52]、便携式笔记本超声诊断仪[53]、便携式综合急救箱[54-55]、小巧的动脉血气分析仪等均可以携带至现场，便于医务人员在灾害现场第一时间携带进入狭窄空间，对幸存者进行更详细、准确的检查、评估。

为了提高灾害现场的医疗救援能力，满足救援需求，目前大型集装箱式的综合车载医疗救援已经被应用于实际的救援行动之中[56]，这使现场医疗救援能力以及长途后送医疗支持能力得到了大幅提高。车载医疗救援一般因其主要功能划分为指挥车、重症抢救车、外科手术车和医技保障车，分别负担指挥协调、抢救、手术及检验功能。这种车载医疗救援队上装配了现代化的监护治疗仪器，可以达到中级综合医院的医疗抢救水平[57]。且其机动性极强，可以迅速到达受灾的重灾区开展工作。

医疗方舱是随集装箱的发展应用而产生，指具有成套医疗设备、良好医疗作业环境、并具有各种医疗功能单元、机动性能强的特殊功能集装箱的总称。在 2008 年 5 月 12 日汶川特大地震及 2010 年 4 月 14 日青海玉树地震中均在第一时间开赴现场展开医疗救助，改变了野战医院主要帐篷为依托的传统开设模式，具有较强的环境适应性、优良的工作环境和成套的医疗救治条件。医疗方舱可根据需要快速展开数百张床位，提高了野战医院的整体救治能力和水平，在药品、耗材后续供应渠道畅通，地方卫生资源进行有效补充的情况下，医疗方舱填补了重灾区医疗机构缺失的空白，基本上可以承担二级医院的功能，缩短了伤员得到进一步救治的时间，降低了伤员长途转运的风险和费用，最大限度地降低了伤残率和死亡率。

（二）便携式救援器械

1. 小气垫　小气垫可力撑数十吨重物。找到了幸存者就该可以施救了。这种气垫比枕头大不了多少。没充气时瘪瘪的，只要有 5 cm 的缝隙就能把它塞进去。然后用气瓶把里面的气压加到 8 atm（1 atm＝101.325 kPa），“气鼓鼓”的垫子就能顶起楼板了。

2. 液压钳　这种钳子的体积并不大，但是由于应用了液压原理，一把小小的钳子就能把钢筋一根根剪断，为营救工作赢得宝贵的时间。

3. 月球灯　天色暗下来，但抢救不能停。月球灯的作用非常抢眼。它有高达 2000 W 的电力支持，两个月球灯就能照亮一个足球场。月球灯的最大特点是 360° 大范围照明，并能防眩目、大光亮。

（三）救援器械的智能化（机器人救援）

地震发生后，在倒塌的建筑物中寻找并解救幸存者是救援的最终目的。但是灾害现场的环境极为复杂、危险，在救援过程中，救援人员需承担余震、建筑物二次倒塌、漏气、漏电、水灾、火灾等次生灾难的威胁。在一些危险性大的灾难中，常常存在随时会引发爆炸的火灾现场，以及有易燃、易爆或剧毒气体存在的现场，施救人员无法深入进行侦查或是施救，人们急于探知灾难现场的内部险情，但又不敢或无法接近或进入灾难现场，此时，救援机器人就发挥了极为重要的作用。2011 年 3 月 11 日，日本东北部海域发生里氏 9.0 级地震并引发海啸，影响太平洋沿岸的大部分区域，且地震造成日本福岛第一核电站 1～4 号机组发生核泄漏事故。为避免工作人员遭受核辐射，日本利用机器人进行放射线剂量、温度和氧气浓度的测量，救援机器人参与救援行动可以有效地提高救援的效率、减少施救人员的伤亡[58]。在 2005 年 6 月份日本神户召开 IEEE 安全、防卫、救援国际研讨会（IEEE SSRR-05）上，会议的主旨定位："在今后的减灾和救援中，机器人作为一种有效手段，将成为社会基础设施中不可缺少的部分"。救援机器人在存活能力、运动能力、感知能力、通讯能力以及作业能力方面有着人所不可替代的作用。美国在"9 · 11"事件的现场救援中，也有 8 种机器人投入使用。我国目前已经有履带式、轮式消防灭火机器人通过国家验收，中国科技研究院沈阳自动化研究所研制出蛇形机器人、水面救援机器人、危险作业机器人等救援机器人样机，不久的将来，势必成为推动灾害救援事业发展的主要动力。灾难环境具有不确定性和不可预知的特点，灾难救援机器人系统的自主性、灵活性、冗余性、容错性、可靠性、实用性和耐用性是救援机器人应用的关键问题，将有自主智能的机器人应用于灾难环境中搜寻和救援，是未来灾难救援新兴而富有挑战性的课题。

（四）救援器械的多样化（因地制宜、因伤制宜，骨髓腔穿刺、复苏背板）

随着经济和社会的不断发展，一些新工艺、新技术、新科研成果在急救医疗装备上得到普遍应用，系统化、集合化的多功能医疗救援车、医疗方舱投入使用，现场医疗救治水平得到大幅提升。救援时所选用器械主要满足因地制宜、因伤制宜的原则，医院中常用的医疗器械是大家所熟知的，这里就不再一一赘述，以下介绍几种新的方法供大家在灾害救援行动中参考。

1. 坐位气管插管　在密闭空间内引起患者死亡的各种原因中，90% 是空气中的问题。因此急救人员最初需要紧急评估和管理的事项是患者的呼吸道。各种各样的化学物质可引起窒息，要特别注意爆炸性物质在爆炸后出现的有毒气体。对有气道损害者，应采用插管或环甲膜切开。插管时要注意因狭窄空间操作不便，可能需要坐位插管、逆向插管或盲目插管等与日常操作不同的手法，此操作手法需要进行强化训练后才能使用。有报道使用 PENTAX Airway Scope AWS-S100 在进行逆向插管时比较容易。

2. 骨髓腔穿刺建立骨内输液通路　在救援现场，幸存者长期被掩埋在废墟之下，得不到饮食饮水的补充，能量及循环血液供应减少，为满足重要脏器的血供，常存在周围循环障碍，外周静脉塌陷，使外周静脉穿刺建立液体通路极为困难。虽然可以采用中心静脉穿刺置管来解决这个问题，但是操作即需要较高的技术熟练水平，操作时间长，必须在人体几个特殊的位置进行，且需要一定的操作空间来完成。以上方法均不适用于埋压在废墟中，狭窄空间内的幸存者。灾害现场大量危重伤员急需救治时适用骨髓腔穿刺建立骨内输液通道，其在狭窄空间内适用的关键在于[59-60]：①操作部位分布于全身，不受废墟埋压限制，实践证明只要能接触到幸存者，一般均有接触操作部位的机会。②操作不受幸存者身体功能状态的限制，骨内静脉通道在外周静脉塌陷时依然保持一定程度的开放，利用骨内静脉血窦有很大通透性的特点，迅速全身给药、补液等治疗。③操作简洁、快速，在使用骨髓腔注射枪的情况下，有报道对第一次使用的人员其成功率为 74%，对于有经验的医护人员成功率为 95%，总成功率为 84%，平均置入时间 77 s。④骨髓腔内注射与相应部位深静脉注射输液速度没有统计学上的差异，更有报道胸骨骨内输液速度达到 80 mL/min，加压时达到每分钟 150 mL/min。对于急危重症时抢救完全足够。

3．胸部外伤的心肺复苏——腹部提压心肺复苏法　随着自然灾害和人为灾害的频发，创伤性心脏骤停发生率亦呈上升趋势，而创伤引发的心脏骤停复苏成功率极低，对于胸外伤合并胸肋骨骨折的患者，禁忌使用传统胸外按压方法进行心肺复苏。针对此种情况，王立祥等[61]研制出腹部提压 CPR 装置，能最大限度增加膈肌移动，主动提拉，加速膈肌的下移，确保有效的循环和呼吸。此方法尤其适用于存在胸廓畸形、胸部外伤、血气胸、呼吸肌麻痹等心脏呼吸骤停者，但对有腹部外伤、膈肌破裂、腹腔脏器出血、腹主动脉瘤、腹腔巨大肿物等患者禁用[62]。

该方法尤其适用于地震后创伤，地震后幸存者被埋于废墟之中，胸部外伤者占总创伤数的 14%，对于此类患者，应用腹部提压心肺复苏法进行心肺复苏抢救时，患者获益最大，尤其是该方法不仅能获得与胸外按压相当的血流动力学效果，还能产生远胜于胸外按压的通气效果。

利用王立祥教授研发的腹部提压器进行心肺复苏，是院前急救的一大进步和亮点。2010 年心肺复苏指南将无间断的持续胸外按压提升到前所未有的崭新高度。该指南建议旁观者在电话的指导下仅进行持续胸外按压对患者进行急救，在理论上利用胸廓的挤压及弹性回缩进入人体的空气支持组织氧供，是因为目前还没有妥善解决呼吸与循环同时进行[63]，互不干扰，贴近正常人体生理条件的更为成熟的方法。但事实上，脑细胞及其他重要脏器对于缺氧比缺血更不耐受，重要器官的功能维持主要在于细胞内线粒体能得到足够氧供，维持正常功能。王立祥教授提出腹部提压心肺复苏方法，提出了解决这个困难的创新性思路。一方面由于能获得与胸外心脏按压相当的血流动力学效果，进而成为经典胸外按压在其禁忌证方面有力的补充；另一方面，因其绝佳的通气效能，联合使用胸外心脏按压和腹部提压方法进行心肺复苏。由于其在时间及空间上的一致性，更由于其更贴近腹式呼吸的生理状态，将会得到更高的复苏成功率，减轻复苏后遗症，提高生命质量[64]。最后，此方法最适于院前急救在于此为机械性装置，操作简便，且不需要供电的限制，适用于灾害现场，普遍停水、停电、停气的环境，适宜进一步推广。

（五）救援器械的大众化

近年来，多发的自然灾害如地震、火灾、洪水等威胁着人们的安全。虽然人们对各种灾难的警觉和反应能力有所提高，但是在处理破坏性灾难事件时还是准备不够充分，很多人仍然死于不专业、不及时的救援活动。如何能使广大群众也就是现场第一目击者，能够在第一时间进行规范的自救与互救，是挽救生命最为关键的基础。首先，在于急救知识的普及。其次，在于简单的辅助操作器械的推广。以下简单介绍两种 CPR 辅助操作器械，以期提高普通人在现场自救互救行动的效果，提高整体人群的急救水平。

1. 感控式心肺复苏背板　2010 年国际心肺复苏指南重新安排了 CPR 传统的三个步骤，从原来的 A-B-C 改为 C-A-B，突出强调持续性胸外按压的重要性，强烈建议普通施救者，仅做胸外按压的 CPR。心肺复苏的有效性与胸外按压的规范度直接相关。随着心肺复苏术在广大群众中的普及，现场第一目击人实施心肺复苏术成为可能，但绝大多数的现场第一目击人并非医务人员，为保证胸外按压的质量，王立祥等研发了感控式心肺复苏背板，该背板遵循国际复苏指南的标准设计，能感应胸外按压的压力，并配有 100 次 /min 频率的蜂鸣器，可使胸外按压按照指南规定的按压力度和频率进行，协助提高心肺复苏的成功率。同时该心肺复苏背板还可纵向延伸，延伸后类似脊柱板功效，可快速护送伤员转移。

2. 单向阀口对口人工呼吸器或呼吸面罩　口对口的人工呼吸虽然挽救了无数人的生命，但因其不卫生，施救者在操作时有被感染的顾虑，未能像胸外按压一样广泛普及。单向阀口对口人工呼吸器或呼吸面罩一定程度解决了这个问题。单向阀设计通过过滤网使施救者和伤者隔离，实现了间接式人工呼吸，避免了口对口的直接接触，有效防止了交叉接触感染和中毒的概率，可以一次性使用。

回顾过去的 100 年，全球发生破坏性地震共有 2600 多次，其中震级＞7 级的强烈地震就达 1200 多次。而我国地处于环太平洋地震带与欧亚地震带之间，破坏性地震频发，是世界上地震灾害最严重的国家之一。我国大量地震灾害调查表明，在灾害伤亡中有 50% ～60% 的人是震后得不到及时救助而死亡的[65]。

七、地震现场急救

（一）自救与互救[66]

1. 由现场干部、群众、部队等自动组织起来，根据伤者的呼叫和他人提供的情况，先把压在废墟下的伤者刨、挖出来。刨挖要快、准、稳，以免幸存者发生再受伤。先把伤者头面露出，并清理口鼻内异物，以利呼吸。对埋在瓦砾中的幸存者，先建立通风孔道，以防缺氧窒息。土埋窒息者被挖出后，应立即清除其口、鼻腔异物，检查、判断其意识、呼吸、循环体征等。从缝隙中缓慢将伤者救出时，保持脊柱的水平轴线和稳定性。地震发生后，应积极参与救助工作，可将耳朵靠墙，听听是否有幸存者声音。使伤者先暴露头部，保持呼吸畅通，如有窒息，立即进行人工呼吸。

2. 一旦被埋压，要设法避开身体上方不结实的倒塌物，并设法用砖石、木棍等支撑残垣断壁，加固环境。地震是一瞬间发生的，任何人应先保护自己，再展开救助。先救易，后救难；先救近，后救远。埋压较深的人，呼喊会消耗过大的体力。用敲击的方法，声音就可以传到外面，这是被压埋人员示意自己位置的一种较好的方法。当被压埋在废墟下时，至关重要的是不能在精神上崩溃，生存需要的是勇气和毅力。被压埋时，还要谨防烟尘呛闷窒息的危险，可用衣袖等捂住口鼻，尽快想办法摆脱困境。当只能留在原地等待救援时，要听到外面有人时再呼喊，尽量减少体力消耗，寻找一切可以充饥的食品，并利用一切办法与外面救援人员进行联系。地震只是一瞬间，并不是抢救他人的时刻，每一个人都应该当机立断，先保护自己，震后再及时抢救别人。震后进行互救的原则是：先救近，后救远；先救易，后救难；先救青壮年和医务人员，以增加帮手。使用工具挖掘时要注意被埋压者的安全，接近人体时最好用手挖。在保证救护者安全前提下，现场采取先抢后救的原则，即开展对震区现场人员的搜寻、脱险、救护医疗一体化的大救援观念。

3. 先挖后救，挖救结合。震后的自救与互救是灾区群众性的救助行动。它的成效在于能赢得抢救伤员的有利时机。在大体查明被埋人员情况后，应立即组织骨干力量建立抢救小组，就近分片展开救援行动，先挖后救、挖救结合，按抢挖、急救、运送进行合理分工，提高抢救工作效率。

（二）对被救出垂危伤员进行急救[67]

1. 先救命、后治伤，特别要注意清除口鼻中的泥土，保持呼吸道通畅。

2. 对开放性创面给予包扎，骨折应予固定。

3. 脊柱骨折在地震中十分常见，在现场又难以确诊，因此，要严加注意，用硬质担架并将伤员固定在担架上。

4. 分类。在群众性自救互救基础上，对需要进行医疗救护的伤员，必须初步分类，分清轻重缓急。对严重威胁生命的重伤员，如窒息、骨折、大出血、昏迷等，先行抢救。在交通运输条件许可的情况下，必须实施分级医疗救护，以减轻灾区救护任务的压力。

5. 救出伤员后，及时检查伤情，遇颅脑外伤、意识不清，面色苍白，大出血等危重症优先救护外伤、出血给予包扎、止血，骨折固定，脊柱骨折要正确搬运。

6. 地震时强烈的精神刺激可出现精神应激反应，常见的症状是疲劳、淡漠、失眠、迟钝、易怒、焦虑、不安等，要及时加以处理。

7. 恐惧心理可加重原有心脏病、高血压的病情，严重时可引起猝死，对此类伤员应特别关注。

8. 地震后，余震还会不断发生，所处的环境还可能进一步恶化，要尽可能改善自己所处的环境，保存体力，敲击求救，设法脱险，包扎伤口。①设法避开身体上方不结实的倒塌物、悬挂物或其他危险物。②搬开身边可搬动的碎砖瓦等杂物，扩大活动空间。③设法用砖石、木棍等支撑残垣断壁，以防余震时再被埋压。④不要随便动用室内设施，包括电源、水源等，也不要使用明火。⑤不要乱叫，保持体力和节约氧气，用敲击声求救。⑥闻到煤气及有毒异味或灰尘太大时，要用湿衣物捂住口、鼻。⑦保护和节约使用饮用水和食物。

9. 防止火灾。地震常引起许多“次生灾害”，火灾是常见的一种。在大火中应尽快脱离火灾现场，脱下燃烧的衣帽，或用湿衣服覆盖身上，或卧地打滚，也可用水直接浇泼灭火。切忌用双手扑打火苗，否则会引起双手烧伤。烧伤部位用消毒纱布或清洁布料包扎后送医院进一步处理。

（三）危重伤员的现场救护[68]

1. 呼吸心跳停止者，在现场立即进行心肺复苏。重伤者如呼吸、心跳停止，大出血，头部，内脏受伤应优先抢救。可以用腹部提压心肺复苏仪、自动心肺复苏仪[69-70]等进行心肺复苏。

2. 止血、固定。砸伤和挤压伤是地震中常见的伤害。开放性创伤、外出血应首先抬高患肢，同时呼救。对开放性骨折，不应做现场复位，以防止组织再度受伤，一般用清洁纱布覆盖创面，做简单固定后再进行运转。不同部位骨折，按不同要求进行固定。并参照不同伤势、伤情进行分类、分级，送医院进一步处理。

3. 妥善处理伤口。挤压伤时，应设法尽快解除重压，遇到大面积创伤者，要保持创面清洁，用干净纱布包扎创面，怀疑有破伤风和产气杆菌感染时，应立即与医院联系，及时诊断和治疗。对大面积创伤和严重创伤者，可口服糖盐水，预防休克发生。

4. 挤压综合征的现场处理。人体如在地震时被挤压，因四肢肌肉丰富部位长时间受压，致使肌肉组织缺血性坏死、肢体肿胀及急性肾功能衰竭，伤者救出后，表现为少尿或无尿。对此类伤者的伤肢稍加固定限制活动，肢体严禁用加压包扎、止血带。

① 尽早大量补充液体。口服补液的前提是伤员意识清楚，同时应注意最好通过吸管让伤员饮用，避免引起误吸。

② 首选液体为等渗生理盐水，速度为 1000～1500 mL/h［10～15 mL/（kg · h）］，补充 1000 mL 0.9% 等渗盐水后可改用 5% 葡萄糖注射液 1000 mL，同时加入 50 g/L 碳酸氢钠 50～100 mL，维持尿 pH 在 6.5 以上，防止肌红蛋白和尿酸在肾小管内沉积。

③ 如果不能立即建立静脉通道，可以让其口服含碳酸氢钠的液体，Ramin 等研究发现，对于因各种原因暂时无法进行静脉补液的挤压伤患者，在第一个 12 h 内口服碱性溶液（OAS，含葡

萄糖 120 mmol/L、碳酸氢钠 25 mmol/L、氯化物 55 mmol/L 及钠 80 mmol/L，500～750 mL/h，可同样达到碱化尿液并利尿的目的。

④一般来讲，常采用挤压伤鸡尾酒疗法：细胞外液 1 L＋5% 碳酸氢钠 84 mL＋20% 甘露醇 50 mL 组成，根据循环动态每小时给予 1.5 L，力求尿量为 200～300 mL/h、pH＞6.5。需要注意的是，要避免使用含钾或含乳酸的液体（如乳酸林格液）。如已存在高钾血症，应给予呋塞米（血压稳定时）、葡萄糖酸钙、胰岛素比例葡萄糖及碳酸氢钠等对症处理。为避免出现肌肉内钙的蓄积而造成病程后期的高钙血症，只有存在低钙血症时才纠正低血钙。

当肢体被挤压＞24 h 时开始出现肌肉坏死。一旦移开重压，坏死肌肉会释放大量的肌红素、蛋白、钾等电解质，迅速引起心、肾衰竭而致死。这就是很多被救人员在被挤压时还能说话而救出几分钟后死亡的原因。因此，在移开重物前就要为伤者口服 0.9% 等渗盐水或滴注 0.9% 等渗盐水，让伤者进行有效代谢，把血液中这些东西排出后再移开重物。否则一旦移开重物，伤员死亡的概率很高。当挤压时间过长，伤肢已经完全坏死或当患者生命出现危机、其他救出手段无效且有足够的准备情况下，截肢是急救人员最终确定的一种无奈的选择。

5. 休克伤员取平卧位，对伴有胸腹外伤者，要迅速护送转至医疗单位。

6. 对严重开放性、污染的创面，要除去泥土秽物，用无菌敷料或其他干净物覆盖。

7. 预防与治疗创伤性凝血功能障碍（acute traumatic coagulopathy, ATC）与创伤性凝血病（trauma-induced coagulopathy, TIC）：在综合治疗的基础上，丰诺安联用维生素 B_6 新疗法在一定程度上可以达到预防与治疗创伤性凝血功能障碍与创伤性凝血病的效果[71-72]。丰诺安及维生素 B_6 都是人体生命活动不可缺少的物质，二者合用有促进机体酶代谢、止血、利尿、解毒、保护大脑及神经系统功能、改善肝功能、提高机体凝血功能及机体营养状况的功效。维生素 B_6 与丰诺安的巧妙搭配在人体新陈代谢中发挥着十分重要的作用。动物实验证实新疗法能显著缩短纤维蛋白凝块形成的时间，还可通过促进肝脏代谢，恢复凝血因子合成，明显改善创伤大鼠模型的凝血功能[73]。实时荧光定量 PCR 法检测发现，新疗法能够显著提高肝脏凝血因子基因 mRNA 表达水平，促进凝血因子在肝脏中的合成，从分子水平探索了新疗法改善凝血功能的作用机制[74-75]。见表 1。

表 1 维生素 B_6 联用复方氨基酸注射液（20AA）的新疗法处方

病情	新疗法具体药物用量	给药途径	用法	疗程
重度伤员	0.9% 氯化钠注射液 250 mL＋维生素 B_6 5.0 g ＋维生素 C 2.0 g	ivgtt	Bid	连续使用直至病情控制
	复方氨基酸注射液（20AA）500 mL	ivgtt	Qd	
中度伤员	0.9% 氯化钠注射液 250 mL＋维生素 B_6 5.0 g ＋维生素 C 2.0 g	ivgtt	Qd	连续使用直至病情控制
	复方氨基酸注射液（20AA）500 mL	ivgtt	Qd	
轻度伤员	0.9% 氯化钠注射液 250 mL＋维生素 B_6 3.0 g ＋维生素 C 2.0 g	ivgtt	Qd	连续使用直至病情控制
	复方氨基酸注射液（20AA）500 mL	ivgtt	Qd	

注：在急诊室以损伤严重程度评分（ISS）9～15 分为轻度患者，16～25 分为中度患者，≥26 分为重度患者。入院后进行 APACHE 评分。ivgtt 为静脉滴注，Bid 为 2 次 /d，Qd 为 1 次 /d

使用维生素 B_6 的依据：维生素 B_6 每日最大用量为 10 g，已批准为国家军用标准 GJB-FL5340（2009 年 12 月 16 日审查通过），已经正式公布实施。解放军总后勤部卫生部出版的“战伤救治手册”规定，首剂使用维生素 B_6 1～5 g，可重复使用，1 d 总量不超过 10～15 g[76]。由解放军第三〇六医院研制、石家庄四药生产，每袋 250 mL 中含有 2.5 g 维生素 B_6，已批准军药准字科 2011001 号，在临床使用。美国市场上销售的口服维生素 B_6 比我国的剂量大50倍，每片为500 mg。

8. 同时要预防破伤风和气性坏疽，并且要尽早深埋尸体，注意饮食饮水卫生，防止大灾后的大疫。

八、现场急救注意事项[77]

（一）紧急有序撤离

由于地震灾害具有瞬间的突发性，人们免受伤亡的程度往往取决于保持镇静的程度。因此，在紧急撤离建筑物时，千万不要慌乱，既要争分夺秒，也要从容镇定。首先要关闭石油燃气阀、切断电源、锁好房门，防止次生火灾发生。从容、镇定、有序地撤离，防止抱小孩"上下颠倒"，勿忘房门"拉推有别"，要扶老携幼、互相照顾，防止高处跌落物体的袭击。

（二）掌握必要的逃生技巧

如在街道上遇到地震，应迅速远离楼房，及时转移到空旷安全的场地、不要躲避在高大建筑物、窄巷广告牌、路灯、高压线附近，要避开桥梁、陡崖、危岩滚石地带，到桥下避震更是错上加错。需要特别注意的是，当躲在厨房、卫生间时，尽量远离炉具、煤气管道及易破碎的碗碟。此外，不要钻进柜子或箱子里，因为一旦钻进去后便立刻丧失机动性，视野受阻、四肢被缚，不仅会错过逃生机会，还不利于被救。躺卧的姿势也不好，人体的平面面积加大，被击中的概率要比站立大5倍，而且很难机动变位。

（三）有序指挥确保急救活动高效运作

地震灾害现场救援工作中，对伤员的抢救工作分秒必争，"黄金72小时"是地震灾害发生后的黄金救援期。在此期间，灾民存活率极高，每多挖一块土，多掘一分地，都可能给伤者透气和生存的机会。因此，参与施救者需保持冷静，忙而不乱，需多环节、多部门协作时听从统一、有效地指挥进行现场急救。

（四）分清轻重缓急，分别对伤员进行救护和转送

时间就是生命，但并非一律的抢时间、抢速度就能取得最好的救援结果，应提倡“科学救援”，明确救援任务的最终目的不仅仅是能挽救生命，更应最大限度地挽救具有社会化功能的人，最大程度降低病死率，减少伤残程度。故而救援人员需对伤者进行检伤分类，分清伤员病情的轻重缓急后再进行针对性的救护和转送。

（五）脊柱骨折现场搬动和转送时要格外注意

脊柱骨折伤员一定要用木板搬运，不能用帆布等软担架搬运，防止脊髓损伤加重。

（六）警惕次生灾害

特别要警惕地震后可能发生的次生灾害，如火灾、电击伤、冻伤、中毒、灾后瘟疫等，要加以预防，保持镇静。在地震中，有人观察到，不少无辜者并不是因房屋倒塌而被砸伤或挤压伤致死，而是由于精神崩溃，失去生存的希望，乱喊、乱叫，在极度恐惧中“扼杀”了自己。这是因为乱喊乱叫会加速新陈代谢，增加氧的消耗，使体力下降，耐受力降低；同时，大喊大叫时必定会吸入大量烟尘，易造成窒息，增加不必要的伤亡。正确的处置态度是在任何恶劣的环境，始终要保持镇静，分析所处环境，寻找出路，等待救援。

九、结　　语

本专家共识的制定是基于目前对“地震现场救援与卫生应急处

置”的理解并参考现有的循证医学证据及国内外有关文献完成的。而地震现场救援与卫生应急处置及临床治疗也比较复杂，遵循专家共识能够改善地震灾害事故患者的救治效果。但需要注意的是，本专家共识不能完全覆盖患者所有的临床情况，在具体临床实践中需因病施治和因地（环境条件）施治，根据医师经验进行诊断和治疗。

参考文献

［1］张黎黎，钱铭怡．美国重大灾难及危机的国家心理卫生服务系统［J］．中国心理卫生杂志，2004，18（6）：395-397.

［2］岳茂兴．狭窄空间医学［M］．北京：人民军医出版社，2013：120.

［3］Listed N. Japan: health after the earthquake [J]. Lancet, 2011, 377 (9770): 968.

［4］郭增建，陈鑫连．城市地震对策［M］．北京：地震出版社，1991：1-502.

［5］王东明，闻明，步兵，等．地震灾害现场救援行动中的安全评估策略及步骤［J］．国际地震动态，2010，7（379）：1-9.

［6］郭婷婷，徐锡伟，于贵华，等．基于汶川地震建筑物破坏的抗震设防要求分析［J］．地震研究，2010，33（4）：345-352.

［7］岳茂兴．狭窄空间医学［M］．北京：人民军医出版社，2013：120.

［8］王东明．地震现场建筑物安全性鉴定智能辅助决策系统［D］．哈尔滨：中国地震局工程力学研究所，2003.

［9］Petinaux B, Macintyre AG, Barbera JA. Confined space medicine and the medical management of complex rescues: a case series [J]. Disaster Med Public Health Prep, 2014, 8 (1): 20-29.

［10］岳茂兴．狭窄空间医学［M］．北京：人民军医出版社，2013：121.

［11］张海涛，李春盛．狭窄空间医学［C］．中华医学会急诊医学分会第十三次全国急诊医学学术年会大会论文集，昆明，2010．云南：中华医学会急诊医学分会，231-241．［2017-07-01］.

［12］魏捍东，何宁，陈永胜，等．地震及建筑倒塌废墟模拟训练设施功能设计与实例分析［J］．消防科学与技术，2010，29（9）：817-822.

［13］岳茂兴．狭窄空间医学［M］．北京：人民军医出版社，2013：123.

[14] 王岩，郭渝成. 地震伤急救手册［M］. 北京：人民军医出版社，2008：1-272.

[15] Graduate Student (PHD). Medical complications associated with earthquakes [J]. Lancet, 2011, 379 (9817): 748-757.

[16] 陈怡，李洁廉，张艳，等. 地震废墟掩埋 100 h 以上饥饿伤员的营养治疗［J］. 肠外与肠内营养，2010，17（1）：44-45.

[17] 郭长江，杨继军. 饥饿与生存［J］. 解放军预防医学杂志，2003，21（2）：155-156.

[18] 岳茂兴，杨忠瑾. 实用营养与代谢支持手册［M］. 北京：华夏出版社，1990：1-382.

[19] 岳茂兴，夏锡仪，李瑛，等. 狭窄空间事故的特点及医学应急救援策略［J］. 中华危重病急救医学，2012，24（11）：655-657.

[20] 岳茂兴，张海涛. 狭窄空间医学应急救援原则［J］. 中华急诊医学杂志，2011，20（10）：1118-1120.

[21] 岳茂兴，夏锡仪. 狭窄空间事故的类型与特点及医学应急救援新技术的应用［J/CD］. 中华损伤与修复杂志：电子版，2013，8（3）：238-240.

[22] 狄子孝. 挤压综合征的应急处理［C］. 第七届全国创伤学术会议暨 2009 海峡两岸创伤医学论坛论文汇编，重庆，2009. 重庆：第三军医大学大坪医院，543.［2017-07-01］.

[23] 鲁天瑜，竞花兰. 挤压综合征的法医学研究进展［J］. 中国法医学杂志，2006，21（4）：226-230.

[24] Yoshimura A, Kako Y, Satoh F. A study on requirements for confined space rescue and confined space medicine training facilities in Japan [J]. J Soc Safety Sci, 2007: 311-320.

[25] 龚剑锋，朱维铭. 低温酸中毒与凝血机制障碍［J］. 中国实用外科杂志，2010，30（2）：96-98.

[26] Guevorkian AG, Kanayan AS, Chailian GG, et al. The influence of hypothalamic cytokine PRP on protein synthesis in brain subcellular compartments in crush syndrome [J]. Cent Nerv Syst Agents Med Chem, 2011, 11 (3): 184.

[27] 何庆，杨旻，姚蓉. 对地震挤压伤患者院前急救的反思与研讨［J］. 华西医学，2009，24（4）：968-970.

［28］刘亚华，王立祥，杨慧宁，等. 地震狭窄空间医学救援的呼吸循环支持［J］. 中华灾害救援医学，2013，1（1）：45-47.

［29］Givens GC, Shelton SL, Brown EA. Emergency cricothyrotomy in confined space airway emergencies: a comparison [J]. Prehosp Disaster Med, 2011, 26 (4): 259-261.

［30］Wilson MP, Madison HN, Healy SB. Confined space emergency response: assessing employer and fire department practices [J]. J Occup Environ Hyg, 2012, 9 (2): 120-128.

［31］岳茂兴，李建忠，刘志国，等. 狭窄空间中氮氧化物吸入致肺损伤病理学改变及SMAD蛋白表达研究［M/CD］. 中华卫生应急，2014：25-27.

［32］岳茂兴，李建忠，刘志国，等. 狭窄空间中氮氧化物中毒致肺损伤后ANP、MetHb和病理学变化研究［M/CD］. 中华卫生应急，2014：28-29.

［33］Burlet-vienney D，Chinniah Y，Bahloul A.The need for acomprehensive approach to managing confined space entry：summary of the literature and recommendations for next steps［J］.J Occup Environ Hyg,2014,11（8）：485-498.

［34］Bulut M，Fedakar R，Akkose S，et al.Medical experience of a university hospital in Turkey after the 1999 Marmara earthquake［J］.Emerg Med J，2005，22（7）：494-498.

［35］Emami MJ，Tavakoli AR，Alemzadeh H，et al.Strategies in evaluation and management of Bam earthquake victims［J］.Prehosp & Disaster Med，2005，20（5）：327.

［36］Tanaka H，Oda J，Iwai A，et al.Morbidity and mortality of hospitalized patients after the 1995 Hanshin-Awaji earthquake［J］.Am J Emerg Med，1999，17（2）：186-191.

［37］卢世璧. 汶川地震伤员救治的几点经验［J］. 中国矫形外科杂志，2008，16（20）：1521-1522.

［38］王威，杨静，陶笙，等. 1070例汶川地震伤员的流行病学调查［J］. 军医进修学院学报，2011，32（8）：834-836.

［39］Huang KC，Lee TS，Lin YM，et al.Clinical features and outcome of crush syndrome caused by the Chi-Chi earthquake［J］.J Formos Med

Assoc，2002，101（4）：249-256.
[40] 史占彪，张建新．心理咨询师在危机干预中的作用［J］．心理科学进展，2003，11（4）：393-399.
[41] 季建林，徐俊冕．危机干预的理论与实践［J］．临床精神医学杂志，1994，4（2）：116-118.
[42] 董慧娟，李小军，杜满庆，等．地震灾害心理伤害的相关问题研究［J］．自然灾害学报，2007，16（1）：153-158.
[43] 程灵芝，李川云，刘晓红，等．急性应激干预的原则和方法［J］．中国临床康复，2003，7（3）：474-475.
[44] Tammi D，Kolski，Michael A，et al．梁军，译．危机干预与创伤治疗方案［M］．北京：中国轻工业出版社，2004：1-224.
[45] Gilliland BE，James EK．肖水源，等，译．危机干预策略［M］．中国轻工业出版社，2000：1-816.
[46] 秦银河．关于建立我国灾难医疗系统的设想［J］．中国危重病急救医学，2003，15（5）：259-261.
[47] 岳茂兴．创伤的现场急救与治疗模式探讨［J］．中华创伤杂志，2006，22（9）：644-646.
[48] 岳茂兴．狭窄空间医学［M］．北京：人民军医出版社，2013：132.
[49] 岳茂兴，李瑛，卞晓星，等．便携式“瞬锋急救切割器”在突发事故及创伤急救中的临床应用［J/CD］．中华损伤与修复杂志：电子版，2013，8（3）：35-36.
[50] 岳茂兴，李瑛，卞晓星，等．在突发事故及创伤急救中应用便携式“瞬锋急救切割器”的经验体会［J/CD］．中华卫生应急电子杂志，2015，1（1）：38.
[51] 张思森，孟志剑，刘青，等．腹部提压心肺复苏术在胸部创伤患者院前急救中的应用［J/CD］．中华卫生应急电子杂志，2015，1（1）：32-34.
[52] 李瑛，岳茂兴，郑琦涵，等．Autopulse^{TM}MODEL100 型自动心肺复苏系统应用 13 例的体会［J］．世界急危重病医学杂志，2007，4（6）：2131-2132.
[53] 奚静，岳茂兴．便携式笔记本超声诊断仪在突发性事故现场腹部闭合性损伤中的应用价值［J］．中华危重病急救医学，2013，25（9）：561-562.

[54] 郁建平，邱均达，夏志方，等. ZH-1 型便携式综合急救箱 [J]. 医疗卫生装备，1994（6）：10-12.
[55] 周激. 介绍一种新型长方巾急救包 [J]. 人民军医，2002，45（1）：6.
[56] 岳茂兴. 应加强对未来灾难现场抢救的方法研究 [J]. 中国危重病急救医学，2004，16（10）：577-578.
[57] 岳茂兴，邹德威，张坚，等. 流动便携式重症监护治疗病房的创建 [J]. 中国危重病急救医学杂志，2004，16（10）：589-591.
[58] 刘金国，王越超，李斌，等. 灾难救援机器人研究现状、关键性能及展望 [J]. 机械工程学报，2006，42（12）：1-12.
[59] 王立祥，郑静晨. 骨髓腔穿刺驱动器：快捷建立循环通路的好推手 [J]. 中国危重病急救医学，2010，22（8）：463-464.
[60] 王贵波，李兵仓. 骨内给药输液研究进展 [J]. 中国急救医学，2001，21（8）：489-491.
[61] 王立祥，郑静晨，侯世科，等. 腹部提压心肺复苏新装置 [J]. 武警医学，2009，20（5）：455-456.
[62] 中国腹部提压心肺复苏协作组. 腹部提压心肺复苏专家共识 [J]. 中华急诊医学杂志，2013，22（9）：957-959.
[63] Handley AJ，Handley JA.Performing chest compressions in a confined space [J] .Resuscitation，2004，61（1）：55-61.
[64] 王立祥，季之欣. 拓展个性化人道救援复苏方法提高创伤后心脏骤停复苏成功率 [J]. 武警医学，2010，21（1）：1-4.
[65] 单修政，徐世芳. 地震灾害紧急救援问题综述 [J]. 灾害学，2002，17（3）：71-75.
[66] 郑静晨，侯世科，樊毫军. 灾害救援医学手册 [M]. 北京：科学出版社，2009：1-484.
[67] 岳茂兴. 灾害事故伤情评估及救护 [M]. 北京：化学工业出版社，2009：38-78.
[68] 岳茂兴，周培根，李奇林，等. 灾害伤与成批伤伤员的现场救治策略、原则以及关键新技术、新方法应用 [J/CD]. 中华损伤与修复杂志：电子版，2014，9（3）：7-10.
[69] 白鲲鹏，叶泽兵，覃海森，等. 自动心肺复苏系统在院前急救中的应用观察 [J]. 岭南急诊医学杂志，2012，17（3）：219-221.
[70] 王秀华. 心脏停搏患者应用便携式胸腔按压机复苏效果观察 [J]. 中

国医疗器械信息，2012（10）：57-59.

［71］岳茂兴，夏锡仪，李瑛，等. 丰诺安联用大剂量 B_6 新疗法救治严重创伤后凝血病大出血患者的临床研究［J］. 中华危重病急救医学杂志，2013，25（5）：310.

［72］岳茂兴，周培根，梁华平，等. 创伤性凝血功能障碍的早期诊断和20AA复方氨基酸联用大剂量 B_6 新疗法应用［J/CD］. 中华卫生应急电子杂志，2015，1（1）：4-7.

［73］楚鹰，刘政，郑旭文，等. 20AA复方氨基酸联用大剂量维生素 B_6 新疗法治疗创伤凝血障碍的实验研究［J/CD］. 中华卫生应急电子杂志，2015，1（2）：88-89.

［74］万红贵，岳茂兴，夏锡仪，等. L-鸟氨酸复方氨基酸制剂联用大剂量维生素 B_6 抢救大出血濒死伤员的机制研究［M/CD］. 中华卫生应急，2013：9-11.

［75］中国研究型医院学会卫生应急学专业委员会，中国中西医结合学会灾害医学专业委员会. 急性创伤性凝血功能障碍与凝血病诊断和卫生应急处理专家共识（2016）［J/CD］. 中华卫生应急电子杂志，2016，2（4）：197-203.

［76］战伤救治规则［S］. 北京：中国人民解放军总后勤部卫生部，2006：94-95.

［77］黄志强. 应重视医院对灾难和突发事件应对机制的研究［J］. 中国危重病急救医学，2003，15（6）：324-325.

批量复合伤伤员卫生应急救援处置原则与抢救程序专家共识（2018）

中国研究型医院学会卫生应急学专业委员会
中国中西医结合学会灾害医学专业委员会
江苏省中西医结合学会灾害医学专业委员会

当今世界，重大突发事故、恐怖事件、自杀式恐怖袭击、特种意外伤害、局部战争等天灾人祸的发生日益频繁，已威胁到人类生存[1-3]。批量复合伤时有发生，而批量复合伤具有杀伤强度大，作用时间长，伤亡种类复杂，群体伤员多，救治难度大等特点，在平时及战时均可发生[4]。一方面，在运载火箭、导弹和航天飞行器的研制、试验和使用过程中，燃料泄漏、中毒乃至爆炸等事故屡见不鲜[5]；另一方面，导弹、榴弹、炸弹、燃料空气弹、联合攻击弹药（JDAM）、集束弹、石墨弹、贫铀弹、油气弹的应用，激光武器、微波武器、次声武器、气象武器、电磁子脉冲弹、新的核化生武器、两元毒剂弹、中子弹等的出现，使得批量复合伤的现场急救具有更大的危险性和复杂性[6-7]；再一方面，在一些化工厂、爆竹工厂、地下矿井、炸药爆竹等的意外事故中也可遇到类似的批量复合伤，自杀式恐怖袭击造成损伤大部分也是批量复合伤[8-9]。为此中国研究型医院学会卫生应急学专业委员会、中国中西医结合学会灾害医学专业委员会、江苏省中西医结合学会灾害医学专业委员会联合制定了“批量复合伤伤员卫生应急救援处置原则与抢救程序专家共识（2018）”，以规范和指导卫生应急工作者、灾害救援工作者及医护人员在批量复合伤发生时能够正确紧急处置，为抢救赢得时间，以救治更多批量复合伤危重病患者。

文献来源：中华卫生应急电子杂志，2018，4（1）：1-9.

一、流行病学

1. 平时意外事故致伤　主要见于化工厂[10-12]、军工厂、爆竹工厂、弹药库和地下矿井等爆炸事故致冲烧毒复合伤[3]。

2. 恐怖活动　自杀式恐怖爆炸。

3. 航空、航天意外　运载火箭、导弹和航天飞行器研制、试验和使用过程中发生意外爆炸[13]。

4. 军事活动　导弹、燃料空气炸弹（FAE）、联合攻击弹药（JDAM）等爆炸性武器的爆炸致伤。高能投射物击中飞机、舰艇、潜艇、装甲车和密闭工事时致伤。

5. 试验意外　武器发射时的爆炸致伤等。

二、致伤的基本特点[14-15]

1. 伤势重，并发症多，病（伤）死率较高　严重的批量复合伤伤员常死于致伤现场，即使部分伤员能度过早期的休克等难关，往往也会死于后期的严重并发症。根据研究[16]，导致复合伤并发症多、伤死率高的原因有：①休克加重。当机体机械性创伤复合烧伤时，体液丧失比单纯烧伤或创伤要增加 1～2 倍，可进一步加重机体的休克程度。②感染途径多样化。开放创伤、复合烧伤的感染不仅来自创面，而且也可来自肠道。肠源性感染不仅诊断十分困难，病（伤）死率也极高。③局部与全身抵抗力极度低下等。

2. 致伤因素多，伤情复杂　批量复合伤的致伤效应是两种或两种以上致伤因素作用的相互加强或扩增效应的结合，因此，病理生理紊乱常较多发伤和多部位伤更加严重而复杂。它不仅损伤范围广，涉及多个部位和多个脏器，而且全身和局部反应较强烈、持久，休克发生率高。病理生理学变化更为复杂。伤后早期死亡的主要原因是窒息、严重脑干伤和大出血休克等，后期多因严重感染、ARDS 及 MOF 等[17]。

3. 伤亡人群扩大化　批量复合伤的破坏作用和地面杀伤力异常巨大，人员伤亡比一般伤类时呈扩大趋势。

4. 杀伤强度大，作用时间长[18-20]　批量复合伤的早期并发症凶险，晚期并发症增多；杀伤面积大，损伤部位多，造成多部位伤的比例增加；随着休克、出血、昏迷等并发症和冲击伤、多部位伤、烧伤的增多，重伤的比例也相应增加。所致的伤情、伤部、伤势变化给救治工作带来的核心问题是难以诊断，难以把握救治时机，从而对救治工作提出了更高要求。

5. 容易漏诊、误诊　极易造成漏诊、误诊的原因可能有以下几种。①病史收集困难。大多数病情危重，无法主诉，不易得到完整的病史资料，对有些深在的和隐蔽的症状和体征易被忽视，特别是甚至遗漏对重要脏器损伤的诊断。②空腔脏器伤在早期缺乏典型的临床症状，难以诊断。③缺乏对复合伤、火器伤的创伤弹道学知识。对远离伤道和远离部位损伤的组织缺乏认知等。④很可能内伤和外伤同时存在，出现了没有伤口、伤道的损伤，而其损伤大多为致命性及易被忽视，往往成为该类患者最终致死的原因。⑤由于临床表现复杂，受累脏器多等，早期仅注意了显而易见的体表烧伤和弹片伤，而对部分伤员同时复合的肺、听器与脑部等冲击伤未能及时发现。

6. 伤亡种类复杂化　在战场中，由于武器的多样化，如导弹、榴弹、炸弹、燃料空气弹、联合攻击弹药（JDAM）、集束弹、油气弹的使用以及新的核化生武器、两元毒剂弹、中子弹的出现造成伤亡种类复杂，造成的大量新伤类、新伤型，对人体的伤害也十分复杂。所致的伤害最常见的是冲烧毒复合伤、火器伤、炸弹等武器引起的二次伤、放射损伤和化学损伤、感染性损伤以及流行性疾病等。

7. 内伤和外伤同时存在　过去对“伤型”的定义为伤口和伤道的类型，现在出现了没有伤口、伤道的损伤，从而也提出了

“外伤”的概念与战伤外科的范围问题，其基本内涵是外伤和内伤同时存在，其伤型的确立应包括内伤范围，伤型也应该是一个内伤、外伤的综合概念。

8. 治疗困难和矛盾　批量复合伤治疗中最大的难题是难以处理好由于不同致伤因素带来的治疗困难和矛盾。就冲烧复合伤而言，烧伤的病理生理特点是迅速发生的体液损失，致有效循环血容量下降而发生休克。因此，在烧伤的早期，迅速补液是防治休克的重要原则与措施之一。但在合并胸部冲击伤时，病理改变为肺泡破裂、肺泡内出血、肺水肿以及肺气肿等，治疗原则上输液要特别慎重。因此，如何处理好治疗烧伤的迅速输液与治疗肺冲击伤慎重输液诸如此类的矛盾是治疗的关键。原则上首先应区别复合伤是以烧伤为主还是以冲击伤为主，即使是严重的烧冲复合伤，除抢救生命外，输液原则上应少输、慢输，补充的液体最好和丢失的液体成分相似。

三、临床表现[21-23]

批量复合伤致伤因素多，伤情伤类复杂，因此临床表现也多种多样，可以是3种致伤因素的综合表现，也可以出现以某种致伤因素为主，辅以其他2种致伤因素的表现，其主要临床表现如下。

1. 症状和体征　主要的症状和体征有一般情况差，咳嗽频繁，呼吸困难甚至呼吸窘迫，呼吸频率每分钟可达35～40次以上，心动过速，心率每分钟可达125次以上，发绀、口鼻流血性泡沫样液体，胸痛、胸闷、恶心、呕吐、头痛、眩晕、软弱无力等。伴有偏二甲基肼中毒时，神经系统改变明显，除上述症状和体征外，还可出现肌肉颤动和肢体抽搐、牙关紧密、屏息、突眼、共济失调、瞳孔散大、意识不清甚至昏迷等。胸部听诊时双肺呼吸音低，满布干性和湿性啰音，伴支气管痉挛时可闻及喘鸣音。伴有创伤和烧伤性休克时，可见低血容量休克的临床表现。冲击伤有胃肠道损伤时可见便血，有肾和膀胱损伤时可有血尿，有肝脾和胃肠道破裂时则有腹膜刺激症状。

2. 实验室检查　①血常规：通常有白细胞总数升高，中性粒细胞百分数升高。如复合伤时有红细胞、白细胞和血小板、全血细胞减少，伴有体温下降，则预示伤情严重，预后不良。②X线胸片：可见肺纹理增粗，片状或云雾状阴影；胃肠道破裂时可见膈下有游离气体。③心电图：可见心动过速、低电压、ST-T下降甚至T波倒置。④呼吸功能[24]：血气分析可见PaO_2，明显下降，其他尚有肺顺应性降低和阻塞性通气功能障碍等改变。⑤血液高铁血红蛋白检查：氮氧化物中毒时，可见血液中高铁血红蛋白浓度有不同程度的升高，当含量达15%以上时，临床上便可出现发绀。⑥血液酶学检查：氮氧化物中毒时，可见谷胱甘肽过氧化物酶、谷胱甘肽还原酶和葡萄糖6-磷酸脱氢酶等活性升高，且与吸入的氮氧化物浓度呈依赖关系。冲击波引起心肌挫伤时，可见AST、LDH、CK-MB升高，而肝破裂时可见ALT和AST升高。⑦其他辅助检查：B超、CT可显示冲击波引起的肝、脾、肾破裂的改变，并可对损伤程度进行分型。

根据以上所述的临床症状和体征及相关的实验室检查，结合爆炸事故发生的原因，即可明确批量复合伤的诊断。

四、致伤机制[25]

批量复合伤，致伤机制十分复杂，至今尚不完全清楚，有待进一步研究阐明。其损伤机制推测可能与热力、冲击波和有毒气体的直接作用及其所致的继发性损害有关。

1. 热力的致伤机制　爆炸起火可引起不同程度的皮肤烧伤，吸入高温的蒸气或烟雾可致呼吸道烧伤。由于热力的直接损害，使烧伤区及其周围的毛细血管受损，导致其通透性增高，血浆样液体从血管中渗出，从创面丧失或渗入组织间隙。由于大量液体渗出，有效循环血量锐减，回心血量不足，血压下降，心输出量降低，使组织灌流不良，导致低血容量性休克。当吸入高温蒸气和烟雾时，可引起呼吸道烧伤，除气管和支气管损伤外，肺毛细血管通透性增高从而产生肺水肿，引起低氧血症、低碳酸血症、肺分流量增加和代谢性酸中毒。烧伤创面感染和肠源性感染是烧伤感染的主要原因，由于肠屏障功能破坏、肠道免疫功能降低和菌群生态失衡以及缺血再灌损伤，产生细菌和内毒素易位，由此诱发多种介质和细胞因子升高，如组胺、5-羟色胺、激肽、血栓素、白三烯、氧自由基、TNF、IL-1、IL-8、PAF等，进一步使血管内皮细胞和肺泡上皮细胞受损，导致脓毒症和多器官功能障碍，甚至可因多器官功能衰竭而死亡。

2. 冲击波的致伤机制　爆炸致特种燃料急剧膨胀所产生的冲击波可致人员冲击伤。冲击波超压和负压主要引起含气脏器如肺、胃肠道和听器损伤，动压可使人员产生位移或被抛掷，引起肝、脾等实质脏器破裂出血、肢体骨折和颅脑脊柱等损伤。冲击波超压和负压的主要致伤机制如下。①内爆效应（implosion effect）：当冲击波通过含有气泡或气腔的液体介质时，液体基本上不被压缩，而气体压缩却很大。冲击波通过后，受压缩的气体极度膨胀，好似许多小的爆炸源，其压力值可达 10^7 kPa，它呈放射状向四周传播能量，从而使周围组织（如含空气的肺泡组织和胃肠道）发生损伤。②剥落（碎裂）效应（spalling effect）：当压力波自较致密的组织传入较疏松的组织时，在两者的介面上会引起反射，致使较致密的组织因局部压力突然增高而发生损伤，如肺泡撕裂、出血和水肿，心内膜下出血、膀胱黏膜出血以及含气的胃肠道损伤均可由此种效应而引起。③惯性效应（inertia effect）：致密度不同的组织，压力波传递的速度有所不同，在较疏松的组织中传递较快，在较致密的组织中传递较慢。由于这种惯性的差异，使得冲击波作用时，致密度不同的连接部分易出现分离现象，从而造成撕裂与出血，如肋间组织与肋骨连接部的出血，肠管与肠系膜连接部的出血。④血流动力学效应（hemodynamic effect）：超压作用于体表后，一方面压迫腹壁，使腹腔内压增加，膈肌上顶，上腔静脉血突然涌入心、肺，使心肺血容量急剧增加；另一方面又压迫胸壁，使胸腔容积缩小，胸腔内压急剧上升。超压作用后，紧接着就是负压的作用，这时因减压的牵拉作用又使胸廓扩大。这样急剧的压缩与扩张，使胸腔内发生一系列血流动力学变化，从而造成心肺损伤。我们既往的研究表明，冲击波作用瞬间，心腔及肺血管内的压力可净增26.0～57.6 kPa，最高达86.0 kPa。显然，一些微血管经受不了这样急剧的压力变化而发生损伤。⑤负压效应（underpressure effect）：有关冲击波负压在致伤中的作用过去很少注意。近期研究表明，在一定条件下，负压可造成严重的肺损伤，如广泛的肺出血、肺水肿等。在致伤参数中有压力下降速率、负压峰值和负压持续时间，其中负压峰值最为重要。作者实验室的研究表明，在 −47.2～−84.0 kPa 条件下，大鼠可发生轻度至极重度肺损伤。胸部动力学响应测定和高速摄影结果提示肺组织撞击胸壁是冲击波负压引起肺损伤的主要机制。

3．毒气中毒机制[26-28]

（1）特种燃料泄漏或爆炸可产生多种氮氧化物，从而引起人员中毒。如四氧化二氮（N_2O_4）是目前国内外大型运载火箭和导弹应用的主要液体推进剂之一[29]，当它与偏二甲基肼（UDMH）发生意外爆炸时，可产生多种氮氧化物，包括四氧化二氮（N_2O_4）[30-31]、氧化亚氮（N_2O）、一氧化氮（NO）、二氧化氮（NO_2）、五氧化二氮（N_2O_5）等，其混合气称为硝气，极易造成人员中毒[32-36]。氮氧化物的致伤机制主要有以下几方面。氮氧化物经呼吸道吸入中毒，损伤呼吸道，引起肺水肿[29, 37]及化学损伤性肺炎：①经呼吸道吸入的氮氧化物因溶解慢，易深入呼吸道，气体溶解在饱和水蒸气或肺泡表面的液体中形成硝酸和亚硝酸，刺激并腐蚀肺泡上皮细胞和毛细血管壁，导致通透性增加，大量液体自细胞及血管外漏，产生肺水肺。②损伤肺Ⅱ型上皮细胞，使肺表面活性物质减少，诱发肺泡萎陷，肺泡压明显降低，致使与肺泡压抗衡的毛细血管静水压增高，液体由血管内大量外渗，产生肺水肿。③使细胞内环磷腺苷含量下降，降低了生物膜的功能，由此诱发脂质过氧化造成组织损伤。如上述致伤的环节不能被有效阻断，则可进一步发展成为急性呼吸窘迫综合征（ARDS），远期效应可有肺纤维化和阻塞性肺气肿。

（2）高铁血红蛋白血症：氮氧化物和硝酸通过各种途径进入体内，可使机体的血红蛋白变成高铁血红蛋白，形成高铁血红蛋白血症。当体内高铁血红蛋白含量达到 15% 以上时，即可出现发绀，影响红细胞携氧功能，进一步加重机体的缺氧，诱发各种内脏并发症。

（3）降低机体对病毒和细菌的防御机制：长期吸入氮氧化物，可使支气管和细支气管上皮纤毛脱落，黏液分泌减少，肺泡吞噬细胞功能降低，由此使机体对病毒和细菌的抵抗力下降，呼吸道感染发生率明显升高。文献报道某种鼠科动物暴露到 NO_2 4～30 ppm 4 h，发现巨噬细胞和多形核中性粒细胞的吞噬反应均被抑制。人类的流行病学研究也表明，呼吸道感染发生率较高与室内外 NO_2 水平有关。

4．其他损伤机制[38] 氮氧化物（如 NO_2）作为一种自由基，可攻击细胞膜的不饱和脂肪酸（RH），形成以碳为中心的自由基（R−）和氧为中心的自由基（ROO−），由此造成组织损伤[39]。有的学者报道 NO_2 及其产物是通过调节肺泡内皮细胞膜 PLA_1 配体结合，进而产生二酰甘油和激活蛋白激酶 C 在信号转导中发挥作用的。也有学者报道人支气管上皮细胞暴露到 NO_2，培养基中可见粒细胞 / 巨噬细胞集落刺激因子，TNF 和 IL-8 升高，从而在 NO_2 所致的继发性损害中起作用。

五、批量复合伤初期急救处置原则[40–41]

批量复合伤的伤员初期的现场急救十分重要，医护人员迅速赶到现场进行有效的基础复合伤生命支持（BTLS）并把患者及时转运到技术条件相对较强的医院，这样可大大提高抢救成功率。因此要加强现场急救工作，广泛普及CPR现场抢救技术，提高全社会人民自救、互救的知识和能力。而通讯、运输、医疗是院前的三大要素，必须充分发挥各个因素的功能与作用。重视伤后白金10 min与1 h的黄金抢救时间[42]，使伤员在尽可能短的时间内获得最确切的救治。应坚持科学的救治原则，特重症批量复合伤患者需对两种以上致伤因素造成的多重损伤进行兼顾和并治[43-46]。

1．救治必须遵循快抢快救、及时有效的原则[47-48] 在救治措施上必须前后继承、互相衔接，防止遗漏和避免不必要的重复。现场抢救是救治的起点，要充分运用战救五大技术（通气、止血、包扎、固定、搬运）和其他急救技术。优先抢救有生命危险的伤员，积极防治休克、解除窒息。紧急手术是抢救危重伤员生命、减少残疾的重要措施，各级救治机构应完成救治范围规定的手术。尽早清创、防治感染，是促进伤口愈合、减少并发症的重要手段[49]。一切开放性创伤都是污染的，要及时给予抗感染药物，清创，注射破伤风类毒素或抗毒血清。防治创伤并发症是救治的重要环节。应密切观察，及时采取防治措施。

2．心搏和呼吸骤停　立即行心肺复苏术[50-53]。

3．对连枷胸患者，立即予以加压包扎　开放性气胸应用大块敷料密封胸壁创口，张力性气胸用针排气[54]。

4．准确判断伤情　不但应迅速明确损伤累及部位，还应确定其损伤是否直接危及患者的生命，需优先处理。其救治顺序一般为心胸部外伤 - 腹部外伤 - 颅脑损伤 - 四肢、脊柱损伤等。妥善应用有效的诊断技术，如行心包穿刺可明确诊断心脏压塞；行胸腔穿刺引流术可确诊血胸、气胸；腹腔穿刺或腹腔灌洗对腹内脏器损伤者诊断的准确率可高达95%。

5．控制外出血　遇有因肢体大血管撕裂要上止血带，但要定时放松。

6．开放骨折用无菌敷料包扎　闭合骨折用夹板或就地取材进行制动。

7．适量给予止痛、镇静药　有颅脑伤或呼吸功能不良者，禁用吗啡、盐酸哌替啶。

8．了解伤因和暴力情况　要了解受伤时间，受伤时伤员的体位、姿势、意识等，为今后的医疗提供第一手资料。

9．迅速抗休克、抗中毒，治疗及纠正脑疝　抗休克的重要措施为迅速建立两条以上静脉通道，进行扩容、输血及足够的氧气吸入，应在积极抗休克的同时果断手术，剖胸或剖腹探查以紧急控制来势凶猛的部位伤。早期降低颅内压纠正脑疝的主要措施为20%甘露醇快速静脉滴注，同时加用利尿药。早期大剂量的地塞米松及人体白蛋白应用可减轻脑水肿，但需积极术前准备尽快手术清除颅内血肿、挫裂伤灶或施行各种减压手术才是抢救重型颅脑损伤、脑疝的根本措施[55]。但在颅脑损伤合并出血性休克时就会出现治疗上的矛盾，应遵循：先抗休克治疗，后用脱水药；使用全血、血浆、低分子右旋糖酐等胶体溶液，既可扩容纠正休克，又不至于加重脑水肿。

10．迅速而安全地使伤员离开现场　搬运过程中，要保持呼吸道通畅和恰当的体位，昏迷患者转运时，采取伤侧卧位，对吸氧、输液、人工控制呼吸和体外心脏按压等要保持持续性。避免再度受伤和继发性损伤。

六、现场伤情、伤员分类和设立救护区标志[56–58]

1．重视伤员分类及伤票的填写[59-60]　这样可以减少抢救的盲目性，节省时间，较准确地按伤情分别进行有组织的救治，快速进入“绿色生命安全通道”，有利于最大限度地发挥有限医护人员的作用，把救护力量投入到最需要救治的伤员身上。

2．伤员分类的等级和处理原则

（1）Ⅰ类：危重伤，需立即抢救，伤票下缘用红色标示，包括严重头部伤，大出血，昏迷，各类休克，开放性或哆开性骨折，严重挤压伤，内脏损伤，大面积烧伤（30% 以上），窒息性气胸，颈、上颌和面部伤，严重烟雾吸入（窒息）等。实践经验证明，休克、窒息、大出血和重要脏器损伤是伤员早期死亡的主要原因。要尽一切努力确保Ⅰ类伤得到优先抢救，待伤情稳定后优先由救护车送至相应医院。

（2）Ⅱ类：中重伤，允许暂缓抢救，伤票下缘用黄色表示，包括非窒息性胸腔创伤、长骨闭合性骨折、小面积烧伤（30% 以下）、无昏迷或休克的头颅和软组织伤等。

（3）Ⅲ类：轻伤，伤票下缘用绿色标示。

（4）0 类：致命伤（死亡），伤票下缘用黑色表示，按规定程序对死者进行处理。在空难中幸存而又未受伤的人员中，他们已经受到瞬间生与死的考验，通常还有一部分人员精神受刺激，对这些人可不加标记，但也要注意监护，给予妥当安置。

3．救护区标志的设置　用彩旗显示救护区的位置在混乱的现场意义及价值十分重要。其目的是便于担架从分类组抬出的伤员准确地送到相应的救护组，也便于转运伤员。①Ⅰ类伤救护区插红色旗显示。②Ⅱ类伤救护区插黄色旗显示。③Ⅲ类伤救护区插绿色旗显示。④ 0 类伤救护区插黑色旗显示。

4．简单分类

（1）一级优先：①首先判断通气如何，通畅呼吸道。②若有呼吸，呼吸频率＞30 次 /min。③若呼吸频率＜30 次 /min，则看末梢循环灌注情况，毛细血管灌注＞2 s 或无桡动脉搏动。④若呼吸频率＜30 次 /min，则看末梢循环灌注情况，毛细血管灌注＜2 s 或有桡动脉搏动，则看伤员的意识状况，若不能完成简单的指令，均分类为紧急救治组，为一级优先。

（2）二级优先：若能服从简单的指令则分类为可延迟救治组，

为二级优先。

（3）三级优先：所有能走到分类区的伤员分类为轻微伤，为三级优先。

（4）四级优先：首先判断通气如何，若无，则通畅呼吸道，仍无呼吸则分类为濒死组为四级优先。

七、伤 员 转 送

1. 后送要求　由于后送要求时间紧迫而短暂，所以伤员集中地点必须安排在急救站附近。对于医疗后送有以下要求：①在及时施行医疗救护过程中，将伤员后送到各相关医疗机构。②为提高医疗救护质量，应尽可能减少医疗转送的过程。③将伤员迅速后送到进行确定性治疗的医疗机构中去[61]。

2. 后送工具　①用担架、应急器材或救护车在现场抢救伤员后运送。②卫生运输工具，如救护车、救护用飞机、直升机、卫生列车、医疗船等后送伤员，尤其是危重伤员。③不得已时征用普通的运输工具转送伤员，尤其是轻伤员。在灾害事故中，不能单纯依赖伤员转送车辆，直升机是转送伤员最理想的运输工具之一。后送过程中，仍应积极地观察及救治伤员，并及时向后送医院通报伤员的病情等。

3. 掌握后送指征　下列情况之一的伤病员应该后送：①后送途中没有生命危险者。②手术后伤情已稳定者。③应当实施的医疗处置已全部做完者。④伤病情有变化已经处置者。⑤骨折已固定确实者。⑥体温在38.5℃以下者。

4. 暂缓后送　有以下几种情况之一者暂缓后送：①休克症状未纠正，病情不稳定者。②颅脑伤疑有颅内高压，有发生脑疝可能者；③颈髓损伤有呼吸功能障碍者。④胸、腹部术后病情不稳定者。⑤骨折固定不确定或未经妥善处理者。为了正确掌握后送指征，送出单位和后送医疗队均要把关，对不符合后送条件者不后送。

八、批量复合伤伤员入院后的抢救程序[62-65]

1．应快速初步评定伤情，确定分类　重症患者入院后，应快速初步评定伤情，确定分类，组织专科抢救。首先保证生命安全，考虑减少伤残，并注意防治并发症。

2．迅速抗休克抗中毒治疗及纠正脑疝　严重批量复合伤患者早期死亡的主要原因为休克、脑疝、重度烧伤、中毒、创伤后心脏停搏等，早期积极地抗休克、抗中毒及纠正脑疝治疗是抢救成功的关键。抗休克的重要措施为迅速建立两条以上静脉通道，进行扩容、输血及足够的氧气吸入，应在积极抗休克的同时果断手术，剖胸或剖腹探查以紧急控制来势凶猛的部位伤。早期降颅压纠正脑疝的主要措施仍为20%甘露醇快速静脉滴注，同时加用利尿药。早期大剂量的地塞米松及人体白蛋白应用可减轻脑水肿，但需积极术前准备尽快手术清除颅内血肿、挫裂伤灶或施行各种减压手术才是抢救重型颅脑损伤、脑疝的根本措施。但在颅脑损伤合并出血性休克时就会出现治疗上的矛盾，应遵循：先抗休克治疗，后用脱水药；使用全血、血浆、低分子右旋糖酐等胶体溶液，既可扩容纠正休克，又不至于加重脑水肿。

3．诊断要迅速、准确、全面　通常是边抢救、边检查和问病史，然后再抢救、再检查以减少漏诊。诊断有疑问者在病情平稳时可借助一定的辅助检查（B超、X线、CT等）获得全面诊断。特别应注意：①重型颅脑损伤患者是否合并休克、颈椎损伤。②严重腹部挤压伤是否合并膈肌破裂。③骨盆骨折注意有无盆腔或腹腔内脏器损伤。④严重胸部外伤是否合并心脏伤。⑤下胸部损伤注意有无肝、脾破裂等。⑥特别在烧冲复合伤或机械性创伤复合冲击伤时，机体冲击伤是最易被人们所忽略的。⑦有无石棉、烟尘及爆炸产生大量的氮氧化物的吸入中毒。

4．合理选用麻醉　合理的麻醉是批量复合伤患者紧急手术救治中的重要环节。在实际抢救过程中要根据具体情况、个体差异掌握。如：①颈椎损伤和术后需长期置管者可采用清醒经鼻插管，耐受性好且能有效防止反流发生。②如选用静脉复合麻醉，需做好术中的监测，保证血流动力学及其他生理指标的稳定，同时注意早期防治可能发生的并发症。③对合并颅脑伤者为避免挣扎引起颅内压升高宜行快速气管插管，但对估计插管困难者不合适，对此类患者经口插管失败者行喉镜明视、弯钳帮助下经鼻插管都能很快完成。

5. 手术治疗的顺序　应遵循首先控制对生命威胁最大的创伤的原则来决定手术的先后。一般是按照紧急手术（心脏及大血管破裂）、急性手术（腹内脏器破裂、腹膜外血肿、开放骨折）和择期手术（四肢闭合骨折）的顺序，但如果同时都属急性时，先是颅脑手术，然后是胸腹盆腔脏器手术，最后为四肢、脊柱手术等。提倡急诊室内手术。对于严重批量复合伤患者来说时间就是生命，如心脏大血管损伤，手术越快越好，如再转送到病房手术室，许多患者将在运送过程中死亡。手术要求迅速有效，首先抢救生命，其次是保护功能。

6. 搞好各有关科室的组织协调工作　严重批量复合伤的救治需要各有关科室，各专业组，麻醉科、放射科等的大力配合，因此要搞好组织协作，树立抢救中的整体观念。另外，医院还应成立由外科各专业组、麻醉科等各相关科室组成的批量复合伤抢救组，以随时支援突发的大型紧急灾难性事故。

7. 术后积极预防治疗 ARDS 及 MOF　ARDS 及 MOF 是批量复合伤患者创伤后期死亡的主要原因。因此早期防治应注意[66-67]：①迅速有效地抗休克治疗，改善组织低灌注状态，注意扩容中的晶胶比例，快速静脉滴注时注意肺功能检测，复合伤患者伴肺挫伤者尤为重要的是应尽快输入新鲜血液。②早期进行呼吸机机械通气，改善氧供给，防止肺部感染。采取呼气末正压通气（PEEP）是治疗 ARDS 的有效方法。③注意尿量检测、保护肾功能，慎用对肾功能有损害的药物。④注意胃肠功能监测，早期行胃肠内营养。⑤在病情危重的特定情况下，联合采用短程大剂量山莨菪碱与地塞米松为主的冲击疗法，使复合伤患者安全度过手术关，去除致死性的病因，使病情得到逆转。⑥及时手术治疗，手术力求简洁有效，既减少遗漏又要减少手术创伤。⑦合理应用抗生素。⑧积极促进机体的修复和愈合。⑨做好后续治疗和康复治疗等。

九、批量复合伤成批伤员的现场急救新技术新疗法应用

1．“信息化、网络化、整体化现场救治”新模式　信息化、网络化、整体化，环环相扣、无缝隙连接的现场救治新模式，能整体提高批量复合伤的医学救援能力，大大缩短患者获得确定性治疗的时间，确保批量复合伤群体伤员的安全。如对于批量复合伤成批伤患者现场急救来讲，创建安全有效的绿色抢救通道十分重要；广泛利用先进交通工具，使救治过程信息化、网络化以达到迅速救援；流动便携式ICU病房[68]能将救命性处理延伸到事故现场，降低危重症患者的死亡率及伤残率，为复合伤伤员现场救治提供新模式和新理论；ZX120急救信息预告急诊室无线联网终端系统，可以覆盖农村基层，真正实现院前院内急救的无缝衔接，使得急诊绿色通道更加畅通，患者得到更加快速、有效地救治，做到了信息化、网络化救治。在院内采用急诊医学系统、损伤控制外科治疗和整体监护治疗等对危重病伤员进行整体化治疗，该整体化治疗模式将急救、手术、ICU融合为一体，从接诊危重症患者即开始急救，同时予以监护和术前准备，快速进行有效复苏和检查，立即进行确定性手术，全程进行ICU监护治疗。特重症伤员的全部救治过程均在急救部完成，这是一种快速、高效、新颖的现场急救模式。

2．“流动便携式ICU”急救车[69]　在“流动便携式ICU”急

救车上增加了救命性的手术功能及可移动的自动心肺复苏系统功能，将救命性的处理等延伸到事故现场，即使在城市交通阻塞的情况下，批量复合伤危重症伤员也能在车上得到有效的救治。可明显降低批量复合伤成批伤患者的死亡率及伤残率。

3．便携式乡村医师急救包、急救箱[70] 根据农村可能出现的各种危及生命的意外伤害，为其现场急救研制的“便携式乡村医师急救包”采用防水拉链和防水迷彩布制作，重 4 kg，内部有多个分袋；分别装有急救器材和药品。药品用药盒固定，有标签。背带质量承受能力可靠，接口牢固。水中漂浮 30 min，内部无明显渗漏水。包内配备了 50 类药品及 20 套器材，基本能满足急救应急的需要。本包有机动性强、速度快等优点，在草原、沙漠、复杂地形条件下都可实施救护。这对批量复合伤伤员实施快速医疗救护十分有利。

4．便携式瞬锋急救切割器 其应用价值在“4·20”雅安大地震大批伤员检伤验伤救治中得到了实际验证，并获国家实用专利（ZL201120198164·1）和国家医疗器械注册证，在救治批量复合伤成批伤患者时可发挥重要作用[71-72]。

5．柴黄参祛毒固本新药 临床研究证实[73-75]，该专利中药组合方剂（ZL20111067186·8）有表里双解、气血同治、清热解毒、扶正固本的双向调节作用，具有较强的抗菌、抗病毒等作用，还具有较好的脏器保护作用，能够缩短批量复合伤成批伤患者的抗生素使用时间及痊愈病程。

6．维生素 B_6 联用丰诺安新疗法[76-78] 在综合治疗基础上采用该新疗法救治批量复合伤成批伤患者效果明显，是一种简便、实用、经济、有效的国内外具有独创性及唯一性的治疗方案[79-80]，并已获国家授权发明专利（ZL201010248451·9）。其具体实施方案[81]：①重症批量复合伤患者：丰诺安 500 mL，静脉滴注，1 次 /d；0.9% 氯化钠注射液 250 mL ＋ 维生素 B_6 5 g ＋维生素 C 2 g，静脉滴注，2 次 /d；连续使用直至病情控制。

②中度批量复合伤患者：丰诺安 500 mL，静脉滴注，1 次 /d；0.9% 氯化钠注射液 250 mL＋维生素 B_6 5 g＋维生素 C 2 g，静脉滴注，1 次 /d；连续使用直至病情得到控制。③轻度批量复合伤患者：丰诺安 500 mL，静脉滴注，1 次 /d；0.9% 氯化钠注射液 250 mL ＋ 维生素 B_6 3 g＋维生素 C 2 g ，静脉滴注，1 次 /d；连续使用直至病情得到控制。

轻中重度在急诊室以损伤严重程度评分（injury severity score，ISS）进行评估：9 ～ 15 分为轻度患者，16～25 分为中度患者，＞26 分为重度患者。入院后进行 APACHE 评分。

十、大力开展批量复合伤急救策略的科学研究

深入探索批量复合伤的致伤因素、发生规律和损伤特点[82]，从基础开始对此问题进行科学、系统的研究，进一步对爆炸损伤进行追踪研究，建立有关伤型的动物模型，研讨致伤机制，研究特效药物，提出急救措施和方案，并加强有关伤病的救治技术的训练，研究确立并熟练掌握各类损伤及损伤并发症的分类、诊断标准、急救方案，科学安排各类伤员的急救次序，以便及时正确地采用有效的救治措施，不断提高批量复合伤的急救水平[83-87]。

十一、综合治疗的重要性

批量复合伤在临床上病情发展迅猛，救治极为困难，死亡率极高，所以综合治疗是至关重要的，包括心肺复苏、抗泡剂应用、超声雾化吸入、抗过敏或碱性中和剂的应用、消除高铁血红蛋白血症、适当的体位、高流量吸氧、保证组织细胞供氧、维护重要脏器功能、纠正电解质紊乱、酸碱失衡等，积极促进机体的修复和愈合等[88-89]。

十二、结　　语

本专家共识的制定是基于目前对“批量复合伤初期急救处置原则与抢救程序专家共识”的理解并参考现有的循证医学证据及国内外有关文献完成的。而批量复合伤伤员的临床救治十分复杂，遵循专家共识能够改善批量复合伤伤员的救治效果，但需要注意的是，本专家共识不能完全覆盖患者所有的临床情况，在具体临床实践中需因病施治和因地（环境条件）施治，根据医生经验进行诊断和治疗。

参考文献

[1] 任继勤，穆咏雪. 危化品事故的统计分析与管理启示［J］. 化工管理，2015（16）：28-31.

[2] 岳茂兴. 危险化学品事故急救［M］. 北京：化学工业出版社，2005：251-323.

[3] 岳茂兴. 反化学恐怖医疗手册［M］. 北京：清华大学出版社，2004：3-23.

[4] 岳茂兴. 灾害医学的定义及其主要研究方向［J］. 世界急危重病医学杂志，2006，3（5）：1476-1479.

[5] 蒋俭. 火箭推进剂突发事故与应急处理［J］. 卫生毒理学杂志，1997，11（1）：11-13.

[6] 岳茂兴. 反化学恐怖医疗手册［M］. 北京：清华大学出版社，2004：123-238.

[7] 岳茂兴. 危险化学品事故急救［M］. 北京：化学工业出版社，2005：167-256.

[8] 袁庆华. 危险化学品安全卫生基础知识［M］. 北京：中国工人出版社，2003：217.

[9] 邱泽武，彭晓波，王永安. 危险化学品事故与中毒救治［J/CD］. 中华卫生应急电子杂志，2015，1（6）：5-8.

［10］沈亚萍，李瑛，岳茂兴．急性双光气中毒 58 例临床分析［J］．岭南急诊医学杂志，2010，15（6）：479-480．
［11］岳茂兴，夏锡仪，李瑛，等．1336 例突发性群体性氯气中毒患者的临床救治［M/CD］．中华卫生应急，2012：15-18．
［12］岳茂兴．氯气中毒医疗卫生救援院前急救［J］．中华急诊医学杂志，2008，17（2）：224．
［13］黄洁夫．现代外科学［M］．北京：人民军医出版社，2003：286-298．
［14］岳茂兴．危险化学品事故的特点及紧急救治对策研究［J］．解放军医学杂志，2005，30（2）：171-172．
［15］岳茂兴．爆炸致冲烧毒复合伤的特点及其紧急救治［J］．中华急诊医学杂志，2007，16（6）：670-672．
［16］中华医学会．临床技术操作规范．急诊医学分册［M］．北京：人民军医出版社，2010：1-174．
［17］张连春，岳茂兴，李学彪．严重多发伤合并消化道破裂伤 48 例的救治体会［J］．人民军医，1997；40（1）：24-25．
［18］岳茂兴．冲击伤复合液体火箭推进剂染毒大鼠的远期效应研究［J］．航天医学与医学工程杂志，2004，6（5）：364-366．
［19］马玉娜．二硫化碳对大鼠 F_2 代的致畸作用及远期效应［J］．江苏预防医学，1998（4）：13-15．
［20］Sarangi S, Zaidi T, Pal RK, et al. Effects of exposure of parents totoxic gases in Bhopal on the offspring[J]. Am J Ind Med, 2010, 53 (8): 836-841.
［21］岳茂兴，张坚，刘志国，等．化学物质爆炸致化学和冲击复合伤的损伤特点及紧急救治［J］．中华急诊医学杂志，2004，13（8）：515-517．
［22］王一镗，岳茂兴．复合伤．实用临床急诊医学［M］．南京：南京科技出版社，1999：1169-1325．
［23］岳茂兴．导弹和火箭推进剂爆炸致复合伤的致伤特点和紧急救治研究［J］．解放军医学杂志，2002，D72（急救医学专刊）：233．
［24］岳茂兴，彭瑞云，王德文，等．冲击复合伤大鼠对血气变化及病理形态学的影响和 c-fos 蛋白基因表达的研究［J］．中华急诊医学杂志，2003，12（9）：591-593．
［25］岳茂兴．中西医结合治疗导弹和火箭推进剂爆炸致冲毒复合伤的基础和临床救治研究［J］．解放军医学杂志，2002，H7(急救医学专刊)：

236.
[26] 岳茂兴，彭瑞云，杨志焕，等. 冲击伤复合液体火箭推进剂染毒大鼠的远期效应研究 [J]. 创伤外科杂志，2004，6（5）：364-366.
[27] 蔡芸. 动物芥子气全身吸收中毒防治药物及综合治疗方案研究 [D]. 上海：第二军医大学，2005.
[28] 史志澄. 急性窒息性气体中毒 [J]. 工业卫生与职业病，2001，27(4)：243-247.
[29] 夏锡仪，岳茂兴，李瑛. 严重急性化学性肺水肿 37 例临床救治分析 [J]. 中国全科医学，2010，13（29）：3343-3345
[30] 夏锡仪，郑琦涵，岳茂兴. 大剂量地塞米松联合山莨菪碱治疗急性氯气中毒伴化学性肺损伤 526 例 [J]. 中华危重病急救医学，2012，24（11）：689.
[31] 岳茂兴，彭瑞云，王正国，等. 飞船推进剂四氧化二氮中毒损伤的研究 [J]. 航天医学与医学工程，2004，17（2）：117-120.
[32] 岳茂兴，蔺宏伟，李建忠，等. 人参二醇对四氧化二氮染毒鼠 1- 抗胰蛋白酶水平的影响 [J]. 中国急救医学杂志，2003，23（9）：598-600.
[33] 岳茂兴，杨鹤鸣，张建中，等. 四氧化二氮爆炸致冲毒复合伤对家兔血流动力学及病理形态学的影响 [J]. 中华急诊医学杂志，2001，10（2）：104-107.
[34] 岳茂兴，李建忠，陈英，等. 四氧化二氮对小鼠骨髓细胞姐妹染色单体互换频率变化的影响 [J]. 中华航空航天医学杂志，2005，16（3）：168-170.
[35] 罗红敏. 一氧化碳中毒患者远期痴呆风险增加 [J]. 中华危重病急救医学，2016，28（10）：869-869.
[36] 岳茂兴，夏亚东，黄韶清，等. 氮氧化物急性中毒致严重迟发性急性化学性肺水肿的特点和救治对策 [J]. 中华危重病急救医学杂志，2002，14（12）：757-758.
[37] Mowry JB, Spyker DA, Cantilena LR Jr, et al. 2013 Annual Report of the American Association of Poison Control Centers' National Poison Data System (NPDS): 31st Annual Report [J]. Clin Toxicol (Phila), 2014, 52 (10): 1032-1283.
[38] 岳茂兴，夏亚东，黄韶清，等. 氮氧化物致急性化学中毒性肺水肿

的临床救治研究［J］. 中国急救医学杂志，2001，21（3）：142.
［39］岳茂兴. 氮氧化物中毒损伤的临床救治研究与进展［J］. 中华急诊医学杂志，2001，10（4）：222-223.
［40］李奇林，蔡学全，岳茂兴，等. 现代灾害伤院外急救进展［M］. 北京：军事医学科学院出版社，2004：23-60.
［41］中国红十字总会. 中国红十字总会救护师资培训教材［M］. 北京：社会科技文献出版社，2003：130-141.
［42］何忠杰. 创伤急救的新概念——白金 10 分钟［J］. 解放军医学杂志，2004，29（11）：1009-1010.
［43］岳茂兴. 灾害事故伤情评估及救护［M］. 北京：化学工业出版社，2009：38-78.
［44］岳茂兴. 危险化学品爆炸致冲烧毒复合伤急救［J］. 中华灾害救援医学，2015，3（11）：601-606.
［45］岳茂兴. 特种燃料爆炸致复合伤的急救［J］. 中华急诊医学杂志，2000，9（2）：126-128.
［46］陈冀胜. 反化学恐怖对策与技术［M］. 北京：科学出版社，2005：164-199.
［47］吴敏. 严重多发创伤患者急救护理［J］. 医学信息，2014，27（4）：249.
［48］岳茂兴. 灾害事故现场急救［M］. 2 版. 北京：化学工业出版社，2013：5-8.
［49］徐荣祥. 烧伤治疗大全［M］. 北京：中国科学技术出版社，2009：68-89.
［50］冯庚. 心肺复苏时的电击除颤要点（上）［J/CD］. 中华卫生应急电子杂志，2015，1（3）：226-227.
［51］冯庚. 心肺复苏时的电击除颤要点（下）［J/CD］. 中华卫生应急电子杂志，2015，1（4）：298-300.
［52］中国研究型医院学会心肺复苏学专业委员会. 2016 中国心肺复苏专家共识［J/CD］. 中华卫生应急电子杂志，2017，3（1）：12-36.
［53］汪宏伟，沙鑫，张思森，等. 院前心肺复苏人工循环和通气方法的研究进展［J/CD］. 中华卫生应急电子杂志，2017，3（2）：113-117.
［54］岳茂兴，魏荣贵，马华松，等. 爆炸伤 101 例的救治［J］. 中华急诊医学杂志，2003，12（3）：194-195.

［55］岳茂兴，杨鹤鸣．山莨菪碱联用地塞米松对四氧化二氮爆炸致冲毒复合伤大鼠血气的影响［J］．中华航空航天医学杂志,2001,12（1）：35-39.

［56］中国研究型医院学会卫生应急学专业委员会．危险化学品爆炸伤现场卫生应急处置专家共识（2016）［J/CD］．中华卫生应急电子杂志，2016，2（3）：148-156.

［57］岳茂兴，周培根，李奇林，等．灾害伤与成批伤伤员的现场救治策略、原则以及关键新技术、新方法应用［J/CD］．中华损伤与修复杂志电子版，2014，9（3）：7-10.

［58］赵炜．急救医疗服务体系在突发灾害中的紧急救援作用［J］．中国急救医学，2003，23（5）：314-315.

［59］Sasser SM, Hunt RC, Faul M, et al. Guidelines for field triage of injured patients: recommendations of the National Expert Panel on Field Triage, 2011 [J]. MMWR Recomm Rep, 2012, 61 (RP-1): 1-20.

［60］Newgard CD, Rudser K, Hedges JR, et al. A critical assessment of the out-of-hospital trauma triage guidelines for physiologic abnormality[J]. J Trauma, 2010, 68 (2): 452-462.

［61］姚元章，丁茂乾．灾难应急救援转运新策略［J/CD］．中华卫生应急电子杂志，2016，2（1）：10-13.

［62］岳茂兴，刘志国，蔺宏伟，等．灾害事故现场医学应急救援的主要特点及救护原则［J］．中国全科医学，2004，7（18）：1327-1329.

［63］岳茂兴．爆炸复合伤的基本特点和初期急救原则及抢救程序［J］．中国急救医学，2002，22（3）：186-187.

［64］Harold PD, De Souza AS, Louchart P, et al. Development of a risk-based prioritisation methodology to inform public health emergency planning and preparedness in case of accidental spill at sea of hazardous and noxious substances (HNS) [J]. Environ Int, 2014, 72: 157-163.

［65］Rebera AP, Rafalowski C. On the spot ethical decision-making in CBRN（chemical, biological, radiological or nuclear event）response: approaches to on the spot ethical decision-making for first responders to large-scale chemical incidents [J]. Sci Eng Ethics, 2014, 20 (3): 735-752.

［66］张丽娜，陆娟，王英，等．窒息性混合气体中毒合并重症吸入性肺炎患者的急救与护理［J］．解放军护理杂志，2014，31（14）：40-41.

［67］岳茂兴，魏荣贵，马华松，等．氮氧化物致急性化学中毒性肺水肿 19 例的临床救治［J］．中华航空航天医学杂志，2001，12（2）：115-116.

［68］岳茂兴，夏锡仪，何东，等．流动便携式重症监护病房急救车的研制及其在灾害事故急救中的应用［J］．中华危重病急救医学，2009，21（10）：624-625.

［69］岳茂兴，邹德威，张坚，等．流动便携式重症监护治疗病房的创建［J］．中华危重病急救医学，2004，16（10）：589-591.

［70］岳茂兴，夏锡仪，李瑛，等．“便携式乡村医师急救包”的研制及应用［M/CD］．中华卫生应急，2012：54-55.

［71］岳茂兴，李瑛，卞晓星，等．在突发事故及创伤急救中应用便携式“瞬锋急救切割器”的经验体会［J/CD］．中华卫生应急电子杂志，2015，1（1）：38.

［72］岳茂兴，李瑛，卞晓星，等．便携式“瞬锋急救切割器”在突发事故及创伤急救中的临床应用［M/CD］．中华卫生应急，2013：13-14.

［73］岳茂兴，姜玉峰，周培根，等．柴黄参祛毒固本冲剂治疗腹部外科脓毒症的临床研究［J/CD］．中华卫生应急电子杂志，2015，1（3）：45-47.

［74］岳茂兴，李瑛，卞晓星，等．柴黄参祛毒固本冲剂治疗严重化学性肺损伤 89 例临床研究［J］．中国中西医结合急救杂志,2013,20(3)：159-161.

［75］姜玉峰，岳茂兴．解毒固本冲剂对大鼠肿瘤坏死因子-α 和白介素-2 及病理形态学改变的影响［J］．中国中西医结合急救杂志，2000，7（1）：51-53.

［76］楚鹰，刘政，郑旭文，等．20AA 复方氨基酸联用大剂量维生素 B_6 新疗法治疗创伤凝血障碍的实验研究［J］．中华卫生应急电子杂志，2015，1（2）：88-89.

［77］万红贵，岳茂兴，夏锡仪，等．L-鸟氨酸复方氨基酸制剂联用大剂量维生素 B_6 抢救大出血濒死伤员的机制研究［M/CD］．中华卫生应急，2013：9-11.

［78］岳茂兴，李建中，李瑛，等．复合氨基酸联用维生素 B_6 救治四氧化二氮吸入中毒小鼠的实验研究［J/CD］．中华卫生应急电子杂志，2015，1（1）：23-25.

[79] 岳茂兴，周培根，梁华平，等. 创伤性凝血功能障碍的早期诊断和20AA复方氨基酸联用大剂量维生素 B_6 新疗法应用［J］. 中华卫生应急电子杂志，2015，1（1）：4-7.

[80] 岳茂兴，夏锡仪，李瑛，等. 丰诺安联用大剂量维生素 B_6 新疗法救治严重创伤后凝血病大出血患者的临床研究［J］. 中华危重病急救医学杂志，2013，25（5）：310.

[81] 中国研究型医院学会卫生应急学专业委员会，中国中西医结合学会灾害医学专业委员会. 急性创伤性凝血功能障碍与凝血病诊断和卫生应急处理专家共识（2016）［J/CD］. 中华卫生应急电子杂志，2016，2（4）：197-203.

[82] 刘久成，施巍，邱泽武，等. 化学性事故医学应急救援探讨［J］. 中国急救复苏与灾害医学杂志，2014，9（12）：1079-1082.

[83] 郑静晨，彭碧波. 灾害救援医学［M］. 北京：中国科学技术出版社，2014：474-478.

[84] 秦银河. 关于建立我国灾难医疗系统的设想［J］. 中华危重病急救医学，2003，15（5）：259-261.

[85] 武秀昆. 有关突发公共事件的预警问题［J］. 中国医院管理，2010，30（2）：9-10.

[86] 黄志强. 应重视医院对灾难和突发事件应对机制的研究［J］. 中华危重病急救医学，2003，15（6）：324-325.

[87] 岳茂兴. 应加强对未来灾难现场抢救的方法研究［J］. 中华危重病急救医学，2004，16（10）：577-578.

[88] 陈冀胜. 突发性化学毒性灾害的处理［J/CD］. 中华卫生应急电子杂志，2015，1（2）：86-88.

[89] 祁国明. 灾害事故医疗卫生救援指南［M］. 北京：华夏出版社，2003：167-256.

附录：各共识审阅专家组成员名单

危险化学品爆炸伤现场卫生应急处置专家共识（2016）

专家组成员名单（以姓氏汉语拼音为序）：

白俊清，卞晓星，崔　彦，曹　佳，曹广文，常李荣，陈　东，陈　力，陈建荣，陈　彦，陈浩波，楚　鹰，都定元，董谢平，付　研，付守芝，顾建文，关永东，何春来，何　梅，何　东，何忠杰，黄　毅，黄彤舸，黄琴梅，黄文杰，胡培阳，何清源，花海明，姜成华，菅向东，景怀琦，贾群林，蒋龙元，刘明华，刘　宁，刘保池，刘国栋，刘　斌，刘志礼，李奇林，李　静，李　瑛，李国民，李小兵，林绍彬，林涌超，廖皓磊，路小光，梁华平，黎清成，米玉红，秦国良，芮庆林，史　红，申　捷，孙志辉，司少艳，谭杜勋，武巧元，卫俊才，王立祥，王　彬，王祉武，王福利，王　醒，许　铁，徐春生，徐燕杰，夏锡仪，肖烈辉，岳茂兴，阴赪宏，尹志勇，杨晓峰，杨晓兰，姚元章，岳　健，燕重远，周培根，周飞虎，张海涛，张　谦，张成岗，张文武，张　红，张　泓，张超先，张劲松，张福林，张思森，张在其，赵朝阳，赵　枫，赵自更，赵容顺，周飞虎，周　宁，邹小明，郑道新

执笔人：岳茂兴（100101　北京，解放军第三〇六医院特种医学中心）；李奇林（510282　广州，南方医科大学珠江医院急诊科）

急性创伤性凝血功能障碍与凝血病诊断和卫生应急处理专家共识（2016）

专家组成员名单（以姓氏汉语拼音为序）：

白俊清，卞晓星，崔　彦，曹　佳，曹广文，常李荣，陈　东，陈　力，陈建荣，陈　彦，陈浩波，楚　鹰，都定元，董谢平，

付　研，付守芝，顾建文，关永东，何春来，何　梅，何　东，何忠杰，黄　毅，黄彤舸，黄琴梅，黄文杰，胡培阳，何清源，花海明，姜成华，菅向东，景怀琦，贾群林，蒋龙元，刘明华，刘　宁，刘保池，刘国栋，刘　斌，刘志礼，李奇林，李　静，李　瑛，李国民，李小兵，林绍彬，林涌超，廖皓磊，路小光，梁华平，黎清成，米玉红，秦国良，芮庆林，史　红，申　捷，孙志辉，司少艳，谭杜勋，武巧元，卫俊才，王立祥，王　彬，王祉武，王福利，王　醒，许　铁，徐春生，徐燕杰，夏锡仪，肖烈辉，岳茂兴，阴赪宏，尹志勇，杨晓峰，杨晓兰，姚元章，岳　健，燕重远，周培根，周飞虎，张海涛，张　谦，张成岗，张文武，张　红，张　泓，张超先，张劲松，张福林，张思森，张在其，赵朝阳，赵　枫，赵自更，赵容顺，周飞虎，周　宁，邹小明，郑道新，朱晓飚

执笔人：岳茂兴（100101　北京，解放军第三〇六医院特种医学中心）；梁华平（400042　重庆，第三军医大学大坪医院野战外科研究所，创伤烧伤与复合伤国家重点实验室）；都定元（400014　重庆市急救医疗中心、重庆市急救医学研究所）

狭窄空间事故现场急救与卫生应急处置专家共识（2016）

审阅专家组成员名单（以姓氏汉语拼音为序）：

白俊清，卞晓星，崔　彦，曹　佳，曹广文，常李荣，陈　东，陈　力，陈建荣，陈　彦，陈浩波，陈昕昳，楚　鹰，初向全，都定元，董谢平，董茂龙，董善京，窦清理，付　研，付守芝，冯常森，顾建文，关永东，关　晶，高一凡，高志仁，何春来，何　梅，何　东，何忠杰，黄　毅，黄彤舸，黄琴梅，黄文杰，黄子通，黄煜民，黄国梁，胡培阳，胡志兵，何清源，赫兰学，花海明，姜成华，姜　骏，菅向东，景怀琦，贾群林，贾学军，蒋龙元，蒋崇慧，刘明华，刘　宁，刘保池，刘国栋，刘　斌，刘志礼，刘瑞华，刘晓辉，刘云涛，刘安成，刘璐庆，刘　峰，

刘　青，刘　青，李奇林，李　静，李　瑛，李国民，李小兵，李银平，李春明，李文升，李湘民，李健球，李兴杰，林绍彬，林涌超，廖皓磊，路小光，梁华平，梁秀婧，黎清成，黎清香，梁诗颂，赖汉乐，喇建康，靳晨亭，蔺佩鸿，蔺际龚，励　国，梅　冰，米玉红，马青变，莫清波，潘东峰，秦国良，芮庆林，史　红，申　捷，孙志辉，司少艳，宋永欣，孙永涛，涂艳阳，谭杜勋，涂文斌，武巧元，卫俊才，文　丹，王立祥，王　彬，王祉武，王济纬，王大伟，王慎会，王延海，王旭东，王志翊，王福利，王　醒，王　勇，王桂峰，王东晓，王大东，王建强，魏友平，吴　晖，吴　强，汪宇扬，许　铁，徐春生，徐燕杰，徐彦立，徐亦男，夏锡仪，肖烈辉，谢　炎，席延琴，夏　飞，岳茂兴，阴赪宏，尹志勇，杨晓峰，杨晓兰，杨长春，杨智华，杨学兵，杨　毅，易石坚，姚元章，岳　健，燕重远，袁跃彬，叶自力，周培根，周飞虎，张海涛，张　谦，张成岗，张文武，张　红，张　泓，张超先，张　军，张劲松，张福林，张思森，张在其，张奕威，张富强，张国富，赵朝阳，赵　枫，赵自更，赵容顺，赵　刚，赵　伟，周飞虎，周　宁，周启棣，邹小明，郑道新，郑良孝，祝振忠，朱晓霞，朱晓飏

执笔人：岳茂兴（100101　北京，解放军第三〇六医院特种医学中心）；王立祥（100039　北京，武警总医院急诊科）；张海涛（570208　海南，中国急救网）

混合气体中毒卫生应急处置与临床救治专家共识（2016）

审阅专家组成员名单（以姓氏汉语拼音为序）：

白俊清，卞晓星，崔　彦，曹　佳，曹广文，陈　东，陈建荣，陈　彦，陈晓辉，陈浩波，楚　鹰，都定元，董谢平，付　研，付守芝，顾建文，关永东，何春来，何　梅，何忠杰，黄　毅，花海明，姜成华，贾群林，蒋龙元，刘明华，刘　宁，刘保池，刘国栋，刘　斌，刘志礼，李奇林，李　静，李　瑛，李国民，

李小兵，林绍彬，路小光，梁华平，黎清成，米玉红，秦国良，芮庆林，申　捷，孙志辉，司少艳，谭杜勋，武巧元，王祉武，王　醒，许　铁，徐燕杰，夏锡仪，肖烈辉，阴赪宏，尹志勇，尹进南，杨晓峰，姚元章，岳　健，周培根，周飞虎，张海涛，张　谦，张成岗，张劲松，张文武，张　红，张　泓，张福林，张思森，张在其，赵　枫，周　宁，邹小明，郑道新，朱晓飏

执笔人：岳茂兴（100101　北京，解放军第三〇六医院特种医学中心）；李奇林（510282　广州，南方医科大学珠江医院急诊科）

2016 中国心肺复苏专家共识

编写专家委员会（以姓氏笔画为序）：

丁　滨，刁　敏，万　智，马立芝，马青变，马林浩，马岳峰，马战胜，马桂林，马家军，马文君，王一镗，王卫杰，王日兴，王正国，王立祥，王永田，王发强，王光英，王　仲，王兴宇，王　辰，王伯良，王　彤，王宝玉，王春雷，王　南，王振杰，王　超，王增民，牛玉坚，毛明伟，公保才旦，文建强，邓元友，卢中秋，叶向红，申锦兰，田军章，田　晶，史继学，付小兵，付　研，付　斌，白建文，冯　玫，兰　超，宁　波，吕传柱，吕　军，吕志强，朱国锋，朱勇德，刘卫国，刘中民，刘玉法，刘　冬，刘亚华，刘　青，刘　明，刘明华，刘保池，刘晓华，刘海波，刘　博，刘惠亮，刘　斌，米玉红，许青峰，许　铁，孙文会，孙延庆，孙伦魁，孙　鲲，严　晓，杜俊凯，李小刚，李小俊，李长武，李永强，李永勤，李　向，李　军，李　丽，李奇林，李　欣，李　波，李建国，李　莉，李雪梅，李银平，李维勤，李　瑛，李超乾，李雄文，李　蜀，李新宇，李　静，李　磊，李　鑫，汪　茜，杨正飞，杨立山，杨　旻，杨鼎军，杨蓉佳，杨　静，励　国，肖力屏，吴太虎，吴世政，吴国平，吴俊华，吴霄迪，邱泽武，邱健清，邱海波，何忠杰，何春来，余　涛，邹圣强，邹贵全，汪　茜，汪晓泊，沈开金，沈　洪，

宋凤卿，宋祖军，宋　维，宋瑞琢，张长乐，张文武，张文忠，张玉想，张在其，张庆普，张　红，张志成，张连阳，张利远，张希国，张劲松，张　茂，张　明，张思森，张秋囤，张剑锋，张雄军，张湘燕，张　谦，张福林，张慧欣，陆一鸣，陈小玉，陈立忠，陈安宝，陈寿权，陈　波，陈建荣，陈　威，陈　彦，陈　锋，陈蒙华，武　钢，范西真，范晨芳，林兆奋，林绍彬，尚云波，罗凌青，季之欣，岳茂兴，周卫红，周飞虎，周进科，周荣斌，周染云，周振波，周满红，郑加玉，郑静晨，单志刚，单　毅，宗建平，房志栋，屈纪富，孟庆义，赵小纲，赵中辛，赵龙现，赵丽岩，赵艳杰，郝保乾，胡大一，胡爱民，柳培雨，段　强，侯明晓，俞森洋，姜学东，姜素文，祝振忠，祝益民，姚尚龙，姚咏明，秦　俭，都定元，耿正祥，聂时南，贾永兴，贾学军，贾群林，柴艳芬，钱传云，钱　欣，徐自强，高志仁，郭树彬，唐子人，唐柚青，黄子通，黄　亮，黄渊旭，菅向东，龚　平，盛志勇，崔连珉，梁天颢，梁诗颂，逯林欣，屠淑敏，彭　鹏，董琼芬，董谢平，蒋龙元，蒋　韧，蒋建新，韩小彤，喻安永，程金峰，程宗平，程显声，程景林，鲁培俊，童伟林，曾　红，曾　俊，路晓光，詹　红，蔺佩鸿，裴　俏，廖建坤，谭杜勋，颜文飞，潘东峰，燕重远，魏小洁，魏　捷

执笔人：王立祥（武警总医院急救医学中心）；孟庆义（解放军总医院急诊科）；余涛（中山医科大学孙逸仙纪念医院急诊科）

主审：王一镗，程显声，黄子通，刘中民，沈　洪，吕传柱，郑静晨

特别志谢：

王发强，殷大奎，金大鹏，饶克勤，岳茂兴，于学忠，姚咏明，蒋建新，付小兵，王　辰，樊代明，王正国，盛志勇

灾害事故现场急救与卫生应急处置专家共识（2017）

审阅专家组成员名单（以姓氏汉语拼音为序）：

白俊清，卞晓星，崔　彦，曹　佳，曹广文，常李荣，陈　东，

陈　力，陈建荣，陈　彦，陈浩波，楚　鹰，都定元，董谢平，付　研，付守芝，顾建文，关永东，何春来，何　梅，何　东，何忠杰，黄　毅，黄彤舸，黄琴梅，黄文杰，胡培阳，何清源，花海明，姜成华，菅向东，景怀琦，贾群林，蒋龙元，刘明华，刘　宁，刘保池，刘国栋，刘　斌，刘志礼，李奇林，李　静，李　瑛，李国民，李小兵，林绍彬，林涌超，廖皓磊，路小光，梁华平，黎清成，米玉红，秦国良，芮庆林，史　红，申　捷，孙志辉，司少艳，谭杜勋，武巧元，卫俊才，王立祥，王　彬，王　祉，武王福，利王醒，许　铁，徐春生，徐燕杰，夏锡仪，肖烈辉，岳茂兴，阴赪宏，尹志勇，杨晓峰，杨晓兰，姚元章，岳　健，燕重远，周培根，周飞虎，张海涛，张　谦，张成岗，张文武，张　红，张　泓，张超先，张劲松，张福林，张思森，张在其，赵朝阳，赵　枫，赵自更，赵容顺，周　宁，邹小明，郑道新，朱晓飚

执笔人：岳茂兴（100101　北京，解放军第三〇六医院特种医学中心）；王立祥（100039　北京，武警总医院急诊科）；李奇林（510282　广州，南方医科大学珠江医院急诊科）；梁华平（400042　重庆，第三军医大学大坪医院野战外科研究所，创伤、烧伤与复合伤国家重点实验室）；曹佳（400038　重庆，第三军医大学军事预防医学院毒理学研究所）

批量伤员感染预防策略专家共识（2017）

专家组成员名单（以姓氏汉语拼音为序）：

白俊清，卞晓星，崔　彦，曹　佳，曹广文，常李荣，陈　东，陈　力，陈建荣，陈　彦，陈浩波，楚　鹰，都定元，董谢平，付　研，付守芝，顾建文，关永东，何春来，何　梅，何　东，何忠杰，黄　毅，黄彤舸，黄琴梅，黄文杰，胡培阳，何清源，花海明，姜成华，菅向东，景怀琦，贾群林，蒋龙元，刘明华，

刘　宁，刘保池，刘国栋，刘　斌，刘志礼，李奇林，李　静，李　瑛，李国民，李小兵，林绍彬，林涌超，廖皓磊，路晓光，梁华平，黎清成，米玉红，秦国良，芮庆林，史　红，申　捷，孙志辉，司少艳，谭杜勋，武巧元，卫俊才，王立祥，王　彬，王祉武，王福利，王　醒，许　铁，徐春生，徐燕杰，夏锡仪，肖烈辉，岳茂兴，阴赪宏，尹志勇，杨晓峰，杨晓兰，姚元章，岳　健，燕重远，周培根，周飞虎，张海涛，张　谦，张成岗，张文武，张　红，张　泓，张超先，张劲松，张福林，张思森，张在其，赵朝阳，赵　枫，赵自更，赵容顺，周　宁，邹小明，郑道新，朱晓飏

执笔人：梁华平（400042　重庆，第三军医大学大坪医院野战外科研究所，创伤烧伤与复合伤国家重点实验室）；岳茂兴（100101　北京，解放军第三〇六医院特种医学中心）

突发群体性氯气泄漏事故现场卫生应急救援处置与临床救治专家共识（2017）

审阅专家组成员名单（以姓氏汉语拼音为序）：

白俊清，卞晓星，崔　彦，曹　佳，曹广文，陈　东，陈建荣，陈　彦，陈晓辉，陈浩波，楚　鹰，都定元，董谢平，付　研，付守芝，顾建文，关永东，何春来，何　梅，何忠杰，黄　毅，花海明，姜成华，贾群林，蒋龙元，刘明华，刘　宁，刘保池，刘国栋，刘　斌，刘志礼，李奇林，李　静，李　瑛，李国民，李小兵，林绍彬，路小光，梁华平，黎清成，米玉红，秦国良，芮庆林，申　捷，孙志辉，司少艳，谭杜勋，武巧元，王祉武，王　醒，许　铁，徐燕杰，夏锡仪，肖烈辉，阴赪宏，尹志勇，尹进南，杨晓峰，姚元章，岳　健，周培根，周飞虎，张海涛，张　谦，张成岗，张劲松，张文武，张　红，张　泓，张福林，张思森，张在其，赵　枫，周　宁，邹小明，郑道新，朱晓飏

执笔人：岳茂兴（100101　北京，解放军第三〇六医院特种医学中心；213002　常州，江苏大学附属武进医院急诊医学科）；李奇林（510282　广州，南方医科大学珠江医院急诊科）

地震现场救援与卫生应急医疗处置专家共识（2017）

审阅专家组成员名单（以姓氏汉语拼音为序）：

白俊清　卞晓星　崔　彦　曹　佳　曹广文　常李荣　陈　东
陈　力　陈建荣　陈　彦　陈浩波　楚　鹰　都定元　董谢平
付　研　付守芝　顾建文　关永东　何春来　何　梅　何　东
何忠杰　黄　毅　黄彤舸　黄琴梅　黄文杰　胡培阳　何清源
花海明　姜成华　菅向东　景怀琦　贾群林　蒋龙元　刘明华
刘　宁　刘保池　刘国栋　刘　斌　刘志礼　李奇林　李　静
李　瑛　李国民　李小兵　林绍彬　林涌超　廖皓磊　路小光
梁华平　黎清成　米玉红　秦国良　芮庆林　史　红　申　捷
孙志辉　司少艳　谭杜勋　武巧元　卫俊才　王立祥　王　彬
王　祉　武王福　利王醒　许　铁　徐春生　徐燕杰　夏锡仪
肖烈辉　岳茂兴　阴赪宏　尹志勇　杨晓峰　杨晓兰　姚元章
岳　健　燕重远　周培根　周飞虎　张海涛　张　谦　张成岗
张文武　张　红　张　泓　张超先　张劲松　张福林　张思森
张在其　赵朝阳　赵　枫　赵自更　赵容顺　周飞虎　周　宁
邹小明　郑道新　朱晓飚

执笔人：岳茂兴（100101　北京，解放军第三〇六医院特种医学中心；213002　常州，江苏大学附属武进医院急诊医学科）；王立祥（100039　北京，武警总医院急诊科）；王东明（北京，中国地震灾害防御中心）；汪茜（100039　北京，武警总医院急诊科）；马立芝（100039　北京，武警总医院急诊科）；都定元（400014　重庆市急救医疗中心、重庆市急救医学研究所）

批量复合伤伤员卫生应急救援处置原则与抢救程序专家共识（2018）

审阅专家组成员名单（以姓氏汉语拼音为序）：

白俊清，卞晓星，崔　彦，曹　佳，曹广文，常李荣，陈　东，陈　力，陈建荣，陈　彦，陈浩波，楚　鹰，都定元，董谢平，付　研，付守芝，顾建文，关永东，何春来，何　梅，何　东，何忠杰，黄　毅，黄彤舸，黄琴梅，黄文杰，胡培阳，何清源，花海明，姜成华，菅向东，景怀琦，贾群林，蒋龙元，刘明华，刘　宁，刘保池，刘国栋，刘　斌，刘志礼，李奇林，李　静，李　瑛，李国民，李小兵，林绍彬，林涌超，廖皓磊，路晓光，梁华平，黎清成，米玉红，秦国良，芮庆林，史　红，申　捷，孙志辉，司少艳，谭杜勋，武巧元，卫俊才，王立祥，王　彬，王祉武，王福利，王　醒，许　铁，徐春生，徐燕杰，夏锡仪，肖烈辉，岳茂兴，阴赪宏，尹志勇，杨晓峰，杨晓兰，姚元章，岳　健，燕重远，周培根，周飞虎，周　宁，张海涛，张　谦，张成岗，张文武，张　红，张　泓，张超先，张劲松，张福林，张思森，张在其，赵朝阳，赵　枫，赵自更，赵容顺，邹小明，郑道新，朱晓雕

执笔人：岳茂兴（100101　北京，解放军第三〇六医院特种医学中心；230002　江苏常州，江苏大学附属武进医院急诊医学科）；梁华平（400042　重庆，第三军医大学大坪医院野战外科研究所，创伤、烧伤与复合伤国家重点实验室）；李奇林（510282　广州，南方医科大学珠江医院急诊科）；都定元（400014　重庆市急救医疗中心、重庆市急救医学研究所）；董谢平（330006　江西南昌，江西省人民医院骨二科）